国家职业教育医学检验技术

高等职业教育医学检验
一体化新形态系列教材

# 寄生虫学
# 检验技术

主编　许郑林　张志勇　高志玲

中国教育出版传媒集团

高等教育出版社·北京

内容提要

本书为国家职业教育医学检验技术专业教学资源库配套教材，也是高等职业教育医学检验技术专业课-岗-证一体化新形态系列教材之一。

全书共分十一章，内容按照寄生虫在人体的寄生部位进行编写，并重点阐述了我国主要寄生虫及寄生虫病实验诊断技术。本书各章设有"学习目标""思维导图"，以"案例导入"引入正文，引导学生学习。正文中穿插有"知识拓展"，以激发学生学习兴趣；链接有视频、动画等数字化资源，以帮助学生自主学习。每章后附有"执考直击""执考真题""练一练"，以帮助学生提高学习效果。本书还配套建设有数字课程，学习者可以登录"智慧职教"网站（www.icve.com.cn）浏览课程资源，详见"智慧职教"服务指南。教师可发送邮件至编辑邮箱 gaojiaoshegaozhi@163.com 获取教学课件。

本书可作为高等职业教育医学检验技术、卫生检验与检疫技术及临床医学、口腔医学、护理等相关医学专业的教学用书，也可作为成人教育相关专业的参考用书及相关社会从业人士的自学用书。

## 图书在版编目（CIP）数据

寄生虫学检验技术 / 许郑林，张志勇，高志玲主编
. -- 北京：高等教育出版社，2023.9
ISBN 978-7-04-059649-6

Ⅰ.①寄⋯ Ⅱ.①许⋯ ②张⋯ ③高⋯ Ⅲ.①寄生虫学-医学检验-高等职业教育-教材 Ⅳ.① R530.4

中国国家版本馆 CIP 数据核字（2023）第 008057 号

寄生虫学检验技术
JISHENGCHONGXUE JIANYAN JISHU

| 策划编辑 | 陈鹏凯 | 责任编辑 | 陈鹏凯 | 封面设计 | 王 鹏 | 版式设计 | 杨 树 |
| 责任绘图 | 杨伟露 | 责任校对 | 王 雨 | 责任印制 | 韩 刚 | | |

| | | | |
|---|---|---|---|
| 出版发行 | 高等教育出版社 | 咨询电话 | 400-810-0598 |
| 社　　址 | 北京市西城区德外大街 4 号 | 网　　址 | http://www.hep.edu.cn |
| 邮政编码 | 100120 | | http://www.hep.com.cn |
| 印　　刷 | 涿州市星河印刷有限公司 | 网上订购 | http://www.hepmall.com.cn |
| 开　　本 | 787mm×1092mm　1/16 | | http://www.hepmall.com |
| 印　　张 | 13.75 | | http://www.hepmall.cn |
| 字　　数 | 300千字 | 版　　次 | 2023 年 9 月第 1 版 |
| 插　　页 | 4 | 印　　次 | 2023 年 9 月第 1 次印刷 |
| 购书热线 | 010-58581118 | 定　　价 | 33.00 元 |

本书如有缺页、倒页、脱页等质量问题，请到所购图书销售部门联系调换
版权所有　侵权必究
物料号　59649-00

# "智慧职教" 服务指南

"智慧职教"（www.icve.com.cn）是由高等教育出版社建设和运营的职业教育数字教学资源共建共享平台和在线课程教学服务平台，与教材配套课程相关的部分包括资源库平台、职教云平台和 App 等。用户通过平台注册，登录即可使用该平台。

● **资源库平台：为学习者提供本教材配套课程及资源的浏览服务。**

登录"智慧职教"平台，在首页搜索框中搜索"寄生虫学检验技术"，找到对应作者主持的课程，加入课程参加学习，即可浏览课程资源。

● **职教云平台：帮助任课教师对本教材配套课程进行引用、修改，再发布为个性化课程（SPOC）。**

1. 登录职教云平台，在首页单击"新增课程"按钮，根据提示设置要构建的个性化课程的基本信息。

2. 进入课程编辑页面设置教学班级后，在"教学管理"的"教学设计"中"导入"教材配套课程，可根据教学需要进行修改，再发布为个性化课程。

● **App：帮助任课教师和学生基于新构建的个性化课程开展线上线下混合式、智能化教与学。**

1. 在应用市场搜索"智慧职教 icve"App，下载安装。

2. 登录 App，任课教师指导学生加入个性化课程，并利用 App 提供的各类功能，开展课前、课中、课后的教学互动，构建智慧课堂。

**"智慧职教"使用帮助及常见问题解答请访问 help.icve.com.cn。**

# 《寄生虫学检验技术》编写人员

**主　编**　许郑林　张志勇　高志玲
**副主编**　孙　莉　何雪梅　叶　霞

**编　者**（按姓氏拼音排序）
范久波（襄阳市中心医院）
高志玲（白城医学高等专科学校）
何雪梅（益阳医学高等专科学校）
雷志华（信阳职业技术学院）
卢恩昌（襄阳职业技术学院）
罗　嫚（西双版纳傣族自治州人民医院）
孟德娣（安徽医学高等专科学校）
牛鹤丽（白城医学高等专科学校）
孙　莉（襄阳职业技术学院）
王　蕾（沧州医学高等专科学校）
许郑林（沧州医学高等专科学校）
姚　尧（黄冈职业技术学院）
姚　远（山东医学高等专科学校）
叶　霞（红河卫生职业学院）
张金彪（河北省沧州中西医结合医院）
张志勇（襄阳职业技术学院）
郑文香（廊坊卫生职业学院）

# 前　言

　　本书是为贯彻落实国务院《国家职业教育改革实施方案》及《国务院办公厅关于深化医教协同进一步推进医学教育改革与发展的意见》的有关精神，进一步应用推广国家职业教育医学检验技术专业教学资源库建设成果，结合高等职业教育医学检验技术及相关医学专业的特点而编写的课－岗－证一体化新形态教材。

　　本书共分十一章，包括总论、肠道寄生线虫、肠道寄生吸虫、肠道寄生绦虫、肠道寄生原虫、肝脏与胆管寄生虫、脉管系统寄生虫、呼吸系统与神经系统寄生虫、皮肤与组织寄生虫、泌尿生殖系统与眼部寄生虫、寄生虫病实验诊断技术等内容。按寄生虫寄生部位划分章节，可方便临床检验工作者使用，同时在教材附录中列出人体各部位常见寄生虫及实验诊断方法，增强了教材的实用性。

　　党的二十大报告指出必须坚持科技是第一生产力、人才是第一资源、创新是第一动力，深入实施科教兴国战略、人才强国战略、创新驱动发展战略，开辟发展新领域新赛道，不断塑造发展新动能新优势。为贯彻党的教育方针，培养造就德才兼备的高素质医学检验技术人才，落实立德树人根本任务，同时针对信息时代教育技术的发展及高职学生的特点，本书各章开始设有"学习目标""思维导图"，以"案例导入"引入正文，引导学生学习；内容中间穿插有"知识拓展"，以激发学生学习兴趣，增强教材的趣味性和思想性，链接有视频、动画等数字化资源，以帮助学生自主学习；每章后附有"执考直击"，链接有"执考真题""练一练"，以帮助学生提高学习效果。本书在国家职业教育医学检验技术专业教学资源库配套建设有数字课程，内含丰富的教学资源，以期对线上线下混合式教学改革提供支撑。

　　在书末彩图中，蠕虫卵都和受精蛔虫卵进行形态的对照，并加上了微米测量标尺图，便于学生更加精准地辨认蠕虫卵的外形及大小。同时，收集了部分蠕虫幼虫、人体寄生原虫以及粪便标本中与寄生虫形态相似的或相关的一些有形成分的图像，为学生学习和将来工作提供了典型的参考案例。本教材粪便中的图像是由西双版纳傣族自治州人民医院罗嫚和山东医学高等专科学校姚远提供的，在图像采集、拍摄和整理制作过程中，两位老师付出了很大的心血，谨此表示衷心的感谢。

　　本书由来自全国不同地区、具有多年教学经验和临床经验的教师和检验工作者参与编写，并得到各编者所在单位的大力支持与协助，在此表示诚挚的谢意。

由于编者水平有限，书中难免存在不足之处，敬请读者批评指正。

许郑林

2022 年 12 月

# 目　录

**第一章　总论** ……………………… 1

第一节　寄生虫对人类的危害 ……… 2
一、全球寄生虫病流行概况 ………… 2
二、中国寄生虫病防治成就、现状及
任务 …………………………………… 2

第二节　寄生虫的生物学 …………… 3
一、生物间的相互关系 ……………… 3
二、寄生虫和宿主的类型 …………… 4

第三节　寄生虫的生活史 …………… 5

第四节　寄生虫生物分类系统与
命名 …………………………… 5
一、医学蠕虫 ………………………… 6
二、医学原虫 ………………………… 10
三、医学节肢动物 …………………… 10

第五节　寄生虫和宿主的
相互关系 ……………………… 11
一、寄生虫对宿主的致病作用 ……… 12
二、宿主对寄生虫的作用 …………… 12
三、寄生虫免疫的特点 ……………… 13
四、寄生虫的免疫逃避 ……………… 13
五、超敏反应 ………………………… 14
六、寄生虫感染其他重要检测指标 …… 14
七、寄生虫感染的特点 ……………… 14

第六节　寄生虫感染的实验室诊断 …… 15
一、病原学检查 ……………………… 16
二、免疫学检测 ……………………… 16
三、分子生物学检测 ………………… 16

第七节　寄生虫实验室检验的
生物安全 ……………………… 16

第八节　寄生虫病的流行与防治 …… 17
一、寄生虫病流行的基本环节 ……… 17
二、影响寄生虫病流行的因素 ……… 18
三、寄生虫病的流行特点 …………… 19
四、寄生虫病的防治原则 …………… 19

**第二章　肠道寄生线虫** …………… 21

第一节　似蚓蛔线虫 ………………… 21
一、形态 ……………………………… 22
二、生活史 …………………………… 22
三、致病性 …………………………… 23
四、实验诊断 ………………………… 24
五、流行与防治 ……………………… 24

第二节　十二指肠钩口线虫和
美洲板口线虫 ………………… 25
一、形态 ……………………………… 26
二、生活史 …………………………… 27
三、致病性 …………………………… 29
四、实验诊断 ………………………… 30
五、流行与防治 ……………………… 30

第三节　蠕形住肠线虫 ……………… 31
一、形态 ……………………………… 31
二、生活史 …………………………… 32
三、致病性 …………………………… 32
四、实验诊断 ………………………… 33
五、流行与防治 ……………………… 33

第四节　毛首鞭形线虫 …………… 34
　　一、形态 …………………………… 34
　　二、生活史 ………………………… 35
　　三、致病性 ………………………… 35
　　四、实验诊断 ……………………… 36
　　五、流行与防治 …………………… 36
第五节　其他肠道寄生线虫 ……… 37
　　一、粪类圆线虫 …………………… 37
　　二、东方毛圆线虫 ………………… 41

**第三章　肠道寄生吸虫 ………… 44**
第一节　布氏姜片吸虫 …………… 44
　　一、形态 …………………………… 45
　　二、生活史 ………………………… 46
　　三、致病性 ………………………… 46
　　四、实验诊断 ……………………… 47
　　五、流行与防治 …………………… 47
第二节　其他肠道寄生吸虫 ……… 47
　　一、异形吸虫 ……………………… 47
　　二、棘口吸虫 ……………………… 49

**第四章　肠道寄生绦虫 ………… 52**
第一节　链状带绦虫 ……………… 52
　　一、形态 …………………………… 53
　　二、生活史 ………………………… 54
　　三、致病性 ………………………… 55
　　四、实验诊断 ……………………… 56
　　五、流行与防治 …………………… 56
第二节　肥胖带绦虫 ……………… 57
　　一、形态 …………………………… 58
　　二、生活史 ………………………… 58
　　三、致病性 ………………………… 59
　　四、实验诊断 ……………………… 59
　　五、流行与防治 …………………… 60
第三节　亚洲带绦虫 ……………… 60
　　一、形态 …………………………… 61
　　二、生活史 ………………………… 62
　　三、致病性 ………………………… 62

　　四、实验诊断 ……………………… 62
　　五、流行与防治 …………………… 62
第四节　其他肠道寄生绦虫 ……… 62
　　一、微小膜壳绦虫 ………………… 62
　　二、缩小膜壳绦虫 ………………… 65
　　三、阔节裂头绦虫 ………………… 67

**第五章　肠道寄生原虫 ………… 70**
第一节　溶组织内阿米巴 ………… 70
　　一、形态 …………………………… 71
　　二、生活史 ………………………… 72
　　三、致病性 ………………………… 72
　　四、实验诊断 ……………………… 73
　　五、流行与防治 …………………… 74
第二节　蓝氏贾第鞭毛虫 ………… 74
　　一、形态 …………………………… 75
　　二、生活史 ………………………… 76
　　三、致病性 ………………………… 77
　　四、实验诊断 ……………………… 77
　　五、流行与防治 …………………… 77
第三节　其他肠道寄生原虫 ……… 78
　　一、其他肠道寄生阿米巴 ………… 78
　　二、隐孢子虫 ……………………… 80
　　三、人芽囊原虫 …………………… 83
　　四、结肠小袋纤毛虫 ……………… 85
　　五、人毛滴虫 ……………………… 87

**第六章　肝脏与胆管寄生虫 …… 90**
第一节　华支睾吸虫 ……………… 90
　　一、形态 …………………………… 91
　　二、生活史 ………………………… 91
　　三、致病性 ………………………… 92
　　四、实验诊断 ……………………… 92
　　五、流行与防治 …………………… 93
第二节　细粒棘球绦虫 …………… 93
　　一、形态 …………………………… 94
　　二、生活史 ………………………… 95
　　三、致病性 ………………………… 96

四、实验诊断 …………………… 97
五、流行与防治 ………………… 97

第三节 其他肝脏与胆管寄生虫 …… 98
一、多房棘球绦虫 ……………… 98
二、肝片形吸虫 ………………… 100

第七章 脉管系统寄生虫 ……… 103

第一节 日本血吸虫 …………… 103
一、形态 ………………………… 104
二、生活史 ……………………… 105
三、致病性 ……………………… 106
四、实验诊断 …………………… 107
五、流行与防治 ………………… 107

第二节 疟原虫 ………………… 108
一、形态 ………………………… 109
二、生活史 ……………………… 111
三、致病性 ……………………… 112
四、实验诊断 …………………… 114
五、流行与防治 ………………… 114

第三节 杜氏利什曼原虫 ……… 116
一、形态 ………………………… 117
二、生活史 ……………………… 117
三、致病性 ……………………… 118
四、实验诊断 …………………… 119
五、流行与防治 ………………… 119

第四节 班氏吴策线虫与
马来布鲁线虫 ………… 120
一、形态 ………………………… 120
二、生活史 ……………………… 121
三、致病性 ……………………… 122
四、实验诊断 …………………… 124
五、流行与防治 ………………… 124

第八章 呼吸系统与神经系统
寄生虫 …………………… 126

第一节 卫氏并殖吸虫 ………… 126
一、形态 ………………………… 127

二、生活史 ……………………… 127
三、致病性 ……………………… 128
四、实验诊断 …………………… 129
五、流行与防治 ………………… 130

第二节 粉螨 …………………… 130
一、形态 ………………………… 131
二、生活史 ……………………… 131
三、致病性 ……………………… 131
四、实验诊断 …………………… 132
五、流行与防治 ………………… 132

第三节 广州管圆线虫 ………… 133
一、形态 ………………………… 133
二、生活史 ……………………… 134
三、致病性 ……………………… 135
四、实验诊断 …………………… 135
五、流行与防治 ………………… 136

第九章 皮肤与组织寄生虫 …… 137

第一节 旋毛形线虫 …………… 137
一、形态 ………………………… 138
二、生活史 ……………………… 138
三、致病性 ……………………… 139
四、实验诊断 …………………… 140
五、流行与防治 ………………… 141

第二节 刚地弓形虫 …………… 141
一、形态 ………………………… 141
二、生活史 ……………………… 143
三、致病性 ……………………… 143
四、实验诊断 …………………… 145
五、流行与防治 ………………… 145

第三节 其他皮肤与组织寄生虫 … 146
一、斯氏并殖吸虫 ……………… 146
二、曼氏迭宫绦虫 ……………… 147
三、蠕形螨 ……………………… 150
四、疥螨 ………………………… 152
五、蝇蛆 ………………………… 154
六、虱 …………………………… 156

**第十章 泌尿生殖系统与眼部寄生虫** ·········· 159

第一节 阴道毛滴虫 ·········· 159
　一、形态 ·········· 160
　二、生活史 ·········· 160
　三、致病性 ·········· 160
　四、实验诊断 ·········· 160
　五、流行与防治 ·········· 161

第二节 结膜吸吮线虫 ·········· 161
　一、形态 ·········· 162
　二、生活史 ·········· 162
　三、致病性 ·········· 162
　四、实验诊断 ·········· 162
　五、流行与防治 ·········· 163

**第十一章 寄生虫病实验诊断技术** ·········· 164

第一节 寄生虫病原学检查 ·········· 164
　一、粪便检查 ·········· 164
　二、肛周检查 ·········· 172

　三、血液检查 ·········· 172
　四、痰液及分泌物检查 ·········· 175
　五、活组织检查 ·········· 176
　六、寄生虫体外培养 ·········· 178
　七、动物接种 ·········· 180

第二节 寄生虫免疫学与分子生物学检测 ·········· 180
　一、免疫学检测 ·········· 180
　二、分子生物学检测 ·········· 184

第三节 寄生虫其他检验技术 ·········· 185
　一、显微镜测微尺使用方法 ·········· 185
　二、寄生虫标本的采集和保存 ·········· 186
　三、寄生虫检验的质量控制 ·········· 188

**附录1 人体各部位常见寄生虫及实验诊断方法** ·········· 191

**附录2 《寄生虫学检验技术》常用英汉名词对照** ·········· 196

**参考文献** ·········· 206

# 第一章 总 论

**学习目标**

1. 掌握寄生虫、宿主、生活史、感染阶段、土源性蠕虫、生物源性蠕虫、幼虫移行症、机械性传播、生物性传播等概念，以及寄生虫对宿主的损害和寄生虫感染方式。

2. 熟悉寄生虫感染的特点、寄生虫病流行基本环节及防治原则、宿主对寄生虫的免疫机制及特点。

3. 能正确地选择寄生虫病实验诊断方法，具有与临床医师和患者沟通能力，能对检查结果做出合理的解释。

4. 能遵循生物安全操作程序，避免实验室感染和病原体污染。

5. 能具有团队协作精神、工匠精神以及创新精神。

6. 能具有对患者应有的爱心、耐心。

第一章
思维导图

医学寄生虫学（medical parasitology）也称为人体寄生虫学（human parasitology），是研究与医学有关的寄生虫的形态结构、生理活动规律及其与人体和外界环境相互关系的一门科学。医学寄生虫学研究范畴包括医学蠕虫学、医学原虫学和医学节肢动物学。

寄生虫学检验技术（parasitological inspection techniques）是通过研究寄生虫学及其检验技术的基本理论、基本知识和基本技能，利用各种检测技术，为寄生虫病的诊断、疗效的考核、疾病流行的监测等提供证据，以达到有效地控制寄生虫病流行、消灭寄生虫病、保护人类健康以及促进经济发展的目的。

**案例导入**

患者，男性，27岁，因反复腹痛、腹泻2个月余，曾按肠炎治疗服用诺氟沙星等药物未见好转而就诊。经B超检查未见异常，尿、便常规检查未见异常，血常规检查显示嗜酸性粒细胞增高（15%）。患者家居农村，有生食蔬菜、泡菜、饮生水等习惯。遂对患者采用粪便饱和盐水漂浮法检查，镜下见大量蛔虫卵、鞭虫卵，对患者粪便碘液涂片见大量贾第虫包囊、少许蛔虫卵与鞭虫卵。确诊蛔虫、鞭虫与贾第虫混合感染。经对患者不同时间采用甲硝唑、复方阿苯达唑治疗，1周后症状消失。2周后对患者采用以上2种检查方法复查，未再检获蛔虫卵、鞭虫卵与贾第虫包囊。

请思考：

1. 寄生虫病为什么易漏诊而被误诊、误治？为什么要重视患者的病史以及嗜酸性粒细胞的检测？

2. 叙述为什么检查不同的寄生虫要选择不同的实验诊断方法。

# 第一节　寄生虫对人类的危害

寄生虫病一直是普遍存在的公共卫生问题，在人类传染病中占有重要的地位。寄生虫对人类的危害主要包括两方面：一方面，寄生虫作为病原体引起寄生虫病和作为媒介传播疾病，对人类健康造成严重危害；另一方面，寄生虫病对社会经济发展造成巨大的损失。另外，随着国际贸易的快速发展，寄生虫病的影响还将越来越多地涉及更多个层面。

## 一、全球寄生虫病流行概况

寄生虫病遍及全球，尤其是地处热带和亚热带的发展中国家，寄生虫病的发病率和死亡率均很高。联合国开发计划署 / 世界银行 / 世界卫生组织热带病培训研究特别规划署（UNDP/World Banks/WHO Special Program for Research and Training in Tropical Diseases，TDR）联合倡议要求重点防治的 10 种热带病中，除麻风病、结核病和登革热外，其余 7 种都是寄生虫病，即疟疾（malaria）、血吸虫病（schistosomiasis）、淋巴丝虫病（lymphatic filariasis）、盘尾丝虫病（onchocerciasis）、利什曼病（leishmaniasis）、非洲锥虫病（African trypanosomiasis）和美洲锥虫病（American trypanosomiasis）。根据 WHO（2015 年）发布的资料，在全球 108 个国家中疟疾病例为 2.12 亿例，死亡人数 42.9 万人，其中约 90% 的病例和 92% 的死亡病例在非洲，主要死亡病例发生在 5 岁以下儿童；血吸虫病流行于 78 个国家中，2.18 亿人感染血吸虫病，其中 50% 以上是学龄期儿童；淋巴丝虫病流行于 54 个国家，约 9.47 亿人受到威胁；引起河盲症的盘尾丝虫病主要流行在非洲的 31 个国家；利什曼病主要流行于热带和亚热带地区，每年有 70 万～100 万新发病例；在非洲和中、南美洲流行的非洲锥虫病和美洲锥虫病约有数百万感染病例。

此外，其他寄生虫病对人类健康的危害也不容忽视。据估计，全球有超过 15 亿人感染蛔虫、钩虫和鞭虫。蓝氏贾第鞭毛虫病、阴道毛滴虫感染、粪类圆线虫病等也均受到关注。而一些机会致病寄生虫，如弓形虫、隐孢子虫等引起的感染已成为艾滋病患者死亡的主要原因。异尖线虫病和锥虫病等在日本和欧美等国家也常有报道。一些人兽共患寄生虫病，如棘球蚴病、肝吸虫病、猪囊尾蚴病、旋毛虫病、隐孢子虫病等，不仅危害人类健康，造成家庭经济的损失，而且也常常使畜牧业生产遭受重大的损失，阻碍畜牧业国家和地区的经济发展。

## 二、中国寄生虫病防治成就、现状及任务

我国疆域辽阔，地跨寒、温、热三带，自然条件千差万别，人们生活和生产的习惯

复杂多样，因此我国曾是寄生虫病种类较多且流行严重的国家之一。在二十世纪五十年代，中华人民共和国成立初期，将危害最为严重的疟疾、血吸虫病、丝虫病、黑热病和钩虫病，列为重点防治的五大寄生虫病。其中，疟疾年发病人数为 3 000 万人，血吸虫病患者超过 1 000 万人，黑热病患者为 53 万人，丝虫病患者为 3 000 万人，钩虫感染者达 2 亿多人。五大寄生虫病严重危害着人民的身体健康。经过半个多世纪的努力，中国在防控寄生虫病方面取得了举世瞩目的成就。黑热病在 1958 年已基本消灭；丝虫病于 1994 年达到基本消灭标准，并于 2006 年在全国范围内实现了阻断丝虫病传播的目标，2007 年 5 月 9 日，WHO 审核认可我国为全球第一个宣布消除丝虫病的国家；2017 年，我国首次实现疟疾无本地感染病例、输入性继发病例和活动性疫点报告，WHO 于 2021 年 6 月 29 日，正式宣布我国已经消灭疟疾；目前，血吸虫病已有 70% 以上的流行区达到传播阻断标准，血吸虫病的疫情已降到历史最低水平；2014 年开始的第三次全国寄生虫病调查的初步结果显示，土源性肠道蠕虫病感染率大幅下降。

虽然我国的寄生虫病防治取得了历史性的成就，但形势仍不容乐观，并出现了一些新形势下的问题及特征，如黑热病每年仍有新发病例；丝虫病传染源仍未能完全根除；一些地区血吸虫病因防治难度较大而易引起疫情复燃；部分农村地区卫生条件欠佳，很容易造成如蛔虫、钩虫、鞭虫等土源性肠道寄生虫的感染和流行；不良饮食习惯导致的食源性寄生虫病的种类和发病人数也在不断增加，如肝吸虫病、带绦虫病、旋毛虫病、广州管圆线虫病等；一些组织内寄生的人兽共患寄生虫病，如旋毛虫病、猪囊尾蚴病、棘球蚴病等在我国西南、西北地区仍然多见；艾滋病的流行及免疫抑制剂的使用，导致弓形虫和隐孢子虫等机会致病寄生虫的感染率有增高趋势等。此外，随着国际交往的日益频繁以及国家提出"一带一路"倡议，一些输入性寄生虫病，如疟疾、罗阿丝虫病、曼氏血吸虫病等在我国也在逐年增加，尤其近年输入性疟疾病例不断增加，因此由输入性传染源导致本地疟疾传播的潜在风险依然不容忽视。新发现寄生虫病和已控制又再现的寄生虫病的出现和再流行，也是重要的公共卫生问题。以上这些问题都增加了国家对寄生虫病的监控和防治难度，给人们的健康以及经济建设和国家安全稳定带来重大的影响。因此，提高对突发公共卫生事件和原因不明疾病的应急反应和处理能力是十分重要的。

同时，由于多种因素的影响，临床对寄生虫病认识不够和缺乏警惕性，寄生虫病常被忽视，从而造成一些寄生虫病的漏诊，患者被误诊、误治，甚至变成"疑难杂症"。因此，必须重视寄生虫病的诊治和预防，保证人民群众的健康，推动实施健康中国战略。

# 第二节　寄生虫的生物学

## 一、生物间的相互关系

在自然界，生物经过漫长的演化过程，不同种生物之间逐渐形成了复杂的生物关系。凡是两种不同生物共同生活的现象，统称共生（symbiosis）。根据两种生物之间的利害关系可将共生分为共栖（commensalism）、互利共生（mutualism）和寄生（parasitism）三种基本类型。

### （一）共栖

共栖是指两种生物共同生活，一方受益，另一方既不受益也不受害的现象。如人体内结肠内阿米巴以细菌为食，不侵犯人体组织，对人无利也无害。

### （二）互利共生

互利共生是指两种生物共同生活，双方都受益。如牛、马胃内的纤毛虫，以分解植物纤维而获取营养，同时将植物纤维分解为有利于牛、马吸收的糖类物质，而纤毛虫的繁殖和死亡，又为牛、马提供蛋白质。

### （三）寄生

寄生是指两种生物共同生活，一方受益，另一方受害。其中受益的一方称为寄生物，受害的一方称为宿主（host）。

寄生虫（parasite）是指寄生于另一生物的体内或体表，获得营养，并给对方造成损害的低等动物。如蛔虫寄生在人的小肠，从肠腔获取营养并损害人体，蛔虫是寄生虫，人则是蛔虫的宿主。

## 二、寄生虫和宿主的类型

### （一）寄生虫的类型

寄生虫种类繁多，根据不同的分类方法可将其分为不同的类别。

1. 根据寄生虫与宿主的关系分类

（1）体内寄生虫：指寄生宿主肠道、组织或细胞内的寄生虫，如蛲虫、旋毛虫、弓形虫等。

（2）体外寄生虫：指寄生宿主体表或暂时侵犯表皮组织的寄生虫，如蚊、蚤、虱、蜱等吸血时与宿主体表接触，多数饱食后即离开。

（3）专性寄生虫：寄生虫发育各阶段中，至少有一个阶段在人体内营寄生生活，如蛔虫、钩虫等。

（4）兼性寄生虫：既可营自生生活亦可营寄生生活者，如粪类圆线虫等。

（5）偶然寄生虫：因偶然机会侵入非正常宿主而营寄生生活者，如蝇蛆等。

（6）机会致病寄生虫：寄生虫在免疫功能正常的人体内常无明显的临床表现，呈隐性感染，但当机体免疫力下降时可大量增殖并致病，如弓形虫等。

2. 根据寄生虫在人体的寄生部位分类　可分为：①肠道寄生虫；②肝脏与胆管寄生虫；③脉管系统寄生虫；④呼吸系统寄生虫；⑤神经系统寄生虫；⑥皮肤与组织寄生虫；⑦泌尿生殖系统寄生虫；⑧眼部寄生虫等。

3. 根据寄生虫生物分类系统分类 将人体寄生虫研究范畴分为医学蠕虫、医学原虫和医学节肢动物。

### (二)宿主的类型

寄生虫完成生活史的过程，有的需要一个宿主，有的需要两个或两个以上的宿主。根据寄生虫不同发育阶段所需要的宿主可分为以下类型。

1. 终宿主（definitive host） 寄生虫成虫或有性生殖阶段寄生的宿主，如血吸虫成虫寄生于人体并在人体内产卵，故人是血吸虫的终宿主。

2. 中间宿主（intermediate host） 寄生虫幼虫或无性生殖阶段寄生的宿主。有些寄生虫在其发育过程中需要两个或两个以上的中间宿主，按其寄生顺序依次称为第一中间宿主、第二中间宿主等。如肺吸虫第一中间宿主是川卷螺，第二中间宿主为溪蟹和蝲蛄。

3. 保虫宿主（reservoir host） 又称储存宿主，有些寄生虫既可寄生于人体，又可寄生于脊椎动物，脊椎动物在一定条件下可将体内的寄生虫传播给人，在流行病学上，这些脊椎动物被称为保虫宿主。如肝吸虫成虫既可寄生于人，又可寄生于猫、犬等，人是终宿主，猫、犬等是保虫宿主。

4. 转续宿主（paratenic host） 某些寄生虫的幼虫侵入非适宜宿主后，在其体内虽能存活但不能发育，长期维持幼虫状态，如有机会进入适宜宿主体内，可继续发育为成虫，这种非适宜宿主称为转续宿主。如野猪可以作为肺吸虫的转续宿主。

视频：寄生虫、宿主的概念及分类

# 第三节 寄生虫的生活史

寄生虫的生活史是指寄生虫完成一代生长、发育和繁殖的全过程。在寄生虫生活史中具有感染人体能力的阶段称为感染阶段，又称感染期。大多数寄生虫侵入人体后要选择合适的定居部位，称为寄生部位。寄生虫侵入人体后需要经历或长或短的体内迁移、发育，才能到达寄生部位，这一过程称为体内移行。寄生虫离开人体到外界的途径称为排出途径或离体途径。

不同寄生虫的生活史过程有的简单，有的复杂。根据寄生虫生活史过程中是否需要中间宿主，将生活史分为两种类型：① 直接型：在生活史过程中不需要中间宿主，如阴道毛滴虫、蛔虫、钩虫等。② 间接型：在生活史过程中必须经过中间宿主体内发育至感染阶段后才能感染人，如丝虫、血吸虫等。

视频：寄生虫的生活史及发育阶段

# 第四节 寄生虫生物分类系统与命名

根据动物分类系统，人体寄生虫属于动物界无脊椎动物中的 7 个门，包括原生动物亚界的 3 个门，即肉足鞭毛门（Phylum Sarcomastigophora）、顶复门（Phylum

Apicomplexa）和纤毛门（Phylum Ciliophora），以及无脊椎动物的4个门，即扁形动物门（Phylum Platyhelminthes）、线形动物门（Phylum Nemathelminthes）、棘头动物门（Phylum Acanthocephala）和节肢动物门（Phylum Arthropoda）。寄生虫的分类层次与其他生物相似，以动物生物学分类系统的阶元依次为界、门、纲、目、科、属、种7个阶元。此外，还增加了亚门、亚纲、亚目、亚科、总纲、总目和总科等为中间阶元，有些种下还有亚种、变种和株。在医学上，一般将原生动物称为原虫，将扁形动物和线形动物统称为蠕虫，棘头动物中的棘头虫原认为是线虫中的一类，但因其形态与线虫有明显不同，故自成一类。与医学有关的节肢动物称为医学昆虫或医学节肢动物。故人体寄生虫研究范畴分为医学蠕虫、医学原虫和医学节肢动物（表1-1）。

表1-1　人体寄生虫范畴及分类

| 范畴 | 门 | 纲 | 主要虫种 |
|---|---|---|---|
| 医学蠕虫 | 线形动物门 | 线虫纲 | 蛔虫、钩虫、蛲虫、鞭虫、丝虫、粪类圆线虫、结膜吸吮线虫 |
| | 扁形动物门 | 吸虫纲 | 肝吸虫、姜片虫、肺吸虫、血吸虫、斯氏并殖吸虫 |
| | | 绦虫纲 | 猪带绦虫、牛带绦虫、亚洲带绦虫、包生绦虫、微小膜壳绦虫、曼氏迭宫绦虫、阔节裂头绦虫 |
| | 棘头动物门 | 棘头虫纲 | 猪巨吻棘头虫 |
| 医学原虫 | 肉足鞭毛门 | 根足虫纲 | 溶组织内阿米巴、结肠内阿米巴 |
| | | 鞭毛虫纲 | 阴道毛滴虫、杜氏利什曼原虫、蓝氏贾第鞭毛虫 |
| | 顶复门 | 孢子虫纲 | 疟原虫、弓形虫、隐孢子虫 |
| | 纤毛门 | 纤毛虫纲 | 结肠小袋纤毛虫 |
| 医学节肢动物 | 节肢动物门 | 昆虫纲 | 蚊、蝇、虱、蚤、白蛉 |
| | | 蛛形纲 | 疥螨、蠕形螨、粉螨、蜱 |
| | | 甲壳纲 | 蝲蛄、溪蟹、剑水蚤 |
| | | 唇足纲 | 蜈蚣 |
| | | 倍足纲 | 马陆 |

根据国际动物命名法，寄生虫的命名采用二名制原则，即学名由属名和种名组成，以拉丁文或拉丁化的文字表示。属名在前，第一个字母需大写，种名在后，如有亚种名，放在种名之后。在种名和亚种名之后是命名者的姓和命名的年份。例如，日本血吸虫的拉丁名为 *Schistosoma japonicum* Katsurada, 1904，表明是由 Katsurada 于 1904 年命名的。

## 一、医学蠕虫

蠕虫（helminth）是一类软体的多细胞无脊椎动物，借肌肉收缩而蠕动。寄生于人体与人类健康有关的蠕虫称为医学蠕虫，主要包括线形动物门的线虫纲、扁形动物门的吸虫纲和绦虫纲，以及棘头动物门的棘头虫纲。医学蠕虫引起的疾病称为蠕虫病。

根据生活史中是否需要中间宿主，将蠕虫分为两大类：① 土源性蠕虫：在发育过程中不需要中间宿主，其虫卵或幼虫直接在外界环境（如土壤）中发育成感染阶段，经口或皮肤等途径侵入人体。大多数肠道线虫，如蛔虫、钩虫、蛲虫、鞭虫等属于土源性蠕虫。② 生物源性蠕虫：在发育过程中需要中间宿主，其幼虫需在中间宿主体内发育为感染阶段，再感染人体。所有的吸虫和棘头虫、大部分绦虫及少数线虫（如丝虫、旋毛虫）属于生物源性蠕虫。

## （一）线虫

线虫属线形动物门的线虫纲，种类繁多，分布广泛，少数营寄生生活。

1. 形态

（1）成虫：① 外形呈圆柱状或线状，大者可长达 1 m 以上，小者不到 1 cm。② 雌雄异体，雌虫大于雄虫，雄虫尾端多向腹面卷曲或膨大成伞状，雌虫尾端较直。③ 有完整的消化系统，有口和肛门。④ 生殖器官发达，雌性生殖系统多为双管型，雄性生殖系统为单管型（图 1-1）。

（2）虫卵：主要特点有：① 线虫卵多数为椭圆形，无卵盖，颜色多为无色、淡黄或棕黄色。② 卵壳有 3 层，在光学显微镜下不易分辨。外层为卵黄膜或受精膜；中层为壳质层或几丁质层，具有一定的硬度，能抵抗机械压力；内层为脂层或蛔甙层，具有调节渗透作用的功能，能阻止虫卵内水分的丢失，防止虫卵过快干燥死亡，同时可阻止外界一些化学性物质对卵细胞的毒害作用。蛔虫卵的卵壳除了以上 3 层外，还外附一层由子宫壁分泌物形成的较厚的蛋白质膜。③ 刚排出的虫卵内有未分裂的或正分裂的卵细胞、蝌蚪期胚胎或幼虫。

2. 生活史　线虫分为虫卵、幼虫和成虫 3 个阶段。其中幼虫发育的显著特征是蜕皮，一般经 4 次蜕皮后发育为成虫。

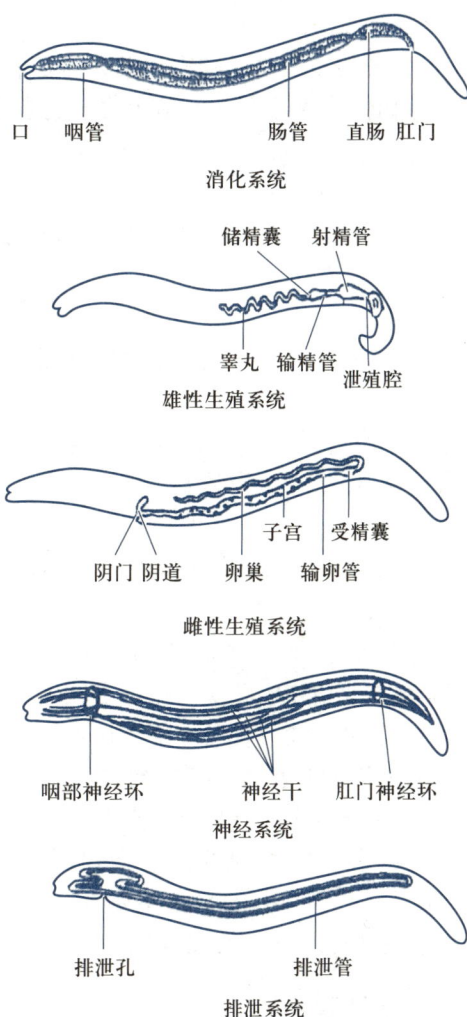

消化系统

雄性生殖系统

雌性生殖系统

神经系统

排泄系统

图 1-1　线虫内部结构模式图

💡 知识拓展

**长达 1 m 的线虫——肾膨结线虫**

肾膨结线虫俗称巨肾虫，一般寄生于动物，偶尔感染人。雄虫长 14～45 cm，雌虫长 20～100 cm，但在人体虫体发育较差且小。人生食或半生食含该虫幼虫的蛙、鱼类或生水中、水生植物上的寡毛类环节动物感染。幼虫常钻入肠壁随血流至肾盂发育为成虫并产卵。其主要寄生于肾脏，也可在膀胱、卵巢、子宫、肝脏、腹腔等，可引起腰痛、肾绞痛、血尿、尿频以及肾盂肾炎、肾结石、肾功能障碍等。从尿液中发现虫体或查见虫卵是确诊依据，患者尿中排出的虫体活、死和残缺不全者均有。尿道造影、B型超声或 CT 检查有助于诊断。

3. 重要线虫　常见的寄生于人体且危害较大的线虫仅十余种，重要的线虫有蛔虫、鞭虫、钩虫、蛲虫、丝虫、旋毛虫、粪类圆线虫及广州管圆线虫等。

## （二）吸虫

吸虫（trematode）属扁形动物门的吸虫纲的复殖目，称为复殖吸虫。种类繁多，形态各异。

1. 形态

（1）成虫：①大多数吸虫呈叶状或长舌状，两侧对称，背腹扁平；②具口吸盘与腹吸盘；③消化系统不完整，有口无肛门；④除血吸虫外，均为雌雄同体（图 1-2，图 1-3）。

（2）虫卵：除血吸虫卵外，虫卵均有卵盖。

2. 生活史　均需经历有性生殖与无性增殖的交替及宿主的转换。虫卵必须入水或在水中被软体动物吞食后才能孵出毛蚴。第一中间宿主为淡水螺，吸虫均具有保虫宿主，所致疾病均为人兽共患寄生虫病。

3. 重要吸虫　常见的寄生于人体的吸虫有十余种，我国重要的吸虫主要有肝吸虫、姜片虫、肺吸虫、血吸虫及斯氏并殖吸虫等。

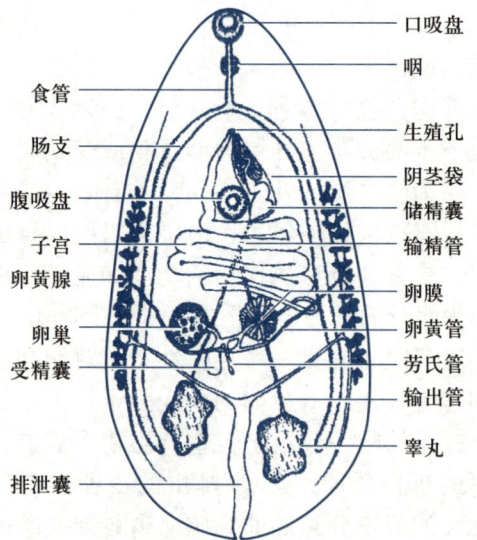

图 1-2　复殖吸虫成虫模式图

食管　肠支　腹吸盘　子宫　卵黄腺　卵巢　受精囊　排泄囊

口吸盘　咽　生殖孔　阴茎袋　储精囊　输精管　卵膜　卵黄管　劳氏管　输出管　睾丸

## （三）绦虫

绦虫（cestode）属扁形动物门的绦虫纲。寄生于人体的绦虫分属于多节绦虫亚纲圆叶目（order Cyclophyllidea）和假叶目（order Pseudophyllidea）。

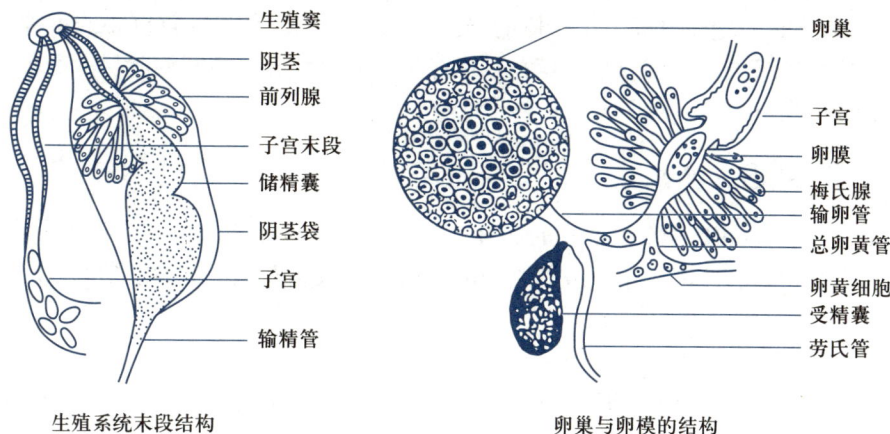

生殖系统末段结构      卵巢与卵模的结构

图1-3 复殖吸虫成虫生殖器官模式图

1. 形态

（1）成虫：① 背腹扁平、带状，白色或乳白色；② 体长数毫米至数米，由节片组成；③ 虫体分为头节、颈部和链体三部分，链体又分为幼节、成节和孕节（图1-4）；④ 雌雄同体；⑤ 虫体无体腔和消化道，营养物质通过体壁微毛吸收。

圆叶目和假叶目绦虫头节、生殖器官不同。圆叶目绦虫头节多呈球形，固着器官常为4个圆形吸盘，头节顶部可有顶突，顶突周围常有1~2圈棘状或矛状的小钩；假叶目绦虫头节呈梭形，其固着器官是头节上的吸槽。圆叶目绦虫的卵黄腺聚集成一块，生殖孔位于节片侧面，无子宫孔；假叶目绦虫的卵黄腺呈滤泡状，散布在节片的表层中，生殖孔位于节片中部，子宫具有子宫孔通向体外。

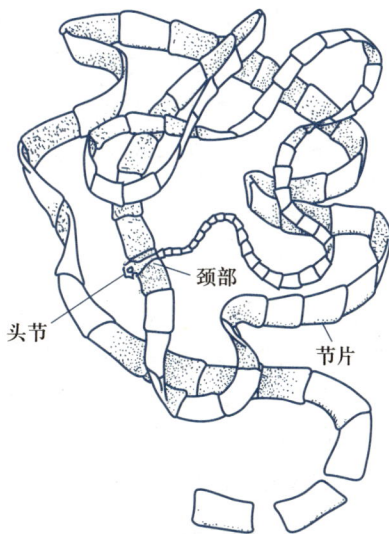

图1-4 带绦虫成虫模式图

（2）虫卵：虫卵形态因种而异，假叶目与圆叶目绦虫的虫卵有明显区别。

圆叶目虫卵呈圆球形，卵壳薄，胚膜厚，无卵盖，内含六钩蚴。假叶目虫卵与吸虫卵相似，呈椭圆形，卵壳较薄，一端有一小盖，内含一个卵细胞和多个卵黄细胞。

（3）幼虫：绦虫幼虫因虫种不同形态各异，常见的有囊尾蚴、似囊尾蚴、棘球蚴、裂头蚴、原尾蚴、钩球蚴等。绦虫幼虫在中间宿主体内发育的时期称为中绦期。

2. 生活史　绦虫的成虫寄生于脊椎动物的消化道中，虫卵随孕节脱落排出或自子宫孔排出，以后的发育在圆叶目和假叶目有很大的不同。

圆叶目绦虫生活史只需一个中间宿主，个别种类可以无须中间宿主。假叶目绦虫生活史中需要两个中间宿主。虫卵排出后必须进入水中才能继续发育。

3. 重要绦虫 常见的寄生于人体的绦虫有三十余种，在我国较重要的虫种主要包括圆叶目的猪带绦虫、牛带绦虫、细粒棘球绦虫、微小膜壳绦虫和假叶目的曼氏迭宫绦虫、阔节裂头绦虫等。

## 二、医学原虫

原虫（protozoon）为原生动物的简称，是单细胞真核动物，分布广泛，种类繁多。将寄生在人体管腔、体液、组织或细胞内的致病及非致病性原虫称为医学原虫。

### （一）形态

原虫的结构与单个动物细胞一样，由胞膜、胞质和胞核组成。

1. 胞膜 也称表膜或质膜，保持虫体一定的形状，参与营养、排泄、运动、侵袭以及逃避宿主免疫效应等生物学功能。

2. 胞质 大多数原虫有内、外质之分。外质透明呈凝胶状，内质呈溶胶状，内含线粒体、高尔基复合体、溶酶体等。某些原虫具有动基体，其结构、酶类与线粒体相似，一般认为它是一种特殊类型的线粒体。胞质形成运动细胞器，如伪足、鞭毛、波动膜和纤毛等，与原虫的运动有关，也是原虫分类的重要标志。

3. 胞核 由核膜、核质、核仁和染色质组成。胞核分为两种：① 泡状核：寄生原虫多数为泡状核，染色质少而呈颗粒状，分布于核质或核膜内缘，含一个核仁；② 实质核：核大而不规则，染色质丰富，常具一个以上核仁。

### （二）生活史

原虫的生活史是从一个宿主传播到另一个宿主的全过程，包括生长、发育和繁殖等不同发育阶段。通常把原虫生活史中具有运动、摄食和繁殖能力的阶段称为滋养体（trophozoite），往往也是原虫的致病阶段。当外界环境不利时，滋养体团缩、排出水分并分泌成囊物质，形成包囊（cyst）或卵囊（oocyst），它们是原虫的静止状态，对外界有较强的抵抗力，是大多原虫的感染阶段，也是传播阶段。

### （三）重要原虫

医学原虫有四十余种，在我国主要危害人类健康的原虫有溶组织内阿米巴、蓝氏贾第鞭毛虫、黑热病原虫、阴道毛滴虫、疟原虫和弓形虫等。

## 三、医学节肢动物

节肢动物（arthropod）在分类上属于节肢动物门，种类繁多，分布广泛。凡是通过寄生、吸血、叮咬、骚扰、传播病原体等方式危害人体健康的节肢动物，均称为医学节肢动物。

### （一）形态特征与分类

节肢动物虫体左右对称；虫体及附肢均分节；体壁由几丁质和醌单宁蛋白的外骨骼

组成；发育过程中大都有蜕皮和变态现象，变态分完全变态和不全变态（半变态）两种；雌雄异体。

重要的医学节肢动物分属于昆虫纲、蛛形纲、甲壳纲、唇足纲和倍足纲，其中昆虫纲和蛛形纲与人类疾病关系密切（表1-2）。

**表1-2 昆虫纲与蛛形纲的主要区别**

| 区别点 | 昆虫纲 | 蛛形纲 |
|---|---|---|
| 体型 | 分头、胸、腹三部分 | 分头胸和腹两部分或头胸腹融合 |
| 触角 | 1对 | 无 |
| 翅 | 1～2对，有的退化 | 无 |
| 足 | 3对 | 成虫4对，幼虫3对 |
| 常见种类 | 蚊、蝇、蚤、虱、蜚蠊、白蛉 | 蜱、疥螨、蠕形螨、恙螨 |

### （二）医学节肢动物对人体的危害

节肢动物对人体的危害可分为直接危害和间接危害两大类。

1. 直接危害　指节肢动物对人体的吸血、骚扰、寄生、毒害作用及超敏反应等。

2. 间接危害　指节肢动物携带病原体并传播疾病，由其传播的疾病称为虫媒病。其传播疾病的方式分为两种类型。

（1）机械性传播：病原体被节肢动物机械性携带、运输、传播，病原体可以附着在节肢动物的体表、口器或通过消化道，其形态和数量不发生变化，仍保持感染力。如蝇可携带蛔虫卵、阿米巴包囊及其他病原体传播疾病。

（2）生物性传播：病原体必须在节肢动物体内经历发育、增殖阶段后，才能传播到新的宿主。有的病原体不仅在节肢动物体内增殖，而且侵入雌虫的卵巢，经卵细胞传递，以致下一代幼虫也具感染性，称为经卵传播。例如，恙螨幼虫吸入立克次体之后，立克次体经过恙螨成虫的卵传给下一代幼虫，幼虫叮刺人体时使人感染立克次体。这种节肢动物媒介，由于产生众多的感染后代，起着更大的传播作用。

### （三）重要医学节肢动物

重要的医学节肢动物有蚊、蝇、蚤、虱、白蛉、蜱和螨等。

# 第五节　寄生虫和宿主的相互关系

寄生虫对宿主可造成损害，寄生虫也必将受到宿主免疫防御系统的攻击，诱发宿主正常或病理性免疫应答。当宿主的防御功能提高时，寄生虫则通过产生相应的免疫逃避机制来抵御宿主的防御功能。寄生虫与宿主之间的关系推进相互的演化过程。

## 一、寄生虫对宿主的致病作用

寄生虫对宿主的危害主要包括以下几方面。

### （一）夺取营养

寄生虫在宿主体内生长、发育及繁殖，所需营养绝大部分来自宿主，包括宿主不易获得而又必需的物质。寄生虫数量越多、寄生时间越长，所需营养越多，导致宿主营养不良、消瘦等越严重。有些肠道寄生虫，如蛔虫、带绦虫等，除掠夺大量营养外，还可造成肠黏膜损伤，影响肠道的吸收功能。

### （二）机械性损伤

机械性损伤是指寄生虫侵入、移行、吸附、寄居等造成的损伤。虫体侵入、移行和吸附作用可造成局部组织损伤或破坏，如肺吸虫童虫在宿主体内移行造成的多器官损伤；寄生虫在宿主腔道、组织或细胞内寄生，可堵塞腔道、压迫组织、破坏细胞，如蛔虫在肠道内相互缠绕可堵塞肠腔，引起肠梗阻，棘球蚴压迫引起的损害等；如果寄生部位是脑、心、眼等重要器官，则预后相当严重，甚至危及生命。

### （三）毒素作用

寄生虫在宿主体内寄生，其分泌物、排泄物和死亡虫体的分解产物等，对宿主均有毒性作用，造成宿主的损伤。如钩虫分泌抗凝素，使叮咬的肠黏膜伤口不易凝固，有利于钩虫吸血，增加宿主失血量；溶组织内阿米巴分泌溶组织酶，破坏组织，有助于虫体入侵组织，引起组织的损伤、溃疡和脓肿等。

### （四）免疫病理作用

寄生虫侵入宿主体内，虫体本身及其分泌物、排泄物、代谢产物可成为抗原性异物，均可刺激机体产生免疫应答。同时，也可能引起各种超敏反应，导致宿主组织细胞损伤，造成局部或全身免疫病理损伤，如蛔虫性支气管哮喘、棘球蚴破裂引起过敏性休克及疟原虫、血吸虫引起的肾病。

## 二、宿主对寄生虫的作用

宿主对寄生虫的作用，是指寄生虫抗原诱导机体发生的免疫应答反应，以阻止、抑制、杀伤和清除寄生虫，维护自身的生理平衡和稳定。宿主对寄生虫的免疫应答包括固有免疫（非特异性免疫）和适应性免疫（特异性免疫）两大类型。

### （一）固有免疫（非特异性免疫）

固有免疫是由遗传因素所决定的抵抗力，先天就有。其作用缺乏针对性，又称先天性免疫或非特性免疫，在寄生虫感染之初即发挥作用。作用机制包括：① 机体的皮肤、黏膜、胎盘等屏障作用，阻挡某些寄生虫的入侵。② 组织及血液中的单核 – 巨噬细胞、粒细胞系细胞、自然杀伤细胞的吞噬及杀伤作用。③血液中一些免疫分子如补体等对入侵虫体的杀灭作用。另外，宿主对某些寄生虫具有先天免疫性，如鼠感染的伯氏疟原虫不能使人感染。

### （二）适应性免疫（特异性免疫）

适应性免疫是继固有免疫作用之后，机体免疫系统针对某一种寄生虫抗原刺激而产生的免疫，故又称特异性免疫，也称获得性免疫。根据其发生机制可分为体液免疫和细胞免疫。体液免疫是寄生虫抗原诱导机体产生 IgG、IgM、IgA、IgE 及 IgD 抗体等，发挥免疫效应；细胞免疫是由 T 细胞介导，多种细胞参与的免疫应答。

## 三、寄生虫免疫的特点

寄生虫感染引起的免疫比机体对细菌、病毒等病原微生物的免疫相对较弱。寄生虫虫体庞大以及其结构和生活史的复杂性决定了寄生虫抗原的复杂性。除了极少数寄生虫感染后所产生的特异性免疫应答能够完全清除体内的感染，大部分寄生虫感染后，宿主所产生的特异性免疫应答，并不能清除体内已有的寄生虫。

### （一）消除性免疫

消除性免疫是指寄生虫感染后，机体所产生的免疫既可清除体内寄生虫，又能对其再感染有完全抵抗力，如利什曼原虫引起的皮肤利什曼病等。消除性免疫在寄生虫免疫中极为少见。

### （二）非消除性免疫

人体感染寄生虫后产生的免疫力，对宿主体内原有的寄生虫不能完全清除，而仅表现在一定程度上能抵抗再感染，表现为带虫免疫和伴随免疫。如疟疾患者发作停止后，体内仍有低密度原虫，维持机体一定的免疫力，对同种疟原虫再感染具有抵抗作用，这种状态称为带虫免疫。某些蠕虫如血吸虫感染，所产生的免疫力对体内活的成虫无明显杀伤效应，但可杀伤再次侵袭的童虫，称为伴随免疫。

## 四、寄生虫的免疫逃避

寄生虫侵入免疫功能正常的宿主体内后，能逃避宿主免疫效应的攻击而继续生存、发育、繁殖，这种现象称为免疫逃避。免疫逃避是寄生虫长期进化过程中，与宿主彼此相互适应的结果。

### （一）抗原改变

寄生虫可通过改变表面抗原逃避宿主的免疫攻击，包括抗原变异（如血吸虫成虫表面抗原变异）和抗原伪装（如通过虫体体表结合宿主抗原等形式导致宿主免疫系统不能识别）。

## （二）可溶性虫体抗原的释放

某些寄生虫释放可溶性抗原，与宿主血清抗体结合形成抗原抗体复合物，抑制对虫体的免疫应答。

## （三）解剖位置隔离

寄生虫可以通过严格选择寄生部位达到与宿主免疫系统的有效隔离。如细胞内寄生的原虫，可以避免与特异性循环抗体及补体等免疫分子的接触。

## （四）免疫抑制

某些寄生虫，可通过激活调节性 T 细胞或产生封闭性抗体，抑制宿主免疫应答，甚至有些寄生虫抗原可直接诱导宿主产生免疫抑制。

## 五、超敏反应

寄生虫抗原和其他病原生物引起超敏反应的机制以及类型相同。超敏反应一般分为四型，Ⅰ、Ⅱ、Ⅲ型由抗体介导，Ⅳ型主要由 T 细胞介导。有些寄生虫感染引起超敏反应导致的免疫病理损害，已构成危害人体的主要病理过程。

## 六、寄生虫感染其他重要检测指标

寄生虫感染其他具有辅助诊断意义的重要检测指标，主要包括以下几个方面。

### （一）IgE 抗体水平升高

机体外周血液中 IgE 抗体的检测，可作为寄生虫感染血象变化的指标之一。一般情况下，蠕虫和节肢动物感染可引起 IgE 增高。原虫感染外周血中的 IgM 和 IgG 增高，对这些抗体进行检测，可作为这类寄生虫感染的辅助诊断。

### （二）嗜酸性粒细胞增多

寄生虫感染，尤其是蠕虫感染时，常引起嗜酸性粒细胞增多。嗜酸性粒细胞增多常是蠕虫感染免疫的特殊现象，可作为一些寄生虫感染的辅助诊断。嗜酸性粒细胞增多，既有抗寄生虫作用，也有致炎使组织损伤作用。

### （三）速发型皮肤超敏反应阳性

速发型皮肤超敏反应检测可用于寄生虫流行病学的筛选等，但易出现假阳性，且感染后持续时间较长。

## 七、寄生虫感染的特点

寄生虫侵入人体，并能在体内存活或增殖／繁殖的过程称为寄生虫感染。寄生虫感染的结局及转归，与宿主的遗传因素、营养状态、免疫功能、寄生虫种类和数量、寄生

视频：寄生虫与宿主的相互关系

部位等因素有关。

### （一）带虫者和隐性感染

带虫者和隐性感染均是指体内有寄生虫感染而无明显的临床症状。带虫者是指体内感染寄生虫后，在大多数情况下，并不出现明显的症状和体征，但可以向体外排出寄生虫病原体的感染者。由于带虫者能传播病原体，因此在流行病学方面具有重要的意义。隐性感染是指人体感染寄生虫后，既没有明显的临床表现，又不易用常规方法检获寄生虫病原体的一种寄生现象。

### （二）急性感染和慢性感染

当寄生虫感染对人体造成病理损害并引起临床症状或体征时，则引起寄生虫病。急性感染和慢性感染者的症状和体征不同。急性感染常见于一些危害严重的寄生虫病。急性感染因初次感染的寄生虫数量多、毒力强，或者慢性患者再次大量感染，常常引起感染者出现明显的临床症状和体征。慢性感染常指人体感染寄生虫后没有明显的临床症状和体征，或在临床上出现一些症状后，未经治疗或治疗不彻底而逐渐转入慢性持续感染阶段。慢性感染是寄生虫感染的特点之一。在慢性感染期，人体往往同时伴有组织损伤和修复，如血吸虫病流行区大多数患者属慢性感染，这些患者体内有肝脏虫卵肉芽肿和纤维化的过程。

### （三）再感染和多寄生现象

再感染是指已经治愈或体内还有某种寄生虫不同发育阶段，而再次感染了同种寄生虫。其原因与患者对大多数寄生虫不能产生完全有效的保护性免疫有关。多寄生现象是指人体同时感染两种或两种以上的寄生虫，称为多寄生现象，如常见鞭虫、蛔虫的混合感染。不同虫种在同一宿主体内可能会相互促进或相互制约，增加或减少它们的致病作用，从而影响临床表现。

### （四）幼虫移行症和异位寄生

幼虫移行症是指某些蠕虫的幼虫侵入非适宜宿主后，不能发育为成虫，但这些幼虫可在非适宜宿主体内长期存活并移行，引起局部或全身性病变。幼虫移行症可分为内脏幼虫移行症和皮肤幼虫移行症两种类型。异位寄生是指有些寄生虫在常见寄生部位以外的组织或器官内寄生。由异位寄生引起的损害称为异位损害。了解寄生虫幼虫移行症和异位寄生现象，对于疾病的诊断和鉴别诊断有重要的意义。

视频：寄生虫感染人体的特点

## 第六节　寄生虫感染的实验室诊断

寄生虫感染的诊断，包括临床诊断和实验室诊断两部分。完整的病史采集和详细的体检等，是做出正确诊断的第一步，是寄生虫感染临床诊断的重要部分。实验室诊断是提供相关寄生虫感染确诊的实验依据，寄生虫感染的实验室诊断主要包括病原学检查、免疫学检测以及分子生物学检测等。

## 一、病原学检查

寄生虫感染时，病原学检查出寄生虫病原体是确诊的依据。通过标本采集、处理、检验和分析，做出明确结论，为临床治疗和流行病学调查提供可靠的依据。

病原学检查的基础，是对寄生虫形态、生活史的准确把握，以采集相应的标本（粪便、血液、阴道分泌物、尿液、痰液、组织活检或骨髓穿刺等），选择不同的检查方法。病原学检查是最可靠的确定诊断方法，镜下形态鉴别是应掌握的重要技能之一。但有时病原学检查检出率较低或轻度感染时，要选取检出率高的检查方法并且要反复检查，以免漏诊。而对于在组织中或器官内寄生不易取得标本的寄生虫，病原学检查检出效果有时不理想，则需应用免疫学、影像学等辅助诊断。

## 二、免疫学检测

免疫学检测为辅助性诊断措施，在寄生虫病诊断中的应用已经越来越广泛，有些寄生虫病难以根据症状或体征及病原学检查做出诊断，尤其在感染早期、轻度感染、单性感染（仅有雄虫寄生）、隐性感染或由于特殊的寄生部位而使病原学检查十分困难时，以及在流行病学调查中，免疫学检测具有突出的优点。免疫学检测既可用于寄生虫感染的筛选、流行程度调查以及疫情监测，又可用于了解感染度和疗效考核。

由于寄生虫抗原的复杂性，交叉反应引起的假阳性结果在免疫学检测中较为普遍，因此对于免疫学检测的实验结果，必须结合患者的临床表现、病史、甚至是影像学资料，进行综合分析判断，必要时进行重复检测或动态观察，最终做出客观准确的诊断。

## 三、分子生物学检测

分子生物学检测是应用多种技术手段，对寄生虫的核酸分子或蛋白分子进行检测的一种方法。相关技术包括分子杂交技术、PCR 技术、基因芯片技术、多态性分析技术和蛋白质芯片技术等。因其具有较高的敏感性和特异性而得到越来越广泛的应用。

# 第七节　寄生虫实验室检验的生物安全

为了加强病原生物实验室生物安全管理，保护实验室工作人员和公众的健康，避免危险生物因子造成实验室人员暴露，避免向实验室外扩散并导致危害，国家出台了相应的法规。由于在寄生虫感染的实现室诊断中，常需近距离地接触感染者的分泌物、排泄物、血液和其他病理标本等，其可能含有各种已知的和未知的致病因子，给医务人员的健康带来极大的危险，秉承"安全第一"的原则，将来自所有患者的上述标本，都认为是具有传染性的。对这些可能带有生物危险因子的标本采集、保存、运送、检查以及废弃物处理的全过程中，必须在相应的生物安全条件下进行。尤其对绦虫患者驱虫、孕节和虫卵的处理、血吸虫尾蚴的动物感染、弓形虫包囊和滋养体的分离等，均应严格遵循操作程序，避免实验室感染和病原体的污染。多数寄生虫病原体和体液样本的检测一般需要在二级生物安全水平（biosafety level 2，BSL-2）实验室内进行。

# 第八节　寄生虫病的流行与防治

寄生虫病能否流行，取决于是否具备流行的基本环节。当基本环节在某一地区同时存在并相互联系时，就会构成寄生虫病的流行。此外，寄生虫病的流行还受生物因素、自然因素和社会因素的影响和制约，从而导致寄生虫病流行过程有不同的程度和性质。

## 一、寄生虫病流行的基本环节

寄生虫病在一个地区流行，必须具备三个基本条件，即传染源、传播途径和易感人群，这三个条件通常称为寄生虫病流行的三个环节。

### （一）传染源

人体寄生虫病的传染源是指感染了寄生虫的人或动物，包括患者、带虫者及保虫宿主（家畜、家养动物及野生动物）。如蛔虫病的传染源是人；肝吸虫的传染源是人，也可是猫、犬等。

### （二）传播途径

传播途径是指寄生虫从传染源排出，在外界经过一系列的发育，成为感染阶段侵入新的易感者的过程，主要通过传播方式和感染方式来实现。

1. 常见传播方式

（1）经水传播：水源如被某些寄生虫的感染期虫卵、包囊或幼虫污染，人则可因饮水或接触疫水而感染。如饮用被溶组织内阿米巴成熟包囊污染的水可感染溶组织内阿米巴；接触含血吸虫尾蚴的疫水可感染血吸虫。经水传播的寄生虫病的特点是病例分布与供水范围一致，或患者均有疫水接触史。

（2）经食物传播：生食感染期虫卵、幼虫或原虫包囊等污染的蔬菜或瓜果常成为某些寄生虫病传播的重要方式。鱼、肉等食品本身含有的寄生虫的感染阶段也是经食物传播导致感染的重要途径。如感染性蛔虫卵、鞭虫卵、猪带绦虫卵、钩虫的感染期幼虫等，可以由食用未洗净或未煮熟的蔬菜而传播；旋毛虫、猪带绦虫可以通过吃生的或未熟透的猪肉而传播；某些淡水鱼类可传播肝吸虫等。

（3）经土壤传播：寄生虫的感染阶段存活于地面的土壤中。如受精蛔虫卵、鞭虫卵在粪便污染的土壤发育为感染性卵，经污染的手、食物或饮水而感染人体；钩虫和粪类圆线虫的虫卵在土壤发育为感染期幼虫，经皮肤侵入而感染人体等。

（4）经节肢动物传播：很多医学节肢动物可作为多种寄生虫的传播媒介。如蚊传播疟原虫、丝虫；白蛉传播利什曼原虫；蚤传播膜壳绦虫等。经节肢动物传播的寄生虫病，除具有一定的地区性和季节性等特点外，还具有病例分布与媒介昆虫的分布相一致的特点。

（5）经接触传播：有些寄生虫可通过人和人的接触传播，如阴道滴虫、疥螨等可通过人与人直接或间接接触而感染。

（6）经空气传播：有些寄生虫的感染期卵可借助空气或飞沫传播，如蛲虫卵可在空气中飘浮，并可随呼吸进入人体而引起感染。

2. 常见感染方式　指寄生虫的感染阶段进入新的易感者的方式，常见的有以下几种。

（1）经口感染：如溶组织内阿米巴、蛔虫、鞭虫、猪囊尾蚴等。

（2）经皮肤感染：如钩虫、血吸虫等。

（3）经媒介昆虫叮咬感染：如疟原虫、丝虫等。

（4）经胎盘感染：如弓形虫、十二指肠钩虫等。

（5）经吸入感染：如蛲虫等。

（6）经输血感染：如疟原虫、枯氏锥虫等。

（7）经接触感染：如阴道滴虫、疥螨等。

（8）自体感染：如蛲虫、微小膜壳绦虫等。

### （三）易感人群

易感人群是指对某种寄生虫缺乏免疫力或免疫力低下的人群，主要包括未曾感染过该寄生虫的人，如从非流行区进入流行区的人，儿童、免疫力低下或免疫缺陷者。一般情况下，人体对寄生虫普遍易感，即使是感染后获得了免疫力，当寄生虫从人体消失后，免疫力即逐渐下降和消退，人体重新处于易感状态而成为易感者。

## 二、影响寄生虫病流行的因素

影响寄生虫病流行的因素，包括自然因素、生物因素和社会因素。

### （一）自然因素

自然因素是指能影响寄生虫生长、发育和繁殖的自然条件，包括温度、湿度、雨量、光照等气候因素以及地理环境等。自然因素通过影响寄生虫病流行的三个环节而发挥作用。

### （二）生物因素

寄生虫的保虫宿主、中间宿主、媒介昆虫或媒介植物，甚至有关生物的天敌等，构成了影响寄生虫病流行的复杂生态系统。

### （三）社会因素

社会的经济发展、文化、教育、卫生水平以及生产方式、生活习惯等都直接或间接影响寄生虫病流行。另外，对寄生虫病流行的人为介入，如防治工作的开展，也是重要的影响因素。

## 三、寄生虫病的流行特点

寄生虫病的流行具有地方性、季节性和自然疫源性的特点。

### （一）地方性

某些寄生虫病的流行与分布常有明显的地方性，这主要与气候条件、中间宿主或媒介节肢动物的地理分布、人群的生活习惯以及生产方式等有关。如血吸虫病的流行区与钉螺的地理分布相一致；有些食源性寄生虫病，如肝吸虫病的流行与当地居民的饮食习惯密切相关。

### （二）季节性

寄生虫病的流行往往有明显的季节性。生活史中需要节肢动物作为宿主或传播媒介的寄生虫，此类寄生虫病的流行季节与有关节肢动物的季节消长相一致，如间日疟流行季节与中华按蚊或嗜人按蚊的活动季节一致；人源性黑热病与中华白蛉活动的关系一致。其次，人群的生产或生活活动形成感染的季节性，如急性血吸虫病常出现于夏季，人们因生产或下水活动接触疫水而感染血吸虫。

### （三）自然疫源性

有些寄生虫病可以在脊椎动物和人之间自然地传播，称为人兽共患寄生虫病。在原始森林或荒漠地区，这些寄生虫病可以一直在脊椎动物之间传播，人偶然进入该地区时，则由脊椎动物通过一定途径传播给人。这类不需要人的参与而存在于自然界的人兽共患寄生虫病称为自然疫源性疾病，如肺吸虫病、黑热病等。

## 四、寄生虫病的防治原则

寄生虫病防治的基本原则是针对寄生虫病流行的三个环节，以及根据某种寄生虫病的流行特点，采取综合性防治原则和针对性防治措施。

### （一）控制传染源

在寄生虫病传播过程中，传染源是主要环节。在流行区普查普治带虫者和患者以及处理或杀死保虫宿主是控制传染源的重要措施。在非流行区，监测和控制来自流行区的流动人口，是防止传染源输入和扩散的必要手段。

### （二）切断传播途径

不同的寄生虫病其传播途径不相同。加强粪便和水源管理，注意环境和个人卫生，以及控制和杀灭媒介节肢动物和中间宿主是切断传播途径的重要手段。

视频：寄
生虫感染
的诊断与
防治

## （三）保护易感人群

人类对各种人体寄生虫的感染大多缺乏先天的特异免疫力，普遍易感，因此对人群
采取必要的保护措施，是防止寄生虫感染的直接方法。加强卫生宣传教育，改变不良的
饮食习惯和行为方式，提高自我保护意识。必要时可服用药物或用驱避剂涂抹皮肤进行
预防。

## 执考直击

1. 寄生、寄生虫的概念。
2. 寄生虫的分类及宿主的分类。
3. 生物源性蠕虫、土源性蠕虫及感染阶段的概念。
4. 医学蠕虫、医学原虫和医学节肢动物的形态特点。
5. 寄生虫和宿主的相互关系。
6. 寄生虫感染的实验室诊断。
7. 寄生虫实验室检验的生物安全。
8. 寄生虫病的流行环节、流行特点及防治原则。

执考真题

练一练

（许郑林　姚　远）

# 第二章　肠道寄生线虫

**学习目标**

1. 掌握蛔虫、钩虫、蛲虫、鞭虫、粪类圆线虫等线虫的成虫、虫卵或幼虫形态特征以及实验诊断方法。

2. 熟悉蛔虫、钩虫、蛲虫、鞭虫、粪类圆线虫等线虫的生活史特点、所致疾病以及流行特点。

3. 了解蛔虫、钩虫、蛲虫、鞭虫、粪类圆线虫等线虫的致病因素以及防治原则。

4. 能正确地选择蛔虫、钩虫、蛲虫、鞭虫、粪类圆线虫等线虫的实验诊断方法并实施。

第二章
思维导图

肠道寄生线虫是寄生于人体胃肠道的一类寄生虫，其种类最多，感染最常见。尤其在热带和亚热带地区的人群中感染较普遍。肠道寄生虫可导致消化道功能紊乱，有时也引起其他脏器的器质性或功能性病变。本章主要介绍蛔虫、钩虫、蛲虫、鞭虫、粪类圆线虫等。

## 第一节　似蚓蛔线虫

**案例导入**

患儿，男性，12 岁，因半天前出现急性右上腹疼痛，伴恶心、呕吐，并吐出"两条圆柱形虫子"而就诊。询问病史发现，患儿家住农村，饮食和卫生环境较差，经常生吃瓜果、蔬菜，半年前经常出现阵发性脐周疼痛，排便时曾见圆柱形虫体排出。体格检查：发育正常，心肺听诊正常，剑突下偏右侧有压痛，腹软。

请思考：

1. 该患者可能患哪种寄生虫病？

2. 请叙述最适于该病的实验诊断方法。

似蚓蛔线虫（*Ascaris lumbricoides*），简称人蛔虫或蛔虫，成虫寄生于人体小肠，引起蛔虫病。

## 一、形态

### （一）成虫

人体中最大的肠道寄生线虫，虫体长圆柱形，头尾两端略细，形似蚯蚓。活体呈粉红色，死后呈灰白色。体表有纤细的横纹，两侧有明显的侧线。在虫体的前端有 3 个唇瓣，呈"品"字形排列。雌虫长 20～35 cm，最长可达 49 cm，直径 3～6 mm，生殖系统为双管型，阴门位于虫体前、中 1/3 交界处的腹面。雄虫长 15～31 cm，直径 2～4 mm，尾端向腹面卷曲，生殖系统为单管型，有一对象牙状的交合刺（图 2-1）。

### （二）虫卵

蛔虫卵分为受精卵和未受精卵两种。

受精蛔虫卵呈宽椭圆形，大小为（45～75）μm ×（35～50）μm，卵壳外面有一层由子宫分泌的、凹凸不平的蛋白质膜，常被胆汁染成棕黄色。卵壳分为 3 层，最外层极薄，为受精膜，与蛋白质膜相连；中间层为壳质层，厚而透明；最内层为蛔甙层。卵壳内含一个大而圆的卵细胞，卵细胞与卵壳两端常见新月形间隙。未受精卵呈长椭圆形，棕黄色，大小为（88～94）μm ×（39～44）μm，卵壳与蛋白质膜均薄，卵内含许多大小不等的屈光颗粒。受精卵、未受精卵表面的蛋白质膜有时可脱落，成为脱蛋白质膜蛔虫卵，而使虫卵变为透明无色，应注意与其他虫卵相鉴别（图 2-2）。

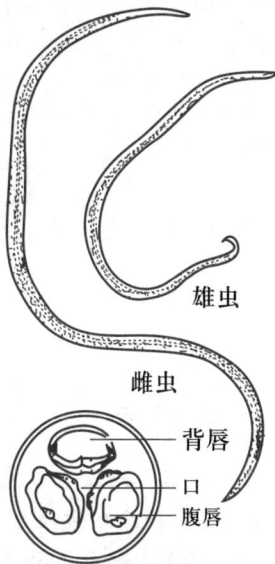

图 2-1 蛔虫成虫和唇瓣

雄虫

雌虫

背唇
口
腹唇

视频：蛔虫的形态

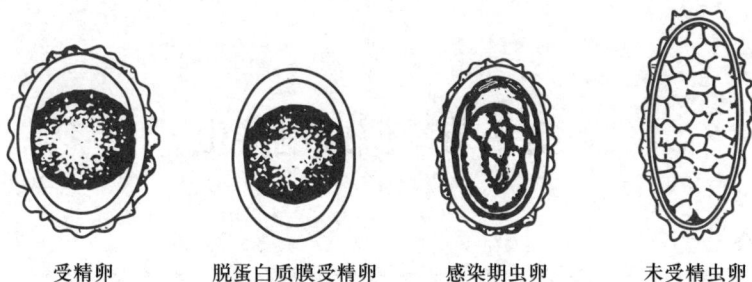

受精卵　　脱蛋白质膜受精卵　　感染期虫卵　　未受精虫卵

图 2-2 蛔虫虫卵

## 二、生活史

蛔虫为土源性线虫，发育过程无中间宿主，属直接发育型。其生活史包括受精卵在外界土壤中的发育和虫体在人体内的发育两个阶段。

成虫寄生于人体小肠内，主要以肠内容物为食。雌、雄虫交配后，雌虫产出受精卵和未受精卵，卵随粪便排出体外。受精蛔虫卵在外界潮湿、荫蔽、氧气充足和温度适宜（22～30℃）的土壤中，约经 2 周的发育，其内卵细胞发育成第一期幼虫，再经 1 周，卵内幼虫蜕皮 1 次，变为感染期虫卵即蛔虫的感染阶段。人因误食感染期虫卵而感染，虫卵到达小肠内，卵内幼虫释放孵化液，使幼虫孵出。幼虫侵入肠壁的静脉或淋巴管，可经血液循环上行至右心，经肺循环，穿过肺部毛细血管壁及肺泡壁入肺泡腔。幼虫在人体肺泡腔蜕皮 2 次，经 2 周发育后，沿支气管、气管、咽、食管、胃到小肠，在小肠内再蜕皮 1 次，发育为成虫。自感染期虫卵进入人体到雌虫产卵约需 2 个月，每条雌虫一昼夜可排卵 24 万个，成虫寿命为 1 年左右（图 2-3）。

视频：蛔
虫的生
活史

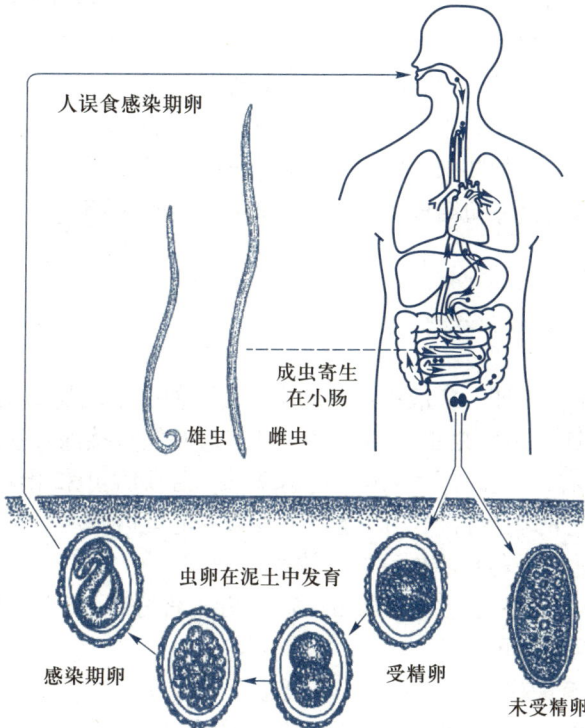

图 2-3　蛔虫的生活史

动画：蛔
虫形态及
生活史

## 三、致病性

蛔虫幼虫的体内移行以及成虫在人体小肠内寄生，均可对宿主造成损害，主要为机械性损伤、夺取营养、超敏反应等。由蛔虫引起的各种并发症，往往给宿主造成较为严重的病理损害。

### （一）幼虫的致病性

幼虫在体内移行时，可造成相应组织器官不同程度的损伤。轻度感染时，患者可无明显的临床症状。感染严重时，则出现明显的临床症状，其中以肺部症状为主，可致蛔蚴性肺炎，患者临床表现为发热、咳嗽、咳黏液痰或血痰、哮喘、荨麻疹等。幼虫也可引起其他部位的损害，如脾、肝、脑等。

## （二）成虫的致病性

1. 营养不良　成虫寄生于小肠，以肠腔内消化或半消化食物为养料，夺取宿主营养；成虫损伤肠黏膜，导致消化和营养吸收功能障碍。儿童严重感染可出现发育障碍，还常伴有神经精神症状，如惊厥、夜惊、磨牙等。

2. 消化道症状　成虫在小肠内寄生可通过机械作用或化学刺激损伤肠黏膜。患者可有腹部不适、阵发性脐周疼痛、恶心、呕吐、食欲缺乏、消化不良、腹泻或便秘等。

3. 超敏反应　蛔虫的变应原被感染者吸收后可引起人体的超敏反应性疾病，如荨麻疹、皮肤瘙痒、血管神经性水肿等。

4. 并发症　成虫有窜扰、钻孔习性，当小肠内环境发生改变，如人体发热、食入刺激性食物、酗酒及不当的驱虫治疗时，常使虫体发生乱窜钻孔，引起并发症，常见的是胆道蛔虫症，其他部位如胰腺、阑尾等处也会出现相应的并发症，蛔虫穿透肠壁病变处可引起肠穿孔。大量虫体扭结成团，堵塞肠管可引起肠梗阻。

視頻：蛔虫的致病性

## 四、实验诊断

### （一）病原学检查

自患者粪便中检出虫卵、痰液中检出幼虫或在粪便、呕吐物中发现成虫均可确诊。

1. 粪便检查虫卵　由于蛔虫产卵量大，可首选粪便直接涂片法查虫卵。一张涂片的检出率为 80% 左右，三张涂片检出率可达 95%。必要时可采用饱和盐水浮聚法或沉淀法提高检出率。目前在流行病学调查中，多采用定量透明厚涂片法，该方法既可定性，又可定量，也适用于药物驱虫后的疗效考核。

2. 痰液检查幼虫　在怀疑蛔虫幼虫引起患者出现呼吸系统症状（咳嗽、哮喘等）时，从痰液中检出蛔蚴即可确诊。

3. 发现成虫　有的患者就医时带来粪便或呕吐物中排出的虫体，可以通过形态鉴别进行诊断。对怀疑有蛔虫感染，但多次粪检虫卵阴性者，应考虑可能仅有单性雄虫寄生，可通过试验性驱虫确诊。

視頻：蛔虫的诊断

### （二）免疫学检测

因病原学诊断方法简单易行，免疫学诊断方法应用较少，主要用于早期的感染诊断、流行病学调查或防治效果考核等。

## 五、流行与防治

### （一）流行

蛔虫是一种人体常见的肠道寄生虫，呈世界性分布，尤其在温暖、潮湿和卫生条件差的地区，人群感染更为普遍。在我国，蛔虫广泛分布于各地，感染率差异较大，一般农村高于城市，儿童高于成人。

粪便排出受精蛔虫卵的患者和带虫者为蛔虫的传染源。感染季节主要为春夏两季。造成蛔虫分布广泛、感染率高的主要因素有：① 蛔虫产卵量大，平均每条雌虫每天产卵 24 万个；② 蛔虫卵抵抗力强，由于蛔甙层的保护作用，使虫卵在荫蔽的土壤中或蔬菜上，可存活几个月至 1 年，醋、酱油、腌菜或泡菜盐水都不能影响卵内幼虫发育；③ 蛔虫生活史简单，在外界发育不需要中间宿主；④ 农村有使用未经处理的人粪便施肥或随地大便的习惯，以及鸡、犬、苍蝇的机械性携带，均是造成蛔虫卵污染土壤、蔬菜或地面的原因；⑤ 人们不良的饮食卫生习惯等均可造成蛔虫的感染。

### （二）防治原则

蛔虫病的防治应采取综合措施，包括查治患者及带虫者、加强管理粪便、建立良好的卫生习惯以预防感染等。

1. 查治患者和带虫者　普查普治，发现患者和带虫者及时驱虫治疗，是控制传染源的重要措施。目前，常用的驱虫药物有阿苯达唑（丙硫咪唑或肠虫清）、甲苯咪唑和伊维菌素。对有并发症的患者，应及时送医院治疗。

2. 加强管理粪便　因地制宜，将粪便无害化处理，杀灭蛔虫卵。不随地大便、防止粪便污染土壤也是切断传播途径的重要措施。

3. 建立良好的卫生习惯　大力开展卫生宣传教育，广泛宣传蛔虫病的危害性及预防知识以预防感染。注意个人卫生和饮食卫生，做到饭前洗手，不生食未洗净的胡萝卜、甘蔗、生菜等，不饮生水，防止食入蛔虫感染期卵，以减少感染机会。

视频：蛔虫的流行与防治

# 第二节　十二指肠钩口线虫和美洲板口线虫

**案例导入**

患者，男性，56 岁，农民。因反复出现上腹隐痛、不适，间有黑便，自觉头昏、乏力入院。体检，贫血貌，脐与剑突之间有压痛，肝脾未触及。血常规：白细胞计数 $4.27 \times 10^9$/L，红细胞计数 $3.15 \times 10^{12}$/L，血红蛋白 59 g/L。初步诊断为上消化道出血，原因待查。予以对症治疗，病情有所缓解。入院期间行胃镜检查发现患者十二指肠球部黏膜苍白，可见数条虫体。

请思考：

1. 确定患者病因还需做哪些检查？钩虫最主要的检查方法是什么？

2. 人体是如何感染钩虫病的？怎样预防该病？

钩虫（hookworm）是钩口科线虫的总称，其中属于人兽共患的钩虫有 9 种。寄生于人体的主要有两种，十二指肠钩口线虫（Ancylostoma duodenale）和美洲板口线虫（Necator americanus），简称十二指肠钩虫和美洲钩虫。成虫寄生于人体小肠上段，引起钩虫病。钩虫病为我国二十世纪五十年代重点防治的五大寄生虫病之一。

## 一、形态

### （一）成虫

成虫细长线状，长约 1 cm，十二指肠钩虫比美洲钩虫略大，活时呈肉红色，死后呈灰白色。十二指肠钩虫呈 "C" 形，前端和尾端均向背部弯曲；美洲钩虫呈 "S" 形，前端向背侧仰曲，尾端向腹侧弯曲。钩虫成虫头端有发达的口囊，十二指肠钩虫的口囊呈扁圆形，内含有两对钩齿；美洲钩虫的口囊呈椭圆形，内含一对板齿。钩虫口囊两侧有头腺一对，可分泌抗凝素及乙酰胆碱酯酶，抗凝素阻止宿主肠壁伤口血液凝固。乙酰胆碱酯酶破坏乙酰胆碱，降低宿主肠壁的蠕动，有利于虫体的附着。钩虫咽管长为体长的 1/6，其后略膨大，咽管壁肌肉发达，肌细胞交替收缩，有利于吸取血液。雄虫尾部有膜状膨大的交合伞和两根交合刺。十二指肠钩虫两根交合刺末端分开，美洲钩虫两根交合刺末端合并，呈倒钩状。雌虫生殖系统为双管型，雄虫生殖系统为单管型，两种钩虫成虫的比较，如图 2-4，表 2-1。

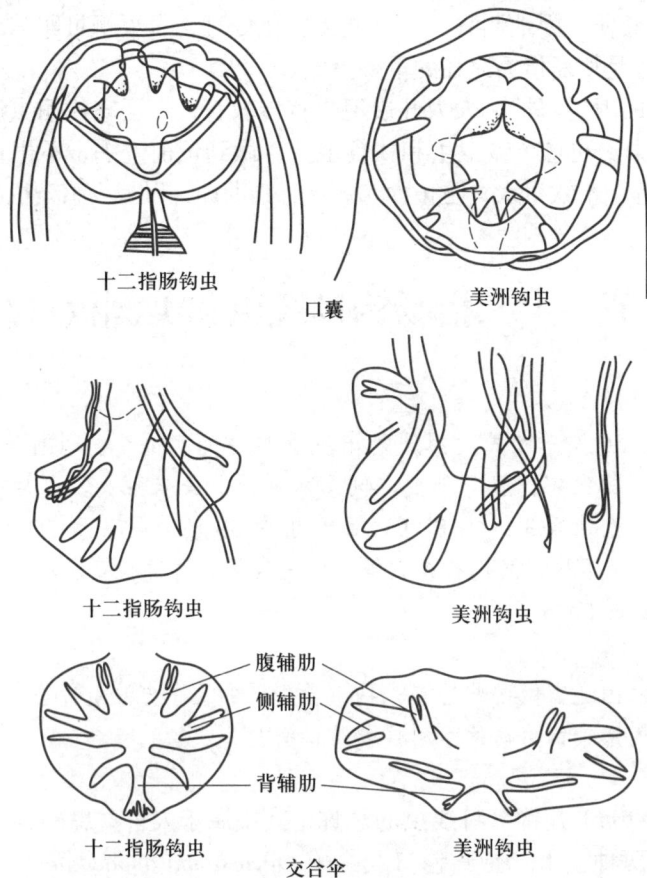

图 2-4　两种钩虫的口囊与交合伞

表 2-1 两种钩虫成虫的比较

| 鉴别要点 | 十二指肠钩虫 | 美洲钩虫 |
|---|---|---|
| 大小<br>（mm） | ♀：（10～13）×0.6<br>♂：（8～11）×（0.4～0.5） | ♀：（9～11）×0.4<br>♂：（7～9）×0.3 |
| 体形 | 前端与后端均向背侧弯曲，呈"C"形 | 前端向背侧仰曲，后端向腹侧弯曲，呈"S"形 |
| 口囊 | 2 对钩齿 | 1 对板齿 |
| 交合伞 | 略呈圆形 | 略呈扁圆形 |
| 背辅肋 | 远端分 2 支，每支再分 3 小支 | 基部先分 2 支，每支远端再分 2 小支 |

## （二）虫卵

两种钩虫虫卵极相似，不易区别，呈椭圆形，大小为（56～76）μm×（35～40）μm，无色透明，卵壳极薄，内含 2～4 个卵细胞，卵细胞与卵壳之间有明显间隙。若患者便秘或粪便放置过久，卵细胞可分裂发育成为桑椹期卵或含蚴卵（图 2-5）。

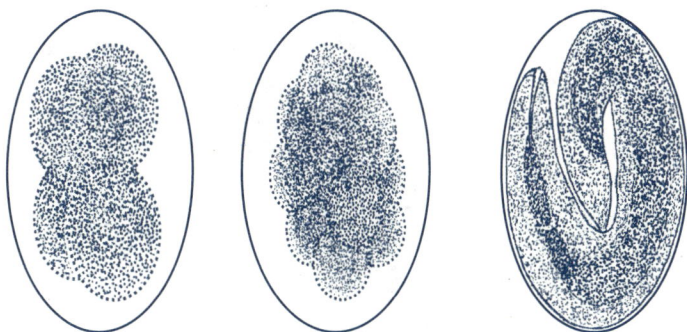

图 2-5 钩虫卵

## （三）幼虫

幼虫亦称钩蚴，分为杆状蚴和丝状蚴。自卵内刚孵出的幼虫称为杆状蚴，为自生生活期幼虫，虫体体壁透明，前端钝圆，后端尖细。口腔细长，有口孔，能进食，咽管前段较粗，中段细，后段膨大成球状。杆状蚴有两期，第一期长约 0.23 mm，第二期约长0.4 mm。丝状蚴长 0.5～0.7 mm，体表覆有鞘膜，口腔封闭，在与咽管连接处有 2 个角质状的矛状结构，称为口矛或咽管矛，其形态有助于虫种鉴定。丝状蚴的咽管细长，约占虫体的 1/5。

视频：钩虫的形态

## 二、生活史

两种钩虫生活史基本相同，生活史过程不需要中间宿主，可分为在外界土壤中的发育和在人体内的发育两个阶段（图 2-6）。

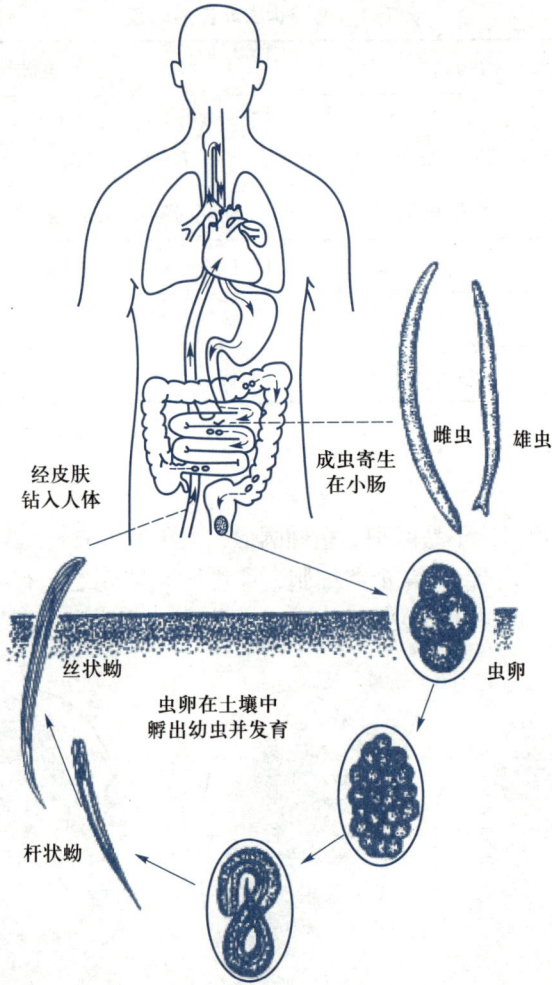

视频：钩
虫的生
活史

图 2-6　钩虫的生活史

## （一）在外界土壤中的发育

成虫寄生于人体小肠上段，借助于钩齿或板齿咬附在肠黏膜上，以宿主血液、组织液和肠黏膜为食。雌、雄虫交配后，雌虫产卵，虫卵随粪便排出体外。虫卵在外界潮湿（相对湿度 60%～80%）、温暖（25～30℃）、荫蔽、含氧充足的土壤中，约经 1 天孵出第一期杆状蚴。第一期杆状蚴在外界以有机物和细菌为食物，继续发育 2 天后，虫卵经过第 1 次蜕皮成为第二期杆状蚴。第二期杆状蚴仍营自生生活，再经 1 周后经第 2 次蜕皮后发育为丝状蚴即感染阶段。丝状蚴具有向温性，当触及人的皮肤时，受到体温的刺激，虫体活动力显著增强，借其活跃的穿刺运动和酶的作用，经毛囊、汗腺或破损的皮肤钻入皮下。

## （二）在人体内的发育

丝状蚴侵入人体皮肤后，在局部停留 24 小时后，然后随血流至右心再到肺部，穿过肺部毛细血管壁入肺泡，再沿支气管、气管、咽、食管、胃到达小肠。幼虫在小肠内蜕皮两次发育为成虫。十二指肠钩虫丝状蚴如被食入，亦可经消化道或口腔黏膜侵入血液循环，循上述途径到达小肠发育为成虫。自丝状蚴侵入人体至成虫产卵需 5～7 周，十二指肠钩虫每日产卵 10 000～30 000 个，美洲钩虫为 5 000～10 000 个。成虫寿命一般为 3～5 年，十二指肠钩虫最长可存活 7 年，美洲钩虫最长可存活 15 年。

经皮肤感染是钩虫丝状蚴侵入人体的主要方式。有研究证明，十二指肠钩虫感染后，部分幼虫在进入小肠前，可滞留于某些组织中长达 253 天暂停发育，当受到某种刺激后，虫体才陆续进入小肠发育为成虫，这种现象称幼虫的迁延移行。

### 三、致病性

钩虫成虫和幼虫对人体均有致病作用，但以成虫致病为主。感染钩虫后人体是否出现临床症状，除与钩蚴侵入数量及成虫在小肠寄生数量有关外，也可与人体的营养状况和免疫力有密切关系。两种钩虫的致病作用相似，但十二指肠钩虫对人的危害比美洲钩虫更大。

#### （一）幼虫致病作用

主要是丝状蚴侵入人体引起皮肤损害和幼虫的体内移行造成的损害。

1. 钩蚴性皮炎　俗称"粪毒"或"着土痒"，多见于与土壤接触的足趾、足背、手背、指（趾）间的皮肤。当人裸露手足下地，丝状蚴经皮肤钻入数分钟至 1 小时后，皮肤局部出现红色斑丘疹，感染者可有针刺、烧灼和奇痒感，1～2 天出现充血、水肿，抓破后常有继发感染，形成脓疱，最后结痂、脱皮而愈，病程 2～3 周。

2. 钩蚴性肺炎　幼虫在体内移行至肺，穿破微血管进入肺泡，引起出血及炎症细胞浸润。患者表现为阵发性咳嗽、血痰及哮喘，甚至大咯血，伴有畏寒、发热等症状。有时候也表现为咽喉部痒痛，声音嘶哑等。过敏体质者可因超敏反应出现持续干咳、哮喘。此外，患者外周血中嗜酸性粒细胞明显增多。

#### （二）成虫的致病作用

1. 贫血　是钩虫病最主要的临床症状。成虫寄生小肠，咬附肠壁以血液为食，并且边吸边排，吸入的血液随咽管收缩和扩张，很快排入宿主肠腔。钩虫吸血的同时分泌抗凝素，导致肠黏膜伤口渗血。同时，虫体不断地更换吸附部位，原伤口在凝血前仍可继续渗出少量血液，以及虫体活动造成的组织、血管损伤，使患者长期处于慢性失血状态，再加上患者铁、蛋白质供应不足和消化不良，从而导致贫血。轻度贫血患者出现头昏、乏力、皮肤蜡黄、黏膜苍白、心慌气短；中度贫血患者有面部及全身凹陷性水肿，尤以下肢为重；重度贫血患者可出现贫血性心脏病，妇女出现闭经、流产，青壮年丧失劳动能力。

2. 消化道症状　成虫以口囊咬附于肠黏膜，造成肠黏膜散在出血点及小溃疡。患者临床可出现上腹部隐痛、不适、恶心、呕吐、腹泻、柏油状大便等症状。

3. 异嗜症　少数患者出现喜食生米、生豆，甚至泥土、煤渣、破布等异常症状，

视频：钩虫的致病性

称为异嗜症。原因不明，可能与缺铁有关，经服用铁剂后，症状可自行消失。

4. 婴幼儿钩虫病　临床表现为严重贫血、消化功能紊乱、发育迟缓、发热、精神萎靡，肺部偶尔可闻及啰音，心尖区有明显的收缩期杂音，肝脾大等症状。发病最早为出生后 10 天，常以柏油便、腹泻、食欲减退等症状为主。感染严重的儿童，可出现并发症，预后较差，严重影响儿童的生长发育，以致出现侏儒症。

## 四、实验诊断

### （一）病原学检查

粪便检出钩虫卵或培养出钩虫幼虫是确诊依据。

1. 虫卵检查　因钩虫成虫产卵量少，且虫卵无色透明，粪便直接涂片法虽简便易行，但轻度感染者易漏诊。利用钩虫卵密度（约为 1.06）小于饱和盐水的密度（约为 1.20），容易漂浮在水表面的原理，常用饱和盐水浮聚法提高检出率，是目前诊断钩虫感染最好的方法。定量透明厚涂片法可检测感染度，同时也可用于疗效考核和流行病学调查。

2. 幼虫检查　如查不到虫卵，可用钩蚴培养法，查到幼虫即可确诊。此法还可做定量、虫种鉴定，虽操作复杂但检出率近似于或高于饱和盐水浮聚法。

### （二）免疫学检测

视频：钩虫的诊断

用于钩虫产卵前，结合病史可早期诊断。

## 五、流行与防治

### （一）流行

钩虫感染呈世界性分布，在我国南方感染率高于北方，农村高于城市。南方以美洲钩虫为主，北方以十二指肠钩虫居多，多数地区两种钩虫混合感染。患者和带虫者是钩虫病的传染源，虫卵随粪便排出体外后污染土壤，在适宜的温度、湿度、荫蔽的环境下孵出幼虫。有感染期幼虫的土壤称为疫土。人因与疫土接触而感染，如赤手赤脚耕作等方式，非常容易感染。婴儿感染可因使用过被钩蚴污染的尿布、穿"土裤子"或睡沙袋等方式感染，少数经胎盘或母乳感染。

### （二）防治原则

加强粪便管理，不随地大小便，利用沼气池、三坑式沉淀密封粪池或堆肥法对粪便进行无害化处理。加强个人防护，改良耕作方法，防止丝状蚴侵入皮肤。必要时皮肤涂抹防护剂（1.5% 左旋咪唑硼酸乙醇溶液、15% 塞苯咪唑软膏、0.05% 碘液等）以防感染。不吃未洗净的瓜果和蔬菜，不喝生水。

视频：钩虫的流行与防治

普查普治患者、带虫者，驱虫时间宜选在每年的冬、春季节进行。常用的药物有甲苯咪唑、哌嗪（驱蛔灵）、阿苯达唑（肠虫清）等。贫血患者须先纠正贫血再驱虫。异嗜症患者可补充硫酸亚铁缓解症状。钩蚴性皮炎，可在感染后的 24 小时内用透热疗法，即将患肢浸泡于 53℃ 水中 20 分钟，可杀死停留在皮下的钩蚴。

# 第三节　蠕形住肠线虫

**案例导入**

患儿，男性，4 岁，家住市区。据其家长代述，患儿最近常用手挠抓肛门，夜间常伴有夜惊、磨牙，大便时有白线状小虫排出。体格检查：患儿消瘦，肛周皮肤有搔抓后红肿。

请思考：

1. 该患儿可能患有什么寄生虫病？

2. 试解释患儿为什么会出现夜间肛周瘙痒？

3. 请叙述最适于该病的实验诊断方法以及检查时应注意的事项。

蠕形住肠线虫（*Enterobius vermicularis*），简称蛲虫，主要寄生于人体回盲部，引起蛲虫病。

## 一、形态

### （一）成虫

虫体细小，乳白色，呈线头状。虫体头端角皮膨大，形成头翼；咽管末端膨大呈球形，称为咽管球。雌虫长 8～13 mm，宽 0.3～0.5 mm，虫体中部膨大，略呈长纺锤形，尾部长而尖细，尖细部可达体长的 1/3。生殖系统为双管型，阴门位于虫体前 1/3 腹侧正中线上。雄虫明显小于雌虫，长 2～5 mm，宽 0.1～0.2 mm，呈圆柱形，虫体尾部向腹面卷曲，生殖系统为单管型，泄殖腔开口于虫体尾端，有交合刺一根。

### （二）虫卵

虫卵呈不对称椭圆形，一侧扁平，一侧略凸，形似柿核。大小为（50～60）μm×（20～30）μm。卵壳厚，无色透明。虫卵自虫体排出时，卵内胚胎已发育为蝌蚪期，与外界空气接触数小时后，虫卵就可发育成为含卷曲幼虫的感染性虫卵（图 2-7）。

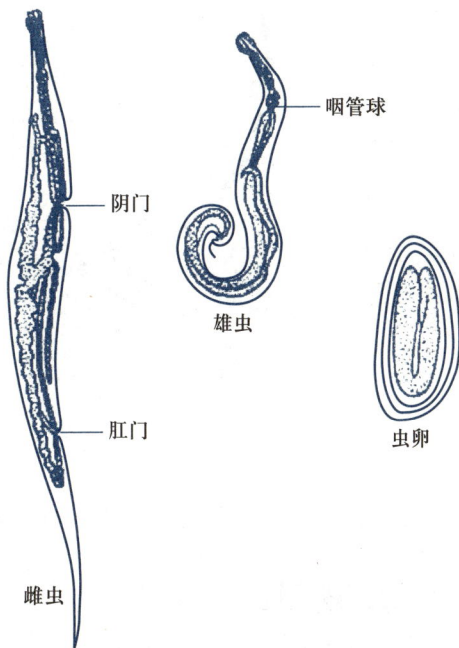

图 2-7　蛲虫成虫和虫卵

视频：蛲虫的形态

## 二、生活史

蛲虫为土源性线虫，发育过程无需中间宿主，属直接发育型。成虫主要寄生在人体回盲部，以盲肠、升结肠及回肠下段多见，以肠腔内容物、组织液和血液为食。雌、雄虫交配后，雄虫很快死亡。子宫内充满虫卵的雌虫一般不在肠内产卵，向肠腔下段移行至直肠。当宿主夜间睡眠时，肛门括约肌处于松弛状态，雌虫可爬出肛门外，因受温度改变的刺激，在肛门周围及会阴部皮肤皱褶处产卵。一条雌虫子宫内含卵 5 000～17 000 个。雌虫产卵后大多干瘪死亡，少数可经肛门返回肠腔，也可误入阴道、子宫、尿道等处，引起异位损害。

黏附在肛门周围及会阴部皮肤上的虫卵，因肛门附近温度、湿度适宜，氧气充足，发育较快，约经 6 小时，卵壳内蝌蚪期胚胎即发育为幼虫，蜕皮 1 次，成为感染期虫卵。感染期虫卵主要经口，也可随空气吸入等方式进入人体，在十二指肠内孵出幼虫，幼虫沿小肠下行，途中蜕皮 3 次，在回盲部发育为成虫。自吞食感染期卵至虫体发育成熟产卵需 2～4 周，雌虫寿命一般约 1 个月（图 2-8）。

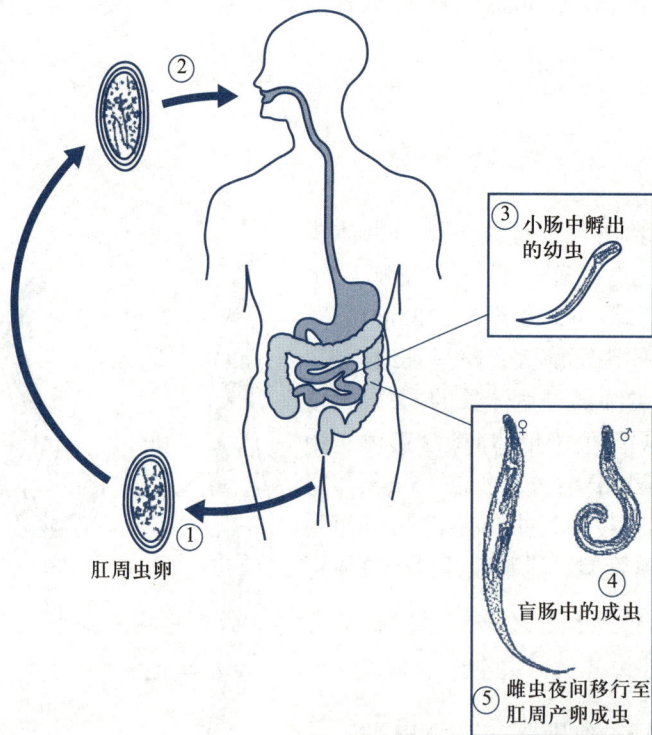

视频：蛲虫的生活史

图 2-8　蛲虫的生活史

## 三、致病性

### （一）肛门及会阴部皮肤瘙痒

肛门及会阴部皮肤瘙痒是蛲虫病的主要症状。雌虫夜间在肛门周围爬行、产卵，刺激局部皮肤，引起肛门及会阴部皮肤瘙痒。患者搔抓局部，可继发炎症。患者常表现为烦躁不安、失眠、食欲减退、消瘦、夜惊、夜间磨牙等症状，婴幼儿患者常表现为夜间反复哭闹。

### （二）消化道症状

虫体寄生于肠道可造成肠黏膜损伤，出现慢性炎症及消化功能紊乱，但一般症状不明显。

### （三）异位寄生

蛲虫异位寄生所侵犯的部位相当广泛，最常见的是女性泌尿生殖道，如尿道、阴道、子宫、输卵管等，引起相应部位的炎症。蛲虫也可侵入其他组织或脏器，如阑尾、男性的尿道、前列腺，甚至肾脏。若虫体进入腹腔可导致蛲虫性腹膜炎和肉芽肿，常被误诊为肿瘤和结核病。此外，还有蛲虫感染引起哮喘和肺部损伤等异位损害的报道。

视频：蛲虫的致病性

## 四、实验诊断

蛲虫实验诊断主要是病原学诊断，检出蛲虫卵或成虫均可确诊。

### （一）虫卵检查

根据蛲虫雌虫在肛周产卵的特性，可用透明胶纸法、棉签拭子法在肛周收集虫卵，其中以透明胶纸法检出效果较好，操作简便，是目前常用的检查方法。在肛周取材时间通常在清晨排便前或洗澡前，可显著提高检出率。若首次检查虫卵阴性，可连续检查2～3天。

视频：蛲虫的诊断

### （二）成虫检查

从肛周及粪便检获成虫也可确诊。

## 五、流行与防治

### （一）流行

蛲虫感染呈世界性分布。国内各地感染也较普遍，人群感染率城市高于农村，儿童高于成人，集体生活的儿童高于散居儿童，常在家庭、幼儿园及小学等集聚的群体中传播。

蛲虫感染者是传染源。蛲虫生活史简单，虫卵发育迅速，传播速度快，极易反复感染。蛲虫的主要传播方式有：①肛门－手－口直接感染：这种方式最为常见，是造成儿童自体外反复感染的主要途径。蛲虫卵在肛周迅速发育至感染期卵，感染期卵对外界抵抗力强，在患者指甲垢内或皮肤上可存活10天，吸吮手指或用不洁的手取食，均可使患者反复感染。②间接接触感染和吸入感染：虫卵可散落在被褥、衣裤、玩具、食物，或飞扬在尘埃中，通过接触污染物经口食入感染或被吸入经鼻咽进入消化道而感染，这是造成蛲虫感染具有儿童集体机构聚集性和家庭聚集性的重要原因。③ 逆行感染：曾有人指出，蛲虫卵可在肛门附近孵化，幼虫经肛门进入肠内发育为成虫，即逆行感染。

### （二）防治原则

视频：蛲虫的流行与防治

预防蛲虫病，以防止自体反复感染和人群相互感染为重点。教育儿童养成饭前便后洗手、勤剪指甲、不吮吸手指等良好的卫生习惯。此外，勤晒被褥、不穿开裆裤、定期消毒玩具、湿拖地面等，亦是防止蛲虫感染的重要措施。集体生活的儿童要做好蛲虫的普查、普治工作，彻底消灭传染源。常用驱虫药有甲苯咪唑、吡维铵（扑蛲灵）等；肛周皮肤涂抹蛲虫膏或 2% 白降汞软膏，可止痒杀虫。

# 第四节　毛首鞭形线虫

**案例导入**

患者，男性，25 岁。2 年前出现无明显诱因性腹痛，仅局限于脐部偏右下方，常有便秘，偶有腹泻，有时大便带血丝。服中药治疗无效而就诊。检查：粪便隐血试验阳性，2 次粪便直接涂片查虫卵阴性。经结肠镜检查，在回盲部可见肠壁有许多白色、线状、活动、长 1～2 cm 的虫体，取出虫体鉴定为鞭虫成虫，确诊为鞭虫病。服用左旋咪唑治疗，每次 150 mg，每天 2 次，共 3 天。服药后临床症状消失，饱和盐水浮聚法粪检 3 天，虫卵阴性。诊断痊愈出院。

请思考：

1. 此病例病原学诊断为什么没有确诊？如何减少鞭虫病等寄生虫病的误诊？
2. 叙述鞭虫的病原学检查方法。

毛首鞭形线虫（*Trichuris trichiura*）简称鞭虫，成虫主要寄生于人体盲肠，严重感染时亦可寄生于结肠、直肠、甚至回肠下段，引起鞭虫病。

## 一、形态

### （一）成虫

虫体外形似马鞭，前 3/5 纤细，后 2/5 较粗。细部主要由口和咽管组成，咽管细长，外由呈串珠状排列的杆细胞组成的杆状体包绕。粗部有肠道和生殖系统等，肛门开口于虫体末端。雌虫长 35～50 mm，尾部钝圆而直，阴门位于虫体粗大部前方的腹面。雄虫长 30～45 mm，尾端向腹面呈环状卷曲，有交合刺 1 根，外有鞘，交合刺自鞘内伸出，鞘表面有小刺。雌雄生殖器官均为单管型（图 2-9）。

### （二）虫卵

虫卵呈腰鼓形或橄榄球状，大小为（50～54）μm×（22～23）μm，黄褐色。卵壳较厚，两端各有一个透明的塞状突起，即盖塞。卵壳内含一个未分裂的卵细胞（图2-9）。

视频：鞭虫的形态

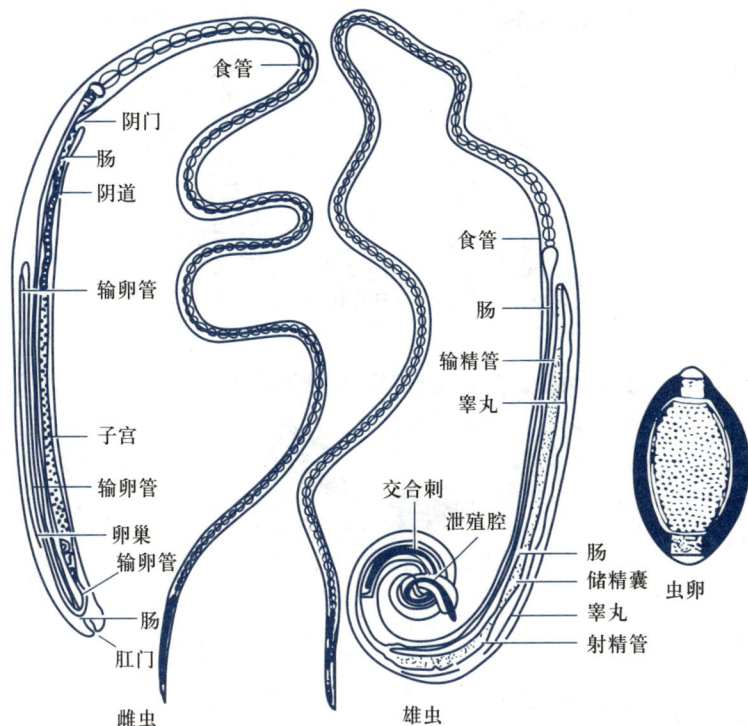

图 2-9　鞭虫成虫和虫卵

## 二、生活史

鞭虫生活史简单，不需要中间宿主。成虫主要寄生在人体盲肠内，严重时可寄生于结肠、直肠，甚至回肠下段等处。雌、雄虫交配后，雌虫产卵，虫卵随粪便排出体外。在外界适宜温度和湿度下，经3~5周，发育为含有幼虫的感染期虫卵。人因食入被感染期虫卵污染的食物或饮水而感染。虫卵在小肠内孵出幼虫，幼虫侵入肠黏膜，经8~10天后幼虫再返回肠腔，移行至盲肠发育为成虫。虫体纤细的前端钻入肠黏膜乃至黏膜下层甚至肌层，以宿主血液和组织液为食。自误食感染期虫卵至发育为成虫并产卵，约需60天，每条雌虫每天产卵5 000~20 000个，成虫寿命一般3~5年（图2-10）。

视频：鞭虫的生活史

## 三、致病性

鞭虫以其前端侵入宿主肠黏膜内，以血液和组织液为食，损伤肠黏膜，可致肠壁黏膜组织出现充血、水肿、出血或溃疡等慢性炎症反应。也可刺激细胞增生，肠壁组织增厚，形成肉芽肿等病变。轻度感染时，患者多无明显症状，只在粪便检查时发现虫卵。重度感染时，可引起食欲缺乏、腹痛、腹泻、便中带血、消瘦、贫血，甚至继发肠道细菌感染等，鞭虫若侵入阑尾，可引起急性阑尾炎。儿童重度感染可导致发育迟缓、营养不良，可致直肠脱垂等。

视频：鞭虫致病性

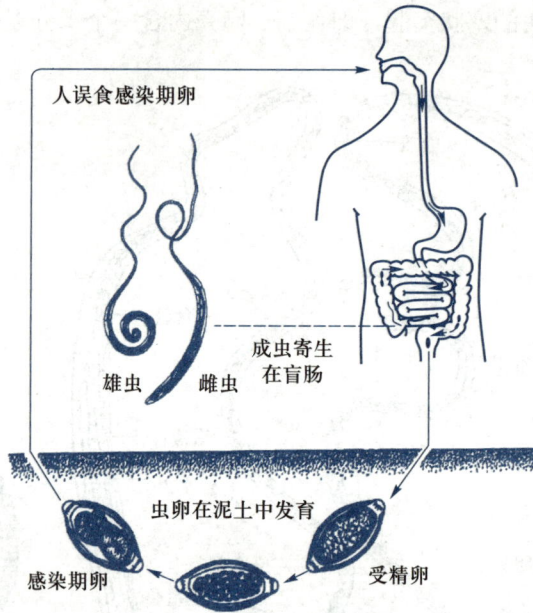

图 2-10　鞭虫的生活史

## 四、实验诊断

### （一）病原学检查

1. 粪便直接涂片法　方法简便，因鞭虫产卵量小，对轻度感染者易漏检，故采用浓集集卵方法效果好。

2. 浓集法　可用饱和盐水浮聚法、水洗沉淀法、定量透明厚涂片法等，效果好且检出率高。因鞭虫卵较小，容易漏检，所以阴性结果时应连续检查三张涂片以提高检出率。

3. 纤维结肠镜检查时发现成虫也可确诊。

### （二）免疫学检测

因检查虫卵的方法简单易行，故免疫学诊断应用较少。

## 五、流行与防治

### （一）流行

鞭虫呈世界性分布，与蛔虫的分布相一致，鞭虫常与蛔虫感染并存，但感染率不及蛔虫高。鞭虫病多见于热带、亚热带地区的发展中国家，农村高于城市。

传染源是鞭虫病患者及带虫者。新鲜人粪施肥或随地大便，虫卵污染土壤。鸡、犬、蝇可携带虫卵，帮助其扩散。鞭虫卵抵抗力较强，在温暖（22～23℃）、潮湿（适宜湿度为近饱和度）、荫蔽和氧气充足的土壤中，可保持活力达数年，但对干燥及低温

视频：鞭虫的诊断

抵抗力不及蛔虫卵。

### （二）防治原则

防治原则与蛔虫基本相同。对患者和带虫者，可用阿苯达唑或甲苯咪唑等药物。但一般驱虫药物对鞭虫病的疗效较蛔虫病差，有时需反复驱虫。

视频：鞭虫的流行与防治

# 第五节　其他肠道寄生线虫

## 一、粪类圆线虫

**案例导入**

患者，男性，60 岁，家住农村，因"肾小球膜性肾病半年、咳嗽 1 个月"收入院。半年前，患者因双下肢水肿 3 个月，经活检确诊肾小球膜性肾病Ⅱ期，曾 2 次分别接受环磷酰胺及泼尼松联合冲击治疗。近 1 个月来出现咳嗽、咳痰、痰中带血，并伴有恶心、腹痛、腹泻、全身不适、乏力等症状。入院检查，胸部直接数字 X 线摄影提示弥漫性渗出病变，粪检镜下发现线虫 2～4 条 / 低倍视野，虫体成分经聚合酶链反应（PCR）检测，确定为粪类圆线虫。最后诊断：粪类圆线虫病；重症肺炎；肾病综合征。

请思考：

1. 患者是如何导致的粪类圆线虫病？
2. 请叙述粪类圆线虫病原学检查方法。

粪类圆线虫（*Strongyloides stercoralis*）是一种既可营自生生活又可营寄生生活的兼性寄生虫。在寄生生活中，成虫主要寄生于人、犬、猫等哺乳动物的小肠内，幼虫可侵入肺、脑、肝、肾等组织或器官，引起粪类圆线虫病。

### （一）形态

1. 成虫

（1）自生世代：虫体细长，雌虫大小为（1.0～1.7）mm×（0.05～0.075）mm，尾端尖细，生殖系统为双管型，阴门位于虫体腹面中部略后，子宫内各含有呈单行排列的不同发育期虫卵。雄虫大小为（0.7～1.0）mm×（0.04～0.05）mm，尾端向腹面卷曲，生殖系统为单管型，具有 2 根交合刺。

（2）寄生世代：在宿主体内的生活阶段包括成虫、虫卵、杆状蚴和丝状蚴。在人体内尚未发现有雄虫寄生。雌虫大小为 2.2 mm×（0.04～0.06）mm，虫体半透明，体表具细横纹，尾尖细，末端略呈锥形。口腔短，咽管细长。生殖器官为双管型，子宫前后排列，各含虫卵 8～12 个，阴门位于距尾端 1/3 处的腹面（图 2-11）。

2. 虫卵　形似钩虫卵，但较小，大小为（50～70）μm×（30～40）μm，椭圆形，壳薄，透明，部分虫卵内含有 1 条胚幼。

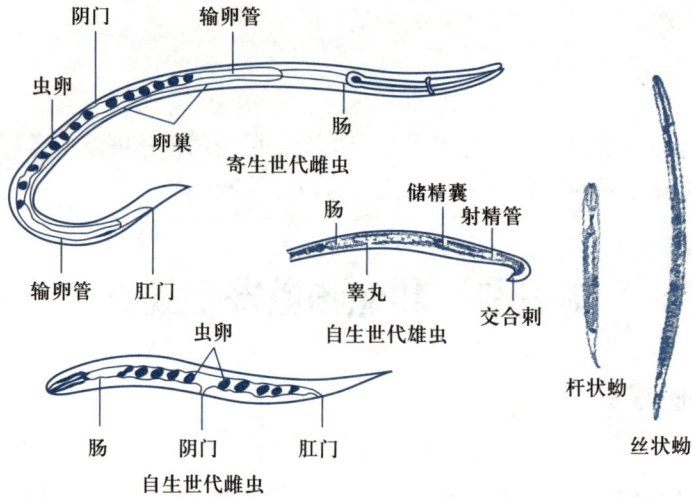

图 2-11 粪类圆线虫形态

3. 幼虫　粪类圆线虫的幼虫有两种，包括杆状蚴和丝状蚴。

（1）杆状蚴：头端钝圆，尾部尖细，长 0.2～0.45 μm，口腔可以摄食。粪类圆线虫杆状蚴不同虫种的口腔长短、口腔壁厚薄不同，具有鉴别意义。口腔后是食管，食管呈双球形。食管后是肠管，肠管终止于肛门。在肠管中部与腹侧体壁之间有一组折光性很强的细胞，即生殖原基（发育为成虫的生殖系统）。粪类圆线虫杆状蚴应注意与钩虫杆状蚴的区别（图 2-12）。

（2）丝状蚴：即感染期幼虫，虫体长 0.6～0.7 μm，与钩虫丝状蚴极为相似，但咽管约为体长的 1/2，尾端尖细具微型小叉。

💡 知识拓展

**粪类圆线虫杆状蚴与钩虫杆状蚴鉴别**

在临床上，如果钩虫患者的粪便取材后留置时间过长或者患者严重便秘，钩虫卵就会在粪便标本中发育成杆状蚴，这时就需要与粪类圆线虫杆状蚴进行鉴别，以防误诊。粪类圆线虫杆状蚴口腔较短且腔壁薄，食管有两个膨大部，生殖原基大，易见，后端较尖。钩虫杆状蚴口腔较长、腔壁稍厚，食管（咽管）前端较粗，中段细，后端膨大呈球形。生殖原基小，不易见，后端尖细。粪类圆线虫杆状蚴与钩虫杆状蚴的形态鉴别，如图 2-12。

（二）生活史

粪类圆线虫的生活史较复杂，包括在土壤中的自生世代发育和在宿主体内的寄生世代发育，两者可独立存在，又可交替进行（图 2-13）。

1. 自生世代　成虫在温暖潮湿的土壤中产卵，数小时后孵化出杆状蚴，1～2 天内

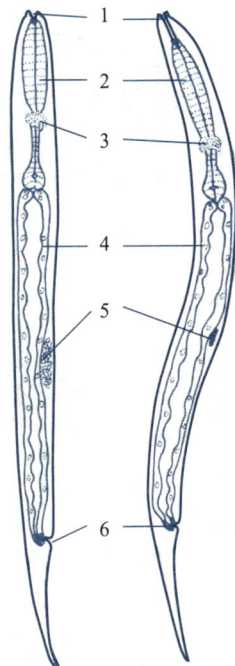

(1) 粪类圆线杆状蚴 (2) 钩虫杆状蚴

1. 口腔 2. 食管 3. 神经环
4. 肠壁 5. 生殖原基 6. 肛门

图 2-12 粪类圆线虫杆状蚴与钩虫杆
状蚴形态结构比较

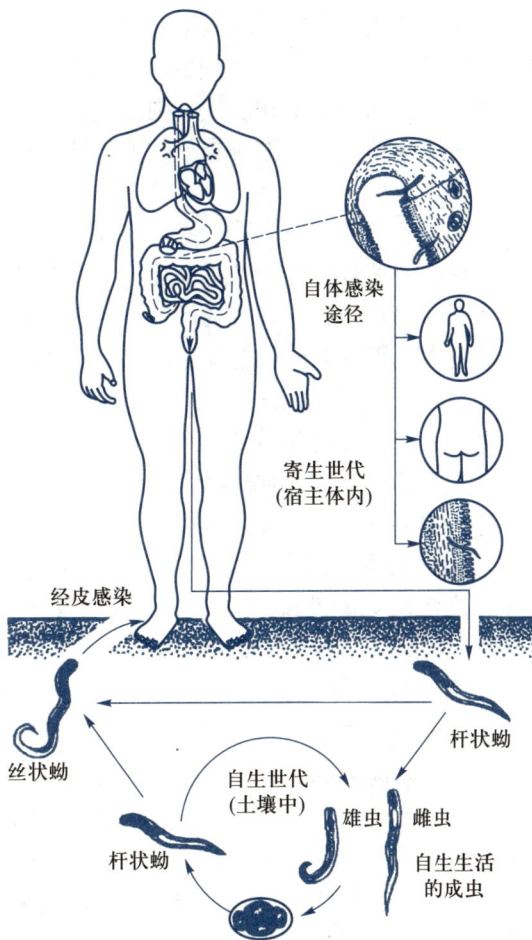

图 2-13 粪类圆线虫生活史

经 4 次蜕皮，发育为成虫。在适宜的外界环境下，此发育过程可多次进行，此过程称为自生世代。当外界环境不利于虫体发育时，杆状蚴蜕皮 2 次，发育为丝状蚴。此期幼虫对宿主具有感染性，称为感染期幼虫，可经皮肤或黏膜侵入人体，开始寄生世代。

2. 寄生世代　丝状蚴侵入人体皮肤后，进入淋巴管和皮肤小静脉，经右心和肺动脉到达肺部，其移行至肺脏的过程与钩虫相似。幼虫穿过毛细血管进入肺泡后，多数虫体沿支气管、气管上行至咽部，并被咽下至消化道，钻入小肠黏膜，蜕皮 2 次，发育为成虫，少数也可在肺和支气管内发育成熟。雌虫多隐匿于肠黏膜内，并在此产卵。虫卵发育较快，数小时后即可孵化出杆状蚴，并自黏膜内逸出进入肠腔，随粪便排出体外。因此，粪便中很少见到虫卵，但在严重腹泻时，可偶见含胚蚴的虫卵。自丝状蚴感染人体至杆状蚴排出，至少需要 17 天。杆状蚴被排出体外后有 2 条发育途径，一是经 2 次蜕皮直接发育为丝状蚴再感染人体；另外，也可发育为自生世代的成虫。

当宿主机体免疫力低下或发生便秘时，寄生于肠道中的杆状蚴可迅速发育为具有感染性的丝状蚴，这些丝状蚴可在小肠下段或结肠经黏膜侵入血液循环，导致体内自身感染。当排出的丝状蚴附着在肛周，则可钻入皮肤，导致体外自身感染。有的虫体还可寄生在肺、泌尿生殖系统，随痰排出的多为丝状蚴，随尿排出的多为杆状蚴。

（三）致病性

粪类圆线虫的致病性与其感染程度、侵袭部位及机体免疫状态密切相关。绝大多数人感染后无任何症状，仅表现为周期性的嗜酸性粒细胞增高，少数可间歇出现胃肠道症状。在免疫力低下的人或长期使用激素、免疫抑制剂、艾滋病患者等可出现播散性重度感染，甚至因严重衰竭而死亡。故粪类圆线虫被认为是一种机会致病寄生虫。患者的临床表现因虫体侵犯部位和感染程度不同而异。

1. 皮肤损伤　丝状蚴侵入皮肤后，可引起丘疹和小出血点，伴有刺痛和痒感，如继发细菌感染可致炎症。如有自体外感染，病变常可反复出现在肛周、腹股沟、臀部等处皮肤。因幼虫在皮肤内移行较快，可出现移行性线状荨麻疹，荨麻疹蔓延速度也很快。荨麻疹出现的部位及快速蔓延的特点是粪类圆线虫幼虫在皮肤移行的重要诊断依据。

2. 肺部炎症　丝状蚴在肺部移行和蜕皮，导致患者出现过敏性肺炎或哮喘、干咳。重度感染者可出现咳嗽、多痰、持续性哮喘和呼吸困难等。肺部弥漫性感染的患者，可出现高热、肺功能衰竭，尸检可见肺内有大量幼虫、肺泡大量出血。

3. 消化道症状　成虫寄生在小肠黏膜内引起机械性刺激和毒性作用，轻者表现为以黏膜充血为主的卡他性肠炎，患者可出现恶心、呕吐、腹痛、腹泻等，并伴有发热、贫血和全身不适等症状。重者表现为水肿性肠炎或溃疡性肠炎，甚至引起肠壁糜烂，导致肠穿孔。

4. 弥漫性粪类圆线虫病　在长期使用免疫抑制剂、激素、细胞毒药物或患各种消耗性疾病、先天性免疫缺陷和艾滋病患者体内，可导致丝状蚴在自体内重度感染，移行扩散至心、脑、肺、肝、肾等组织或器官，引起广泛性的损伤，形成肉芽肿病变，导致弥漫性粪类圆线虫病。有报道重度粪类圆线虫自身感染可导致患者死亡。因此，机体免疫力低下和应用免疫抑制剂是粪类圆线虫重症感染的主要因素。

（四）实验诊断

由于粪类圆线虫病临床表现复杂，缺乏特征性表现，故临床上极易被误诊。应首先询问患者有无与泥土接触史。一般而言，凡消耗性疾病患者、免疫缺陷或免疫功能低下者，同时出现消化道和呼吸道系统症状的患者，应考虑本病的可能，并做进一步的相关检查。本病早期一般可引起嗜酸性粒细胞增高，消化道或呼吸道症状，而用抗生素、抗病毒药物治疗，病情无法得到控制，类似这样的感染应考虑为粪类圆线虫感染。

1. 病原学检查　主要依靠从患者新鲜粪便、痰、尿或脑脊液中检获杆状蚴或丝状蚴或培养出丝状蚴为确诊依据。检查方法为直接涂片法、沉淀法。由于患者有间歇性排虫现象，故应进行多次病原学检查。必要时做胃和十二指肠液引流查获病原体，其诊断的价值大于粪检。在观察虫体时，滴加卢氏碘液，可使幼虫呈现棕黄色，且结构特征清晰，便于鉴别。此外，在腹泻患者的粪便中也可检出虫卵。

2. 免疫学检测　患者反复查不到病原体时，可应用免疫学检测方法以辅助诊断。

### （五）流行与防治

粪类圆线虫多呈散发感染，在我国主要流行于南方地区，感染率最高的是海南省。由于犬和猫可作为保虫宿主，因此本病被认为是人兽共患寄生虫病。

近年来，粪类圆线虫病也常出现在长期使用免疫抑制剂、细胞毒药物或各种消耗性疾病（如恶性肿瘤、白血病、肺结核等），以及先天免疫缺陷和 AIDS 患者中。由于 HIV 感染者不断增加，有关 AIDS 患者混合感染粪类圆线虫的报道也不断增多。因此，在防治 AIDS 的同时，预防寄生虫引起的混合感染是一个不可忽视的问题。

本病的防治原则与钩虫病相似，除加强粪便管理和个人卫生防护外，还应注意避免自身感染。在临床上长期使用激素类药物和免疫抑制剂前，应做好粪类圆线虫感染的常规检查，发现感染时需预先给予彻底的驱虫治疗。此外，对犬、猫也应进行检查和治疗。治疗首选阿苯达唑，伊维菌素疗效也较好。

## 二、东方毛圆线虫

**案例导入**

患者，男性，43 岁，中国台湾地区人。主诉近一年出现慢性腹泻，伴有尿急、尿频而就诊。粪便检查为水样稀便，色黑且恶臭，涂片检查发现疑似虫卵。虫卵呈长圆形，无色透明，形态类似钩虫卵但稍微长一些，直径约比横径长 2 倍，其中一端较圆，另一端则较尖，卵壳内的卵细胞较多。经鉴定为东方毛圆线虫卵，确诊为东方毛圆线虫病。患者在我国台湾地区流行区有皮肤接触土壤史。经常规用阿苯达唑治疗后，患者治愈回我国台湾地区。

请思考：

1. 东方毛圆线虫病有哪些临床症状和体征？

2. 东方毛圆线虫病的实验诊断方法有哪些？说出鉴别时注意事项。

毛圆线虫（*Trichostrongylus*）是一类动物消化道寄生虫，偶尔寄生于人体。寄生于人体的毛圆线虫主要有 4 种，我国主要是东方毛圆线虫（*Trichostrongylus orientalis*），导致毛圆线虫病。

### （一）形态

1. 成虫　虫体纤细，无色透明。头端钝圆，口囊不明显，咽管圆柱状，为体长的 1/7～1/6。雄虫长 4.3～5.5 mm，尾端交合伞由左右两叶组成，交合刺 1 对，生殖系统为单管型。雌虫长 5.5～6.5 mm，尾端为锥形，阴门位于体后 1/6 处，子宫内通常含有

15～16个虫卵，生殖系统为双管型。

2. 虫卵　长椭圆形，大小为（80～100）μm×（40～47）μm。似钩虫卵但略长，一端较圆，另一端稍尖，不对称，无色透明，壳薄，卵细胞与卵壳间存有较明显的空隙。卵内细胞发育较早，新鲜粪便中的虫卵，卵细胞已发育为10～20个。

### （二）生活史

成虫寄生在马、牛、绵羊、骆驼及驴等食草动物的胃和小肠内，也可寄生于人的小肠内。虫卵随宿主粪便排出体外，在外界土壤中，经24小时发育，孵出幼虫，并经2次蜕皮发育为感染期幼虫（即丝状蚴）。人因食入或误饮含有丝状蚴的食物或水源而经口感染。在宿主小肠内，幼虫经第3次蜕皮后钻入小肠黏膜，数日后逸出，进行第4次蜕皮，然后以头端钻入肠黏膜，发育为成虫。

### （三）致病性

一般轻度感染者多无明显症状。严重感染者可出现腹痛、腹泻和腹胀等消化道症状，一般腹痛症状较钩虫感染者稍重。外周血嗜酸性粒细胞增多，严重者也可出现贫血和由虫体代谢产物所引起的毒性反应。东方毛圆线虫引起的症状与钩虫病相似，且东方毛圆线虫常与钩虫合并感染。

### （四）实验诊断

以粪便查见虫卵为确诊依据，注意与钩虫卵鉴别。常用方法是饱和盐水浮聚法。也可用培养法查丝状蚴，注意与粪类圆线虫丝状蚴相鉴别。

### （五）流行与防治

东方毛圆线虫呈世界性分布，主要在农村分布，有一定的地区性。防治原则与钩虫相似。

## 执考直击

1. 似蚓蛔线虫成虫、受精卵、未受精卵的形态特征。
2. 似蚓蛔线虫的致病虫期及所致疾病。
3. 似蚓蛔线虫的确诊依据、主要检查方法。
4. 十二指肠钩口线虫和美洲板口线虫成虫、虫卵、幼虫的形态特征。
5. 十二指肠钩口线虫和美洲板口线虫的致病虫期及所致疾病。
6. 十二指肠钩口线虫和美洲板口线虫的确诊依据、主要检查方法。
7. 蠕形住肠线虫成虫、虫卵的形态特征。
8. 蠕形住肠线虫的确诊依据、主要检查方法。
9. 毛首鞭形线虫成虫、虫卵的形态特征。

10. 毛首鞭形线虫的确诊依据、主要检查方法。

11. 粪类圆线虫成虫、虫卵、幼虫的形态特征。

12. 粪类圆线虫的确诊依据、主要检查方法。

执考真题

练一练

（王　蕾　孙　莉）

# 第三章　肠道寄生吸虫

第三章
思维导图

**学习目标**

1. 掌握布氏姜片吸虫、异形吸虫、棘口吸虫等吸虫的形态特征及实验诊断方法。

2. 熟悉布氏姜片吸虫、异形吸虫、棘口吸虫等吸虫的生活史及致病性。

3. 了解布氏姜片吸虫、异形吸虫、棘口吸虫等吸虫的流行因素及防治原则。

4. 能正确地选择布氏姜片吸虫、异形吸虫、棘口吸虫等吸虫的实验诊断方法并实施。

　　肠道寄生吸虫是指主要寄生于人体肠道的一类寄生吸虫，常见的主要有布氏姜片吸虫，以及偶尔寄生在人体的异形吸虫、棘口吸虫等，肠道寄生吸虫主要在热带和亚热带地区流行，大多数是因为生食或半生食含感染阶段的水生植物、鱼类、蛙类而引起，其致病多数限于消化系统。本章主要介绍布氏姜片吸虫、异形吸虫和棘口吸虫。

## 第一节　布氏姜片吸虫

**案例导入**

　　患者，女性，46岁，因腹胀、腹痛，肛门停止排便和排气约60小时入院。体格检查：腹部膨胀，可见肠型和蠕动波，有轻度压痛和反跳痛，在腹中部可触及团块。血常规示：白细胞计数 $13 \times 10^9$/L，血红蛋白 160 g/L。X线检查提示小肠扩张伴有气液面影，在扩张肠曲上可见团块状阴影。诊断为急性肠梗阻。实施手术治疗。术中见腹腔中有渗出液，在空肠起始部充满虫体，回肠处也有少量虫体，共取出虫体153只。虫体似肉片状、血红色、活力很强，可伸缩变形、翻动。经鉴定为布氏姜片吸虫（简称姜片虫），该患者诊断为姜片虫致肠梗阻。经详细询问，患者从事生猪饲养且有生食菱角等水生植物的习惯。术后常规治疗15天后痊愈出院。

　　请思考：

1. 通过本病例阐明寄生虫病的复杂性以及粪检寄生虫的重要性。

2. 姜片虫病的实验诊断方法有哪些？

布氏姜片吸虫（*Fasciolopsis buski*），简称姜片虫。姜片虫是一种大型吸虫，成虫寄生于人体小肠，引起姜片虫病。

## 一、形态

### （一）成虫

成虫形似姜片，虫体肥厚，长椭圆形，背腹扁平，前窄后宽。活体呈肉红色，死后呈灰白色，体表有体棘。虫体长 20～75 mm，宽 8～20 mm，厚 0.5～3 mm，是寄生在人体最大的吸虫。口吸盘和腹吸盘相距很近。口吸盘小，位于虫体亚前端；腹吸盘肌肉发达，形似漏斗，较口吸盘大 4～5 倍，肉眼可见。消化道有口、咽、食道和两肠支。咽和食管短，两肠支在腹吸盘前分支，呈波浪状弯曲，沿虫体两侧向虫体后端延伸至虫体末端，终端为盲端。雌雄同体，两个睾丸高度分支呈珊瑚状，前后排列于虫体的后半部；分支的卵巢位于睾丸之前，子宫盘曲在卵巢和腹吸盘之间，与雄性生殖系统共同开口于腹吸盘前缘的生殖孔。卵黄腺较发达，分布在虫体两侧（图 3-1）。

### （二）虫卵

虫卵呈椭圆形，淡黄色，大小为（130～140）μm×（80～85）μm。卵壳薄而均匀，一端有一不明显的卵盖，卵内含 1 个卵细胞和 20～40 个卵黄细胞（图 3-1）。

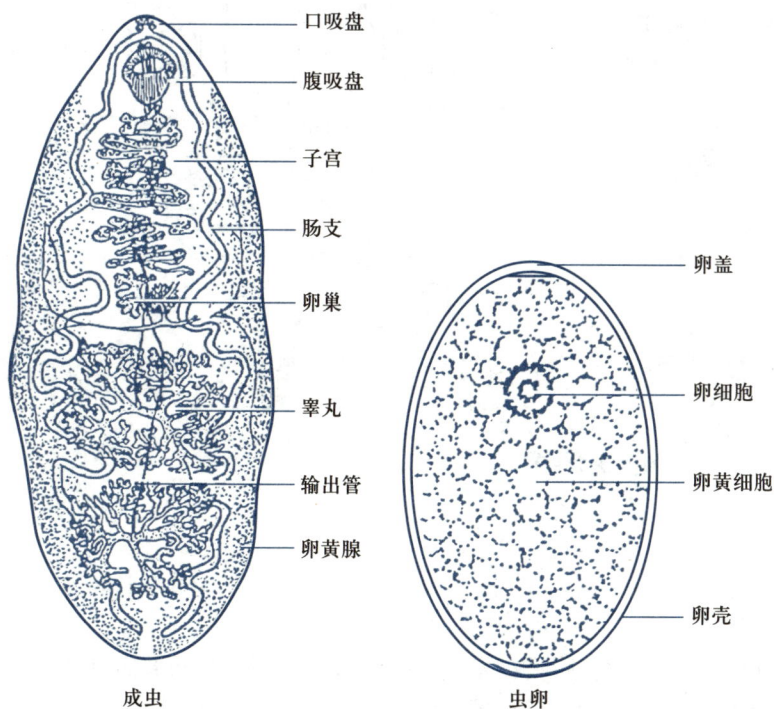

成虫
口吸盘
腹吸盘
子宫
肠支
卵巢
睾丸
输出管
卵黄腺

虫卵
卵盖
卵细胞
卵黄细胞
卵壳

视频：姜片虫的形态

图 3-1 姜片虫成虫及虫卵

## 二、生活史

姜片虫的生活史需要两种宿主才能完成，终宿主是人，保虫宿主是猪（或野猪），中间宿主是扁卷螺，水生植物是传播媒介。

成虫寄生在人或猪的小肠内，虫卵随粪便排出体外，如虫卵有机会入水，在适宜的温度（26~32℃）下，经3~7周发育孵出毛蚴。毛蚴主动侵入扁卷螺，经1~2个月完成胞蚴、母雷蚴、子雷蚴的无性生殖，发育为尾蚴。尾蚴从螺体逸出，附着在水红菱、荸荠和茭白等水生植物表面，分泌成囊物质，脱去尾部形成囊蚴。囊蚴呈圆形，光镜下见两层囊壁，囊内后尾蚴的排泄囊内充满黑色折光颗粒。囊蚴是姜片虫的感染阶段，人可因食入含有活囊蚴的水生植物或喝生水而感染。囊蚴进入小肠后经消化液和胆汁的作用，囊内后尾蚴脱囊而出，借吸盘吸附在肠黏膜上吸取营养，1~3个月发育为成虫并产卵。每条成虫每天可产卵15 000~25 000个，成虫寿命在人体内最长可达4年半（图3-2）。

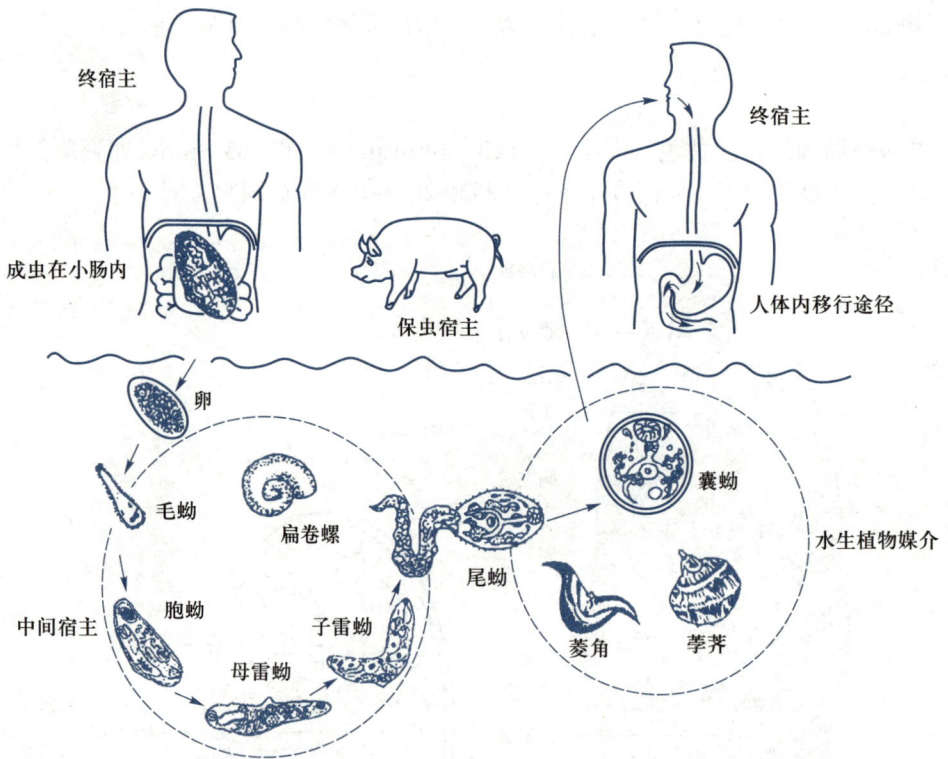

图3-2　姜片虫的生活史

视频：姜片虫生活史

## 三、致病性

由于姜片虫虫体硕大，腹吸盘发达，吸附力强，可引起局部的机械性损伤，肠黏膜发生炎症、点状出血、水肿，甚至形成溃疡或脓肿。虫体覆盖肠黏膜，妨碍肠道消化与吸收，导致不同程度的营养不良和消化功能障碍。轻度感染者，症状可不明显或出现轻度的腹痛、腹泻等症状；中度感染者，可表现为明显的消化功能紊乱、营养不良，并可有水肿和各种维生素缺乏的现象，有时还可发生肠梗阻；重度感染者症状加重，可出现消瘦、贫血、水肿、腹水以及智力减退和发育障碍等，甚至出现侏儒症。姜片虫成虫偶尔可寄生在胆道或肠道其他部位，患者可出现右上腹或肠道其他部位的疼痛等。

### 四、实验诊断

#### （一）病原学检查

自患者粪便中检出虫卵是确诊姜片虫感染的依据。姜片虫卵与肝片形吸虫卵和棘口吸虫卵相似，应注意鉴别。

1. 粪便检查虫卵　姜片虫虫卵大，容易识别，用直接涂片法检查三张涂片，可查出绝大多数患者。轻度感染者可用离心沉淀法及水洗自然沉淀法检查，采用定量透明厚涂片法可同时了解感染度。

2. 发现成虫　患者就医时带来粪便或呕吐物中排出的虫体，可以通过形态特征进行鉴别。

#### （二）免疫学检测

用于感染早期或大面积普查，有较好的辅助诊断价值。

### 五、流行与防治

姜片虫病主要流行于亚洲的温带和亚热带地区，在我国除东北和西北地区外，其余18个省（自治区、直辖市）均有流行，和广种水生植物有关。人和猪的粪便污染水源是造成本病传播的重要因素，流行区有生食水生植物或饮用生水以及用水生青饲料喂猪的不良习惯。

在流行区大力开展卫生宣教，普及防治本病的知识。不生食菱角、荸荠等水生果品，不喝河塘的生水，不用青饲料喂猪；加强粪便管理，防止人、猪粪便污染水体；在流行区开展人和猪的姜片虫病普查普治工作。目前，治疗首选药物是吡喹酮。

视频：姜片虫致病性

视频：姜片虫诊断

视频：姜片虫流行与防治

# 第二节　其他肠道寄生吸虫

## 一、异形吸虫

**案例导入**

患者，女性，52岁，福建人，农民，平时常到河、沟等捕捞鱼、虾、田螺等食用。近几年来，经常稀便、次数增多，咳嗽、咳痰并间断咯出血块或血丝而就诊入院。检查：慢性病容，右肺叶可听见湿性啰音，胸部X线检查提示右肺下叶有病灶阴影。因怀疑寄生虫感染，对右肺下叶病灶进行活组织病理切片检查，发现病灶组织为寄生虫性肉芽肿，肺组织内有大量虫卵，嗜酸性粒细胞浸润。虫卵前端窄而后端钝圆、壳光滑、两侧对称，有的卵盖清晰但肩峰不明显。同华支睾吸虫卵相比，具有卵壳光滑和肩峰不明显的差别。初步考虑异形吸虫病。

请思考：

1. 本案例为什么考虑异形吸虫病？如何对本病进一步的确诊？

2. 异形吸虫对人体有哪些危害？如何预防异形吸虫病？

异形吸虫（*Heterophyid trematodes*）是指属于异形科的一类小型吸虫。成虫寄生于鸟类、哺乳动物和人，可引起人兽共患的异形吸虫病。我国常见的异形吸虫有十多种，已有人体感染报告的共 11 种，分别是异形异形吸虫、横川后殖吸虫、微小后殖吸虫、扇棘单睾吸虫、钩棘单睾吸虫、多棘单睾吸虫、犬棘带吸虫、台湾棘带吸虫、长棘带吸虫、尖端棘带吸虫、镰刀星隙吸虫。

## （一）形态

成虫虫体微小，体长仅 0.3～0.5 mm，最大者也不超过 2 mm。呈椭圆形，前半略扁，后半较肥大，体表具有鳞棘。口吸盘较腹吸盘小，除口、腹吸盘外，有的种类还有生殖吸盘。生殖吸盘或单独存在或与腹吸盘相连构成腹殖吸盘复合器。前咽明显，食管细长，肠支长短不一。雌雄同体，睾丸 1～2 个，卵巢位于睾丸之前，受精囊和贮精囊明显（图 3-3）。

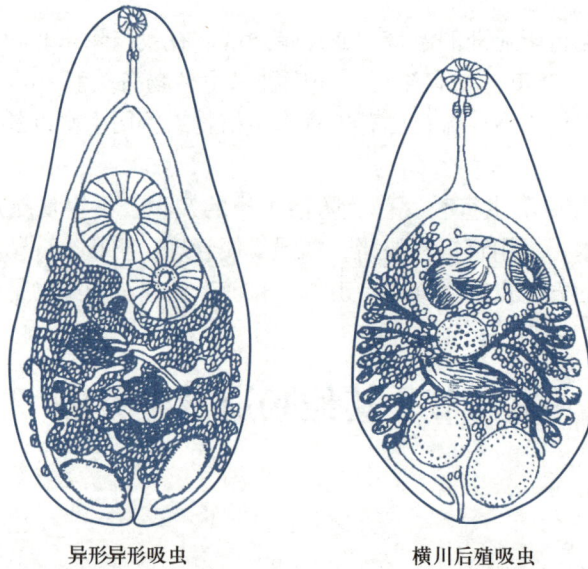

异形异形吸虫　　　　　　横川后殖吸虫

图 3-3　异形吸虫成虫

异形吸虫虫卵小，（28～30）μm×（15～17）μm，棕黄色，有卵盖，肩峰不明显。各种异形吸虫的虫卵形态相似，自宿主体内排出时卵内已含成熟的毛蚴。除台湾棘带吸虫的卵壳有格子状的花纹外，其他异形吸虫卵与华支睾吸虫卵从形态上难以鉴别。

## （二）生活史

各种异形吸虫的生活史基本相同，其过程和华支睾吸虫相似。成虫寄生于鸟类及哺乳动物的肠道，产出的虫卵随粪便排入水中。

虫卵被第一中间宿主淡水螺吞食，毛蚴在其体内孵出，经过胞蚴、雷蚴（1～2代）和尾蚴阶段后，尾蚴逸出螺体，侵入第二中间宿主淡水鱼或蛙体内，发育成囊蚴。终宿主在生食或半生食淡水鱼或蛙时，误食活囊蚴。囊蚴在小肠内脱囊，发育为成虫并产卵。

## （三）致病性

异形吸虫成虫虫体小，在小肠寄生一般可引起轻微的炎症反应，但虫体在肠道寄生时有钻入肠壁的倾向，侵入肠壁则可造成组织坏死、脱落、压迫性萎缩等，可导致腹痛、腹泻以及消瘦等症状。此外，成虫产出的虫卵还可滞留在肠黏膜或经血流到达心、肝、肺、脑、脊髓、脾等组织器官，引起急性或慢性损害，并可造成严重后果，甚至死亡。成虫也可能异位寄生于人体其他组织器官引起相应症状。

## （四）实验诊断

异形吸虫感染的实验诊断主要靠病原学诊断，常规的病原学检查方法是用粪便涂片法及多种沉淀法查见虫卵。但要注意与华支睾吸虫、后睾吸虫等吸虫卵鉴别，还要注意与灵芝孢子加以区分。因多种异形吸虫卵相似，故虫卵检查只能用于排除诊断，不能用于虫种的鉴别。

鉴别异形吸虫感染的主要依据有：①了解一个地区的吸虫种类，特别是该地区有无异形吸虫存在，也将有助于诊断；②异形吸虫在人体内寄生一般数量不多，产卵量也不多，而华支睾吸虫产卵量相应较大，因此视野中出现多个虫卵时，后者感染的可能性大；③除肝脏外，各脏器组织如发现类似华支睾吸虫卵者，首先应考虑异形吸虫感染；④异形吸虫多在十二指肠以下的肠道寄生，华支睾吸虫则寄生于胆管系统，如粪便检出虫卵而十二指肠引流液未找到虫卵，应考虑是异形吸虫感染；⑤要鉴定是华支睾吸虫或异形科吸虫种类，可通过驱出成虫确定。

## （五）流行与防治

异形吸虫呈世界性分布。国内病例分布在广东、广西、湖南、湖北、江西、上海、海南、安徽、福建、山东、新疆和台湾等地。异形吸虫病的流行和防治原则与华支睾吸虫相似，主要是注意饮食卫生，不吃生的或未煮熟的鱼肉和蛙肉是预防感染的关键。目前治疗的首选药物是吡喹酮。

## 二、棘口吸虫

**案例导入**

患者，女性，40岁，广西人。因腹泻2月余而就诊，患者于2个月前开始出现腹泻，起初每天 1 次，近 1 周每天数次，多为水样便，遂按肠炎治疗未见好转，经结肠镜检查，发现距离肛门 10 cm 处黏膜充血水肿，并见长约 1 cm 的活虫体。经询问病史，患者在近半年内食生泥鳅 2 次，均为切块加佐料生食。粪便检查发现寄生虫虫卵，经鉴定为棘口吸虫虫卵。给患者采用吡喹酮驱虫，驱出 4 条虫体，经鉴定为圆圃棘口吸虫。驱虫后 1 周复查粪便虫卵阴性。

请思考：

1. 棘口吸虫病的实验诊断方法有哪些？
2. 如何预防棘口吸虫病？

棘口吸虫（*Echinostomatidae*）是一类属于棘口科的小型吸虫，种类繁多，全世界已报道的有 600 多种，主要寄生在鸟、禽类，其次是哺乳类、爬行类，少数寄生于鱼类，偶可寄生于人体小肠，引起棘口吸虫病。寄生于人体的棘口吸虫有 38 种，目前我国已报告的棘口吸虫有 16 种。

### （一）形态

虫体长形，为肠道寄生的小型吸虫。如日本棘隙吸虫成虫大小为（1.16～1.76）mm ×（0.33～0.50）mm（图 3-4）。体表有棘，口吸盘位于体前端亚顶位，周围有环口圈或头冠，环口圈或头冠上有 1 圈或 2 圈头棘。腹吸盘发达，位于体前部或中部的腹面。睾丸 2 个，前后排列在虫体的后半部。卵巢位于睾丸之前，无受精囊、劳氏管，子宫盘曲在腹吸盘和卵巢之间。

虫卵较大（因虫种不同而稍有差异），椭圆形，淡黄色，卵壳薄，一端有卵盖，有的虫种卵盖儿相对一端的卵壳儿有增厚现象。卵内含一个卵细胞和数个卵黄细胞。

### （二）生活史

棘口吸虫成虫寄生在鸟、禽类和哺乳动物的小肠内，偶尔也可侵入胆管。虫卵随粪便排出体外，在水中孵出毛蚴，毛蚴侵入第一中间宿主淡水螺体内的发育，经胞蚴和 2 代雷蚴阶段后发育成尾蚴，成熟尾蚴从螺体内逸出，侵入第二中间宿主。第二中间宿主为淡水鱼类如麦穗鱼等，蛙或蝌蚪也可作为第二中间宿主。但棘口吸虫对第二中间宿主的要求不很严格，尾蚴也可在子雷蚴体内结囊，或逸出后在原来的螺体内结囊，或侵入其他螺蛳或双壳贝类体内结囊，有的还可在植物上结囊，人或动物因食入含囊蚴的中间宿主而感染。

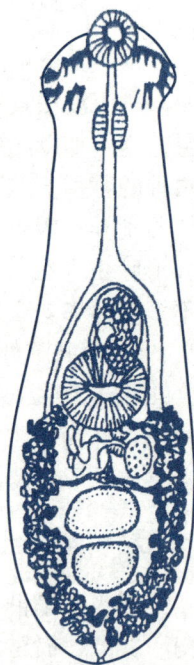

图 3-4　日本棘隙吸虫成虫

### （三）致病性

成虫多寄生于小肠上段，以头部插入黏膜，引起局部炎症。轻度感染者常无明显症状或患者可出现腹痛、腹泻或其他胃肠道症状；严重感染者可有厌食、下肢水肿、贫血、消瘦、发育不良、甚至死亡。

### （四）实验诊断

主要是虫卵检查，常用的粪便检查方法，如直接涂片法、沉淀法等都可采用。但由于多种棘口吸虫虫卵在形态上都很相似，因此不易区分。若能获得成虫，则有助于鉴定虫种。

### （五）流行与防治

棘口吸虫呈世界性分布，主要分布于东南亚地区。在我国主要分布于湖南、广东、新疆、安徽、海南、湖北、福建、江西、四川、云南、浙江、黑龙江、辽宁和台湾等地。棘口吸虫是人兽共患寄生虫，在我国动物体内很常见。人多因食入含囊蚴的鱼、蛙、螺类而感染。我国感染圆圃棘口吸虫的病例多为食用活泥鳅而感染。因此，改变不良的饮食习惯是预防本病的关键。治疗可用吡喹酮。

## 执考直击

1. 布氏姜片吸虫成虫、虫卵的形态特征。
2. 布氏姜片吸虫的寄生部位、中间宿主、保虫宿主、感染阶段及感染方式。
3. 布氏姜片吸虫的确诊依据、主要检查方法。
4. 异形吸虫、棘口吸虫的形态特征。
5. 异形吸虫、棘口吸虫的确诊依据、主要检查方法。

执考真题

练一练

（范久波）

# 第四章 肠道寄生绦虫

第四章
思维导图

## 学习目标

1. 掌握猪带绦虫、牛带绦虫、亚洲带绦虫及其他绦虫成虫、虫卵或幼虫形态特征以及实验诊断方法。

2. 熟悉猪带绦虫、牛带绦虫、亚洲带绦虫及其他绦虫生活史特点、所致疾病以及流行特点。

3. 了解猪带绦虫、牛带绦虫、亚洲带绦虫及其他绦虫致病因素以及防治原则。

4. 能正确地选择猪带绦虫、牛带绦虫、亚洲带绦虫及其他绦虫实验诊断方法并实施。

绦虫成虫绝大多数寄生在脊椎动物的消化道中，引起绦虫病。生活史中需1～2个中间宿主，绦虫幼虫常寄生于人体组织器官内，所造成的危害往往比成虫的危害大。本章介绍的人体消化道寄生绦虫主要是链状带绦虫、肥胖带绦虫、亚洲带绦虫、微小膜壳绦虫、缩小膜壳绦虫以及阔节裂头绦虫。

## 第一节 链状带绦虫

### 案例导入

患者，男性，40岁。因粪便中发现有活动的白色宽面条状虫体而就诊。自述平时常出现上腹隐痛，偶有腹泻。询问病史发现，患者喜食外卖的肉包和云吞。患者的妻子在此前曾发现腹部、背部和颈部皮肤下有圆形活动结节，就诊后手术切除腹部结节，病理检查结果示猪囊尾蚴结节，血清囊尾蚴抗体检测阳性，当时诊断为"皮下肌肉型囊尾蚴病"。但该患者此次体格检查中未见皮下结节。

请思考：

1. 该患者可能患有什么病？患者妻子患病和该患者可能有什么关系？

2. 该患者可选择哪些检查以明确诊断？

链状带绦虫（*Taenia solium*），又称猪带绦虫或猪肉绦虫，因其头节有小钩也称有钩绦虫。成虫寄生于人体肠道，可引起猪带绦虫病。幼虫称为猪囊尾蚴或囊虫，可寄生于猪体，也可寄生于人体皮下、肌肉或内脏，引起囊尾蚴病，亦称囊虫病，其危害远大于猪带绦虫病。

## 一、形态

### （一）成虫

成虫呈长带状，背腹扁平，前端较细，向后渐扁阔。虫体乳白色，略透明，长为 2～4 m，由 700～1 000 个节片组成。虫体可分为头节、颈部和链体 3 部分。

1. 头节　近似球形，直径为 0.6～1 mm，有 4 个吸盘和 1 个可伸缩的顶突，顶突上有 25～50 个小钩，内外排成两圈。

2. 颈部　纤细，位于头节之后，长 5～10 mm，具有生发功能，可不断长出节片形成链体。

3. 链体　是成虫的主要部分，依据其节片内生殖器官发育程度将其分为幼节、成节和孕节。

（1）幼节：细小，短而宽，其生殖器官未发育成熟。

（2）成节：近方形，每一成节内均含成熟的雌、雄性生殖器官各一套。睾丸呈滤泡状，150～200 个，散布在节片两侧。输精管由节片中部向一侧横行，经阴茎囊开口于生殖孔。阴道在输精管后方与其并行进入生殖孔。卵巢位于节片后 1/3 的中央，分为 3 叶，除较大的左右侧叶外，在子宫和阴道之间有一中央小叶。卵黄腺团块状，位于卵巢之后。子宫呈盲管状，纵行于节片中央。生殖孔略凸出，沿链体两侧不规则分布。

（3）孕节：呈竖长方形，位于虫体末端，其内仅见充满虫卵的子宫，向两侧发出树枝状不整齐的分支。从基底部计数，每侧 7～13 支，每一孕节内含虫卵 3 万～5 万个（图 4-1）。

### （二）虫卵

虫卵呈球形或近似球形，直径 50～60 μm。卵壳薄而脆，虫卵自孕节散出后多已脱落。粪检时查到的虫卵近似球形，直径 31～42 μm，外层是较厚的胚膜，棕黄色，具有放射状条纹。胚膜内含球形的六钩蚴，直径 14～20 μm，有 3 对小钩（图 4-1）。

### （三）幼虫

幼虫即猪囊尾蚴，亦称囊虫。椭圆形囊状物，黄豆粒大小，（8～10）mm×5 mm，囊内充满透明囊液。囊壁由外至内分为皮层和间质层，间质层有一向囊内翻卷、收缩、米粒大小的乳白色头节，其形态结构与成虫头节相同。

视频：猪带绦虫的形态

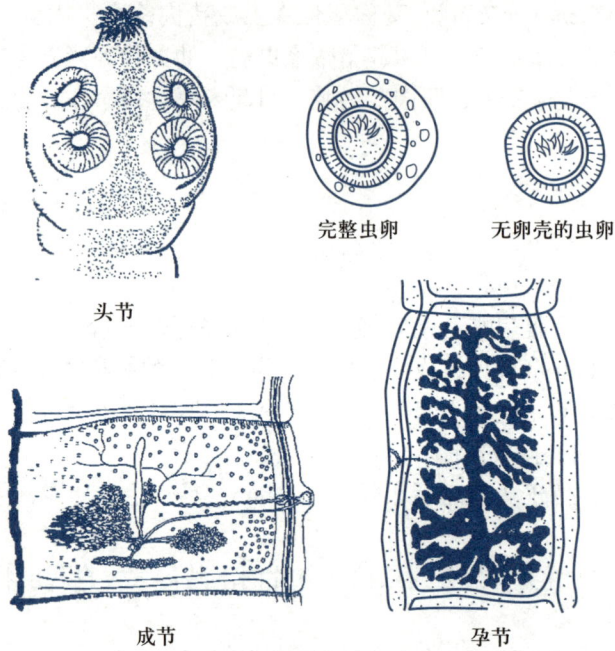

完整虫卵　无卵壳的虫卵

头节

成节　孕节

图 4-1　链状带绦虫形态

💡 知识拓展

### "白虫""寸白虫"

在我国古代，将猪带绦虫、牛带绦虫分别称为"白虫""寸白虫"，并将绦虫病的传播与吃生肉或未熟的肉联系起来，说明了传染途径。《金匮要略》中已有"白虫"的记载。巢元方在《诸病源候论》中将虫体形态描述为"长一寸而色白、形小扁"，指出是因"炙食肉类而传染"。《神农本草经》中记录了三种驱白虫的草药。

## 二、生活史

链状带绦虫的整个发育过程中需要两个宿主。猪和野猪是猪带绦虫的中间宿主；人是链状带绦虫的终宿主，同时也可作为中间宿主。

成虫寄生于人体小肠，以头节上的吸盘和小钩固定在肠壁上。孕节常单独或者 5～6 节相连从链体脱落，与散落的虫卵一起随粪便排出体外。当孕节或虫卵被猪吞食后，在消化液的作用下，经 24～72 小时，胚膜破裂，六钩蚴逸出后钻入小肠壁，随血液循环，到达猪各组织器官，多为运动较多的肌肉，如股内侧肌最多，其次为腰肌、肩胛肌、舌肌、咬肌和心肌等，亦可寄生于眼和脑处，经 60～70 天，发育为囊尾蚴。含囊尾蚴的猪肉称为"米猪肉""豆猪肉""痘肉"等。囊尾蚴在宿主内可存活数年。当人食入含有活囊尾蚴的猪肉后，囊尾蚴在小肠内受胆汁的刺激作用，翻出头节，附着于肠壁，并从颈部不断长出链体，经 2～3 个月发育为成虫并开始向外排出孕节和虫卵，成虫寿命可达 25 年以上。

人也可作为该虫的中间宿主。若虫卵被人误食，也可在人体内发育为囊尾蚴，但不能继续发育为成虫（图 4-2）。

视频：猪带绦虫生活史

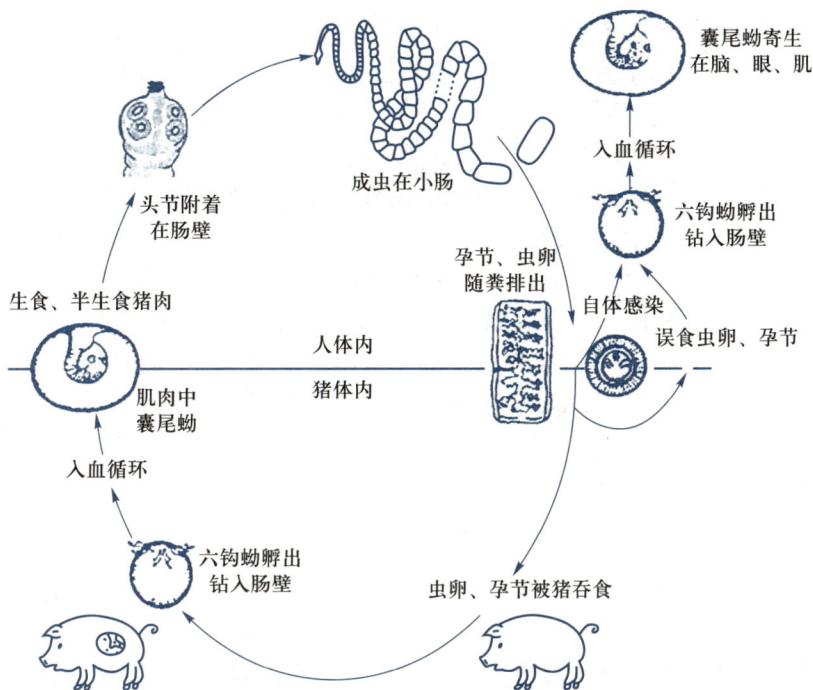

图 4-2　链状带绦虫的生活史

## 三、致病性

链状带绦虫的成虫和猪囊尾蚴均可寄生于人体，成虫引起猪带绦虫病，猪囊尾蚴引起囊尾蚴病，俗称囊虫病。

### （一）成虫的致病性

成虫寄生于人体的小肠，引起猪带绦虫病。成虫寄生通常为 1 条，也可多达 2~4 条。猪带绦虫病临床症状一般比较轻微，粪便中发现节片是最常见的就诊原因。患者可出现上腹或全腹隐痛、消化不良、腹泻等消化系统症状，少数患者可出现头痛、头晕、失眠等神经系统症状。偶尔可因头节固着于肠壁而致局部损伤导致肠穿孔和肠梗阻。

### （二）幼虫的致病性

猪囊尾蚴引起囊尾蚴病，也称为囊虫病，对人的危害远大于成虫。猪囊尾蚴主要寄生于皮下及肌肉、脑、眼，其次为心、舌、口腔及乳房、肝、肺、腹膜、骨等，数量可由 1 个至数千个，其危害程度因囊尾蚴寄生的数量、部位、时间、存活与否以及宿主对寄生虫的反应有所差异。

根据囊尾蚴寄生部位的不同，将囊尾蚴病分为以下 3 种类型：

1. 皮下及肌肉型囊尾蚴病　囊尾蚴寄生于皮下或肌肉组织中。主要表现为皮下结节，以躯干和头部较多，四肢较少，常分批出现，且可自行逐渐消退。结节近圆形或椭圆形，直径 0.5～1.5 cm，硬度似软骨，活动性良好，无压痛。轻者常无症状，重者可出现肌肉酸痛、胀痛、无力、麻木或假性肌肥大等表现。

2. 脑囊尾蚴病　由于囊尾蚴在脑部的寄生部位和数量不同，患者临床表现复杂多样。发病时间在感染后 1 个月至 1 年最为多见，最长可达 30 年。囊尾蚴压迫脑组织，使脑组织出现炎症、软化及水肿等病理变化。可从全无症状到猝死。患者有头痛、恶心、呕吐、失语、记忆力减退、视力障碍、精神错乱等表现。癫痫发作、颅内压增高和精神症状是脑囊虫病的三大主要症状，以癫痫发作最常见。

3. 眼囊尾蚴病　囊尾蚴可寄生于眼的任何部位，但以眼球深部玻璃体及视网膜下多见。轻者出现视力障碍，视物有团块状、条索状等黑影，常有虫体蠕动感。重者可导致失明，尤其是虫体死亡后其分解产物可造成眼内组织变性、玻璃体混浊、视网膜脱落、视神经萎缩、并发白内障等，最终致眼球萎缩而失明。

## 四、实验诊断

病原学检查

1. 猪带绦虫病的诊断　询问有无吃生或半生猪肉和排节片史，对诊断具有重要的价值。

（1）虫卵检查：对可疑的患者，应连续数天粪检虫卵，各种粪便检查方法均可使用，饱和盐水浮聚法效果较好。由于猪带绦虫卵与牛带绦虫卵、亚洲带绦虫卵在形态上无法区分，因此查见虫卵者只能诊断为带绦虫卵，而不能确定虫种。

（2）孕节检查：可根据子宫每侧分支数确定虫种。必要时，对可疑患者进行试验性驱虫，收集全部粪便，用水淘洗，查头节、孕节，根据形态确定虫种，此法也可明确疗效。

2. 囊尾蚴病的诊断　皮下肌肉囊尾蚴结节可通过手术摘除结节活检，脑囊尾蚴病可采用 CT 及 MRI 等检查，眼部囊尾蚴病可用眼底镜检查以辅助诊断。对于深部组织的囊尾蚴，免疫学检查具有重要的辅助诊断价值。

## 五、流行与防治

（一）流行

链状带绦虫呈世界性分布，在我国分布较普遍，多为散发病例，常见于东北、西北、华北、华东、西南等地区。人感染链状带绦虫多与食肉习惯和方法、粪便管理及猪的饲养方式有关。流行区居民多有爱吃生的或半生猪肉的习惯。有些地区养猪用放养，有些地区厕所与猪圈相连，从而造成猪的感染。另外，肉品检疫不严格造成病猪肉流入市场，增加了人群感染链状带绦虫的机会。

人体感染囊尾蚴病的方式有 3 种：① 自体内重复感染：绦虫病患者反胃、呕吐

视频：猪带绦虫的致病性

视频：猪带绦虫的实验诊断

时，肠道逆蠕动将孕节返入胃中，经消化液的作用，释放出大量虫卵，造成严重感染；② 自体外感染：误食自己排出的虫卵而引起的感染；③ 异体感染：误食他人排出的虫卵引起感染。

### （二）防治原则

根据链状带绦虫的生物学特性及流行病学特点，采取"驱、管、检、改"的综合性防治措施。

1. 治疗患者　开展普查普治，对患者进行驱虫治疗。由于成虫寄生在人体肠道常可进一步导致囊尾蚴病，尤其是脑囊尾蚴病，因此必须及早彻底为患者驱虫治疗。可采用南瓜子－槟榔－硫酸镁法驱虫，效果肯定，不良反应小，驱除虫体完整。驱虫后，要留24 小时粪便，仔细查找头节，此为驱虫疗效考核的标准。如未找到头节应加强随访，若3～4 个月内未再发现节片和虫卵则可视为治愈。此外，吡喹酮、阿苯达唑等都有很好的驱虫效果，但服药后虫体破碎，无法找到节片。囊尾蚴病的治疗常用手术摘除及药物杀虫。脑囊尾蚴病治疗期间可出现颅内压增高及超敏反应，因此需住院治疗观察疗效。

2. 加强厕所和猪圈的管理　加强厕所、粪便管理，改进猪的饲养方法，切断人、猪之间的传播途径。

3. 加强肉类检疫　抓好肉类食品的卫生检疫，尤其要加强农贸市场上个体商贩出售的肉类检验。猪肉在 −13～−12℃中 12 小时，其中的囊尾蚴可全部被杀死。

4. 改变不良的饮食习惯　加强宣传教育，改变不良的食肉习惯，不吃生或半生的猪肉，这是预防本病的关键。讲究个人卫生，饭前便后洗手，切生、熟肉的刀和砧板分开，烹调务必将肉煮熟，肉中的囊尾蚴在 54℃中 5 分钟即可被杀死。

# 第二节　肥胖带绦虫

**案例导入**

患者，男性，22 岁，因发现有白色扁平样物在肛门逸出来院就诊。自诉发现粪便中也有类似扁平的白色的东西，同时肛门经常有虫爬感。曾在当地医院用阿苯达唑治疗后排出许多"面条一样的虫子"，情况有所缓解，数日后又有同样虫体排出，反复几次自购阿苯达唑治疗，未能治愈。患者消瘦，精神不振，体格检查未见明显异常。否认生吃肉类习惯，但有食用烧烤牛肉史。

请思考：

1. 该患者可能患有什么寄生虫病？
2. 请叙述最适于该病的诊断方法。

肥胖带绦虫（*Taenia saginata*）又称牛带绦虫、牛肉绦虫或无钩绦虫等。成虫寄生于人体小肠，引起牛带绦虫病。肥胖带绦虫与链状带绦虫在形态和生活史上，都有许多相似之处，在中医学中，与链状带绦虫一起被称为"白虫""寸白虫"。但人只是肥胖带绦虫的终宿主，幼虫不寄生于人体。

## 一、形态

肥胖带绦虫成虫的外形与链状带绦虫相似，但在虫体大小和结构上两者不同。肥胖带绦虫成虫长 4~8 m 或更长，节片较肥厚不透明，有 1 000~2 000 节。头节略方形，直径 1.5~2.0 mm，无顶突及小钩。成虫卵巢仅有左右两叶。孕节子宫分支较整齐，每侧有 15~30 支，支端多分叉（图 4-3，表 4-1）。肥胖带绦虫囊尾蚴略小于链状带绦虫囊尾蚴，头节与其成虫头节相似。二者虫卵的形态在光镜下难以区分，通称为带绦虫卵。

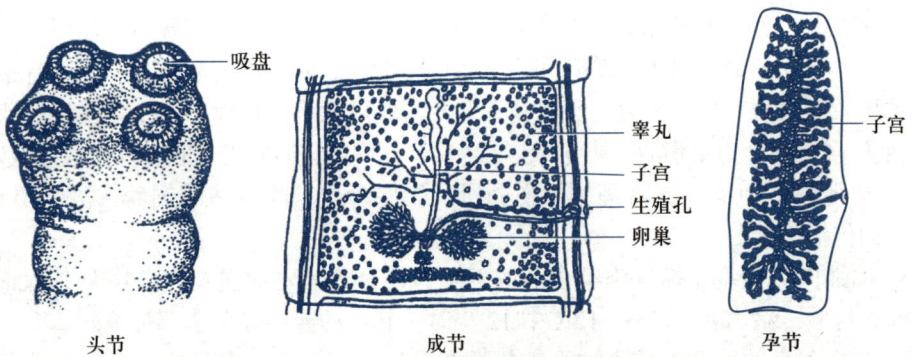

头节　　　　　　　　　成节　　　　　　　　孕节

图 4-3　肥胖带绦虫形态

表 4-1　链状带绦虫与肥胖带绦虫的区别

| 区别点 | 链状带绦虫 | 肥胖带绦虫 |
|---|---|---|
| 体长 | 2~4 m | 4~8 m |
| 节片 | 较薄，略透明，700~1 000 节 | 较厚，不透明，1 000~2 000 节 |
| 头节 | 近似球形，直径约 1 mm，有顶突和小钩 | 略呈方形，直径 1.5~2.0 mm，无顶突和小钩 |
| 成节 | 卵巢分为 3 叶，左右 2 叶及中央小叶，子宫前端呈盲管状 | 卵巢分 2 叶，子宫前端常见短小的分支 |
| 孕节 | 子宫分支不整齐，每侧 7~13 支 | 子宫分支较整齐，每侧 15~30 支 |
| 囊尾蚴 | 头节有顶突和小钩 | 头节无顶突和小钩 |

视频：牛带绦虫的形态

## 二、生活史

肥胖带绦虫成虫寄生在人的小肠，人是肥胖带绦虫唯一的终宿主。人体寄生的肥胖带绦虫多为 1 条，也有寄生数条的报道。孕节常单节脱落。每一孕节含 6 万~8 万个虫卵。从链体脱落的孕节仍有较强的活动力，可随宿主粪便排出，也可自行从肛门逸出。排出的节片或散出的虫卵污染水源和牧草，如果被中间宿主牛食入，虫卵内的六钩蚴在其小肠内孵出，钻入肠壁，随血液循环到全身各处，尤其是运动较多、血液供应丰富的股、心、肩、舌及颈部等处肌肉中，经过 60～70 天发育为牛囊尾蚴。除牛外，羊、美洲驼、长颈鹿、羚羊等，也可作为肥胖带绦虫的中间宿主。当人食入生的或未熟的含有牛囊尾蚴的牛肉时，牛囊尾蚴在肠道消化液的作用下，头节翻出，吸附于肠壁上，经8～10 周发育为成虫（图 4-4）。成虫寿命可长达 20～30 年或更长。牛囊尾蚴不能寄生于人体。

视频：牛带绦虫生活史

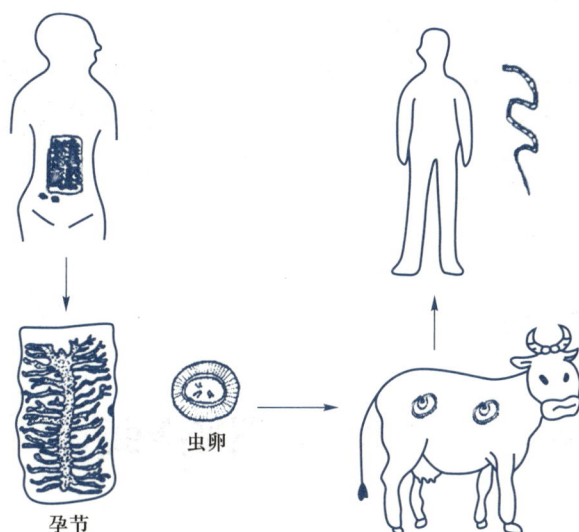

图 4-4　肥胖带绦虫生活史

## 三、致病性

肥胖带绦虫成虫寄生于人的小肠引起肥胖带绦虫病，虫体吸盘吸附于肠壁，通过表皮吸取营养物质。患者一般无明显临床症状，有时可有腹部不适、饥饿痛、消化不良、恶心、腹胀、腹泻或体重减轻等。自动从肛门逸出的孕节，多数患者都能自己发现，并常觉肛门瘙痒。肠腔内脱落的孕节移动受到回盲瓣阻挡时，会加强蠕动，而引起回盲部剧痛。偶尔可引起阑尾炎、肠梗阻等并发症。

视频：牛带绦虫的致病性

## 四、实验诊断

由于肥胖带绦虫孕节活动力强常自动逸出肛门，患者常常能自己发现孕节，故而询问有无节片排出史及其生食牛肉史对发现肥胖带绦虫病具有重要意义。

粪便检查可以查虫卵或孕节。由于孕节常自动从肛门逸出，采用肛门拭子法查到虫卵的机会更多，但查到虫卵不能确定虫种。可检查粪便中或患者自己带来的孕节，观察孕节的方法与猪带绦虫相同，根据孕节子宫分支的数目和特征将两者区别。

对患者或可疑患者也可进行驱虫或试验性驱虫，用粪便淘洗法查找孕节和头节，可确定虫种或判断疗效。

视频：牛带绦虫的实验诊断

### 五、流行与防治

#### （一）流行

肥胖带绦虫呈世界性分布，在多食牛肉，尤其是有生食或半生食牛肉习惯的民族和地区中易流行。在我国，肥胖带绦虫散在分布于二十多个省（自治区、直辖市），新疆、内蒙古、西藏、云南、宁夏、四川、广西、贵州等地感染率较高。患者多为青壮年，男性略多于女性。

患者和带虫者为主要传染源。患者排出的孕节或虫卵污染牧场、地面、水源或牛圈等，肥胖带绦虫卵抵抗力强，在外界环境中可存活 8 周或更久，可使牛感染，尤其是流行区，使牛食入虫卵或孕节的机会很多。当地居民有食用生的或不熟牛肉的生活习惯，而造成感染或流行。非流行区群众多因牛肉未煮熟或用切过生牛肉的刀和砧板再切熟食等，皆因食入活牛囊尾蚴而感染。

#### （二）防治原则

防治原则同链状带绦虫。

# 第三节　亚洲带绦虫

**案例导入**

患者，女性，38 岁，汉族。近期出现失眠、心悸和乏力，空腹时腹部有不适感，发现粪便中有白色条片状软物排出，并可见收缩与蠕动，有时也会从肛门爬出。体格检查：腹部稍膨隆，腹软无压痛反跳痛，未见皮下结节。患者喜食猪肝、猪肉，很少吃牛肉。粪便中虫体经 rDNA-ITS1 序列分析鉴定为亚洲带绦虫。

请思考：

1. 亚洲带绦虫与肥胖带绦虫形态和生活史的异同点有哪些？
2. 如果在人粪便中发现了带绦虫卵，应考虑感染哪些绦虫？请设计一份诊断流程。

亚洲带绦虫（*Taenia asiatica*）是近年发现的外形极似肥胖带绦虫的新种，成虫寄生于人体小肠，引起亚洲带绦虫病。

**知识拓展**

#### 亚洲带绦虫的发现

过去曾认为可寄生于人体的带属绦虫只有链状带绦虫和肥胖带绦虫，但是，近 40 年来发现在亚洲东部和太平洋西岸一些地区一直流行"牛带绦虫病"。而当地居民不养牛，也很少吃牛肉，甚至根本不吃牛肉，但有吃生的或者半熟的猪肉、野猪或松鼠等野生动物的肉和内脏的习惯。在检查过程中发现当地人感染的带绦虫非常像肥胖带绦虫而不是链状带绦虫。经过中国学者范秉真等的调查研究，在1986年提出这实际上是一种外形极似肥胖带绦虫的新虫种，称其为新亚种亚洲无钩绦虫。有些学者根据成虫、囊尾蚴的形态特征、免疫学及遗传学分析，证明此种绦虫是一新种，最终命名为亚洲带绦虫。

## 一、形态

### （一）成虫

亚洲带绦虫的成虫形态和生活史与肥胖带绦虫相似（表4-2）。成虫乳白色，长带状，比肥胖带绦虫略短。头节圆形或锥形，上有1个尖的顶突和4个吸盘，无小钩。颈部明显膨大。链体由260～1 016个节片组成。成节中睾丸呈滤泡状散布在节片背面；卵巢分左、右两叶，大小不一，位于卵黄腺之前。孕节长1～2 cm，宽0.5～0.8 cm，子宫侧支11～32支，侧支再分支，孕节后缘常有突出物（图4-5）。

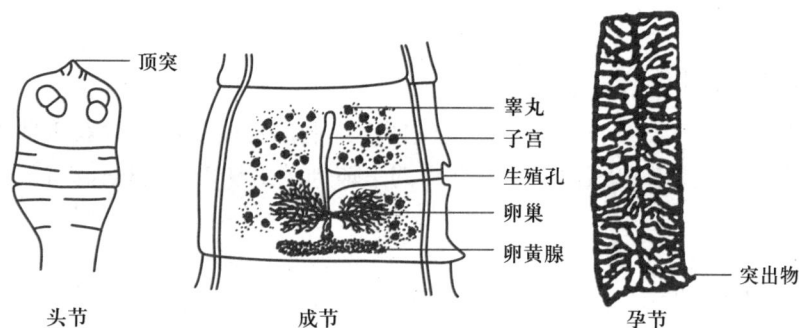

图4-5 亚洲带绦虫形态

### （二）虫卵

亚洲带绦虫卵与猪带绦虫卵、牛带绦虫卵形态相似，光镜下无法区别，统称为带绦虫卵。

### （三）幼虫

亚洲带绦虫囊尾蚴近似圆形，乳白色，半透明，较小，平均2.5 mm。囊尾蚴头节凹入，直径约1 mm，上端有两圈小钩，小钩发育不良呈退化状态，不易计数（表4-2）。

表4-2 亚洲带绦虫与肥胖带绦虫的区别

| 区别 | 亚洲带绦虫 | 肥胖带绦虫 |
|---|---|---|
| 节片 | 260～1 016节 | 1 000～2 000节 |
| 孕节 | 子宫分支每侧11～32支 | 子宫分支每侧15～30支 |
| 囊尾蚴 | 头节有顶突及两圈小钩 | 头节无顶突和小钩 |
| 中间宿主 | 猪、野猪及其他野生动物（肝脏） | 牛（主要分布于肌肉，内脏较少） |

## 二、生活史

亚洲带绦虫的生活史与肥胖带绦虫也很相似。人是亚洲带虫的唯一终宿主，中间宿主是家猪、牛、羊及一些野生动物。成虫寄生于人的小肠，以头节附着在肠壁上，孕节、虫卵随粪便排出。被中间宿主吞食后，在其小肠内孵出六钩蚴，钻入肠壁，随血循环到达全身，主要在内脏发育为囊尾蚴。囊尾蚴主要分布中间宿主的肝脏，人误服含活囊尾蚴的内脏而感染。从食入囊尾蚴到成虫排出孕节大约需要 4 个月。

## 三、致病性

亚洲带绦虫的致病机制与肥胖带绦虫相似。主要是成虫寄生于小肠，通过掠夺营养、机械性损伤及虫体的排泄物分泌物的毒性作用。部分患者可无症状。最常见的症状是孕节主动自肛门逸出或排便时粪便中发现节片。表现为肛门瘙痒、腹泻、腹痛、恶心、呕吐、食欲减退或亢进及头晕、头痛等消化道症状和神经系统症状。目前尚未见亚洲带绦虫引起囊尾蚴病的报道。

## 四、实验诊断

询问患者饮食习惯及排节片史。从粪便中或肛周皮肤黏膜上检获虫卵无法确诊。可根据患者排出的孕节或试验驱虫后获得的虫体确定虫种。血清抗体检测可作为辅助诊断。

## 五、流行与防治

亚洲带绦虫主要分布在东亚和东南亚一些国家和地区。在我国，主要在台湾、云南、贵州及广西等地区有亚洲带绦虫病例报告。人是亚洲带绦虫的终宿主及传染源，其流行与吃生的或半熟的家畜、野生动物内脏习俗有关。

预防措施主要包括及时治疗患者，减少传染源；加强卫生宣教，不吃生的或未熟的家畜和野生动物的内脏是最有效的预防措施；加强肉类检疫；加强粪便管理，防止虫卵污染环境及动物饲料。治疗药物首选吡喹酮，也可用槟榔－南瓜子－硫酸镁法或氯硝柳胺等。

# 第四节　其他肠道寄生绦虫

## 一、微小膜壳绦虫

**案例导入**

患儿，女性，10 岁，消瘦。因近年发现大便较稀似有黏液就诊。询问病史发现，患儿家庭卫生不佳，室内放置杂乱，储存的粮食在户内敞放。粪便检查：在显微镜低倍镜下观察到近似圆球形、无色透明、壳薄、内有较厚胚膜的虫卵，高倍镜下可见胚膜内含有一个六钩蚴，胚膜两端可见极丝。形态鉴定为短膜壳绦虫卵，确诊为短膜壳绦虫病。

请思考:

1. 该患者患短膜壳绦虫病与哪些因素有关?
2. 如何鉴别短膜壳绦虫卵与带绦虫卵?

微小膜壳绦虫(*Hymenolepis nana*)又称短膜壳绦虫,寄生于人或鼠类的小肠,引起微小膜壳绦虫病。

（一）形态

1. 成虫　为小型绦虫,白色,体长 5~80 mm（平均 20 mm）,宽 0.5~1 mm。头节呈球形,直径 0.13~0.4 mm,具有 4 个吸盘和 1 个顶突,顶突短而圆、可自由伸缩,其上有 20~30 个小钩,排成一圈。颈部较长而纤细。链体由 100~200 个节片组成,最多时可达近千个节片。所有节片均宽大于长,从前向后逐渐增大。成节中卵巢呈分叶状,位于节片中央。卵黄腺椭圆形,在卵巢后方的腹面。子宫呈袋状,其中充满虫卵并占据整个节片;有 3 个椭圆形的睾丸,分列在卵巢两边,生殖孔均位于虫体同侧。孕节中子宫呈袋状,其内充满虫卵,占满整个节片(图 4-6)。

2. 虫卵　圆形或椭圆形,大小为（48~60）μm×（36~48）μm,无色透明。卵壳很薄,其内有较厚的透明胚膜,胚膜两端略凸起并由该处各发出 4~8 根丝状物,弯曲地延伸在卵壳和胚膜之间,胚膜内含有一个六钩蚴(图 4-6)。

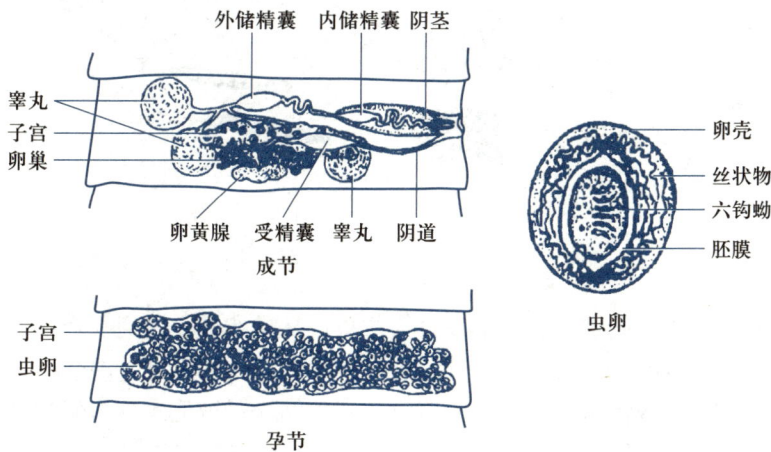

图 4-6　微小膜壳绦虫成节、孕节、虫卵的形态

（二）生活史

微小膜壳绦虫的生活史既可以不经过中间宿主在同一宿主体内完成,也可以经过中间宿主而完成(图 4-7)。

1. 直接感染和发育　指不经过中间宿主的发育。成虫寄生在人或鼠类的小肠里,脱落的孕节或虫卵随宿主粪便排出体外,若被另一宿主吞食,则虫卵在其小肠内孵出六钩蚴,然后钻入肠绒毛,约经 4 天发育为似囊尾蚴,6 天后似囊尾蚴自肠绒毛返回到肠

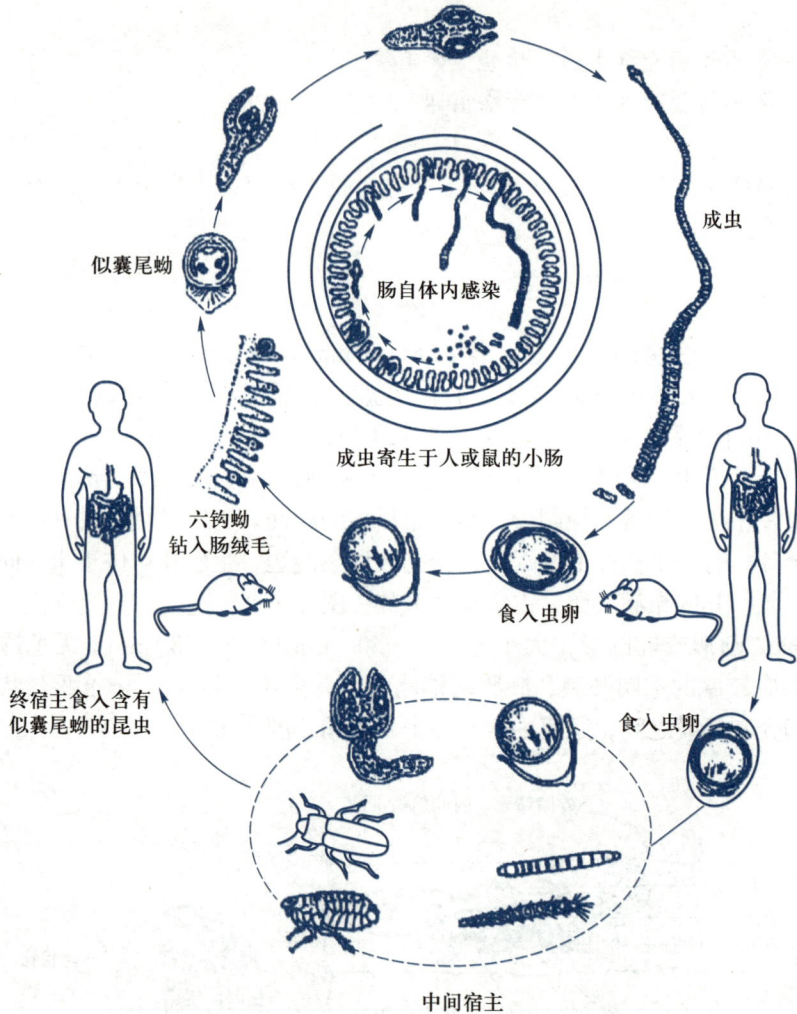

成虫

肠自体内感染

似囊尾蚴

成虫寄生于人或鼠的小肠

六钩蚴
钻入肠绒毛

食入虫卵

终宿主食入含有
似囊尾蚴的昆虫

食入虫卵

中间宿主

图4-7　微小膜壳绦虫生活史

腔，以头节吸盘固着在肠壁上，逐渐发育为成虫。从虫卵被吞食到发育至成虫产卵，共需 2～4 周，成虫寿命为 4～6 周。另外，也可以发生自体内感染，即孕节在所寄生的宿主肠道中被消化而释放出虫卵，孵出六钩蚴，然后钻入肠绒毛发育为似囊尾蚴，再回到肠腔发育为成虫，在该宿主肠道内不断繁殖，造成自体内重复感染。

2. 经中间宿主发育　微小膜壳绦虫也可以经中间宿主（某些蚤类及其幼虫或面粉甲虫等）传播。虫卵被中间宿主吞食，卵内的六钩蚴可在昆虫血腔内发育为似囊尾蚴，人或鼠因误食入含似囊尾蚴的中间宿主而感染。

### （三）致病性

人体感染少量微小膜壳绦虫时，可无明显症状。感染严重者特别是儿童，可出现胃肠道和神经系统症状，如恶心、呕吐、食欲减退、腹痛、腹泻，以及头痛、头晕、烦躁，其至惊厥等。有的患者还可出现皮肤瘙痒和荨麻疹等过敏症状。但也有个别患者感染很重却无任何临床表现。

宿主的免疫状态对微小膜壳绦虫感染和发育影响很大。类固醇激素治疗造成免疫抑制后可引起内脏似囊尾蚴的异常增生和播散，大多数重度感染者都有用过免疫抑制剂的病史，所以如需应用免疫抑制剂治疗其他疾病，应先驱除该虫。

### （四）实验诊断

1. 虫卵检查　各种粪检方法均可，采用饱和盐水浮聚法、自然沉淀法可提高检出率。
2. 孕节及成虫检查　孕节随粪便排出，可根据孕节特征进行判断，也可试验性驱虫，服药后收集全部粪便，进行检查。

### （五）流行与防治

微小膜壳绦虫呈世界性分布。国内各地的感染率一般低于1%，新疆地区发病率偏高，达10%以上。各年龄组人群都有感染，其中10岁以下儿童感染率较高。由于微小膜壳绦虫的生活史可以不需要中间宿主，虫卵自孕节散出后便具有感染性而直接感染人体，或偶然误食带有似囊尾蚴的中间宿主而感染，故该虫的感染主要与个人卫生习惯有关。另外，由于自体重复感染可造成虫体顽固性寄生，在流行病学上具有一定的意义。

彻底治疗患者，防止传播和自身感染。注意环境卫生，消灭鼠类、蚤类。加强健康教育，养成良好的个人卫生习惯，饭前便后洗手。加强营养，提高抵抗力。本病的治疗可用吡喹酮或阿苯达唑等。

## 二、缩小膜壳绦虫

### 案例导入

患者，男性，43岁，腹胀、腹泻一年余，自服消炎药和助消化药可缓解，但反复发作，逐渐消瘦。曾在某门诊查血、尿、便常规未见异常，行B型超声及内镜检查亦未见明显异常。遂按"胃肠自主神经功能紊乱"等治疗。近日腹痛、腹泻和腹胀加重，明显消瘦。体检发现腹部剑突下脐周压痛，未扪及包块。就诊后进行各种化验，粪便检查发现缩小膜壳绦虫卵，诊断为缩小膜壳绦虫病。

请思考：

1. 缩小膜壳绦虫与微小膜壳绦虫生活史有什么区别？
2. 人是怎样感染缩小膜壳绦虫病的？怎样预防本病？

缩小膜壳绦虫（*Hymenolepis diminuta*），又称长膜壳绦虫，是鼠类常见的寄生虫，偶然寄生于人体小肠，引起缩小膜壳绦虫病。

### （一）形态

成虫与微小膜壳绦虫基本相似，但虫体较大一些（图4-8），两者形态的区别点如表4-3。

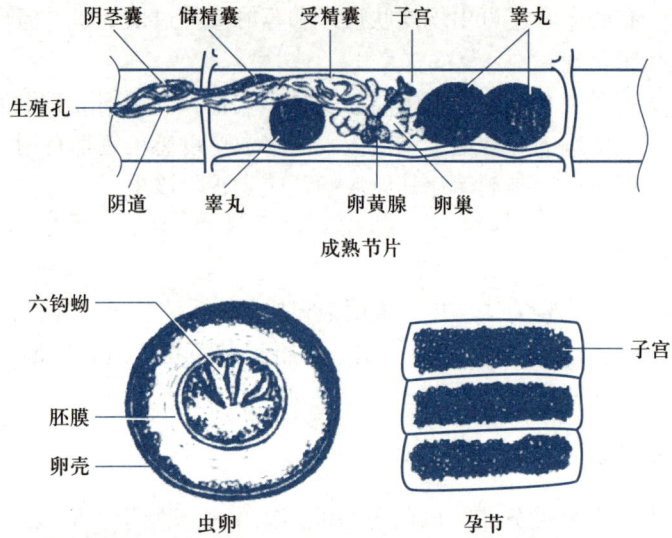

图 4-8　缩小膜壳绦虫成节、孕节和虫卵的形态

表 4-3　微小膜壳绦虫与缩小膜壳绦虫的形态区别

| 鉴别点 | 微小膜壳绦虫 | 缩小膜壳绦虫 |
|---|---|---|
| 大小 | 小型绦虫（5～80）mm×（0.5～1.0）mm | 中型绦虫（200～600）mm×（3.5～4.0）mm |
| 节片数 | 100～200 个 | 800～1 000 个 |
| 头节 | 顶突发育良好，可自由伸缩，上有小钩 20～30 个 | 顶突发育不良，藏在头顶凹中，不易伸缩，无小钩 |
| 孕节 | 内含横行子宫，袋状 | 子宫袋状，四周向内凹陷呈瓣状 |
| 虫卵 | 圆形或椭圆形，（48～60）μm×（36～48）μm，无色透明。卵壳薄，胚膜两端有 4～8 根丝状物，内含有 1 个六钩蚴 | 长椭圆形，（60～79）μm×（72～86）μm，黄褐色；卵壳厚，胚膜两端无丝状物；卵壳与胚膜间充满透明胶状物，内含 1 个六钩蚴 |

## （二）生活史

　　缩小膜壳绦虫与微小膜壳绦虫的生活史相似，但必须经过中间宿主发育过程。中间宿主包括蚤类、甲虫、蟑螂、倍足类和鳞翅目等六十余种节肢动物，以大黄粉虫、谷蛾和印鼠客蚤多见。成虫寄生在鼠类或人的小肠内，脱落的孕节和虫卵随粪便排出体外。虫卵被中间宿主吞食后，在其肠中孵出六钩蚴，然后穿过肠壁至血腔内经 7～10 天发育成似囊尾蚴。鼠类或人吞食带有似囊尾蚴的中间宿主后，似囊尾蚴在鼠类或人肠腔内经 12～13 天发育为成虫。人主要因食入被感染昆虫污染的面粉、麦片、干果等感染。

### （三）致病性

感染者无体内重复感染情况，一般无明显症状，或仅有轻微的神经系统和消化系统症状，如头痛、失眠、磨牙、恶心、腹胀和腹痛等。严重者可出现眩晕、精神呆滞或恶病质。

### （四）实验诊断

同微小膜壳绦虫，从患者粪便中查到虫卵或孕节为确诊的依据。

### （五）流行与防治

缩小膜壳绦虫是鼠类常见的寄生虫，人体感染比较少见，国内散发病例报道仅百余例，多数为散发的儿童病例。患者无自体内重复感染情况，故寄生的虫数一般较少。人体感染主要是因误食含有似囊尾蚴的中间宿主。缩小膜壳绦虫的中间宿主种类较多、分布广泛，包括常见的粮食害虫，如大黄粉虫和谷蛾等。同时，储存粮食的仓库有时会有多种家鼠栖息活动，这样也易造成鼠类感染。人主要因误食混杂在粮食中的中间宿主昆虫而受感染，儿童因不良卫生习惯则更易误食昆虫，故感染率较高。

积极消灭保虫宿主鼠类和中间宿主仓库害虫是预防本病的有效措施，并要注意个人卫生和饮食卫生。治疗药物可用吡喹酮等。

## 三、阔节裂头绦虫

**案例导入**

患者，男性，46岁，因近半年腹痛、腹泻而就诊。患者主诉有生吃鱼片史，近半年来常出现腹痛、腹胀和腹泻，脐周隐痛，自感消瘦，四肢无力。体格检查：患者面色萎黄，呈贫血面容，粪便检查发现阔节裂头绦虫卵。

请思考：

1. 患者感染阔节裂头绦虫的原因是什么？
2. 粪便中发现虫体后如何确认虫种？

阔节裂头绦虫（*Diphyllobothrium latum*）成虫主要寄生于犬科肉食动物，也可寄生于人体小肠，引起阔节裂头绦虫病。

### （一）形态

1. 成虫　虫体较长，为一种大型绦虫，可长达10 m，最宽处20 mm，具有3 000～4 000个节片。头节细小，呈匙形，长2～3 mm，宽0.7～1.0 mm，其背、腹侧各有一条较窄而深凹的吸槽，颈部细长。成节的宽度明显大于长度。睾丸数较多，为750～800个，雄性生殖孔和阴道共同开口于节片前部腹面的生殖腔。子宫盘曲呈玫瑰花状，开口于生殖腔之后。孕节长2～4 mm，宽10～12 mm，最宽20 mm，但末端长宽相近。孕节的结构与成节基本相同（图4-9）。

2. 虫卵　近卵圆形，长 55～76 μm，宽 41～56 μm，呈浅灰褐色，卵壳较厚，一端有明显的卵盖，另一端有一小棘；虫卵排出时，卵内胚胎已开始发育（图 4-9）。

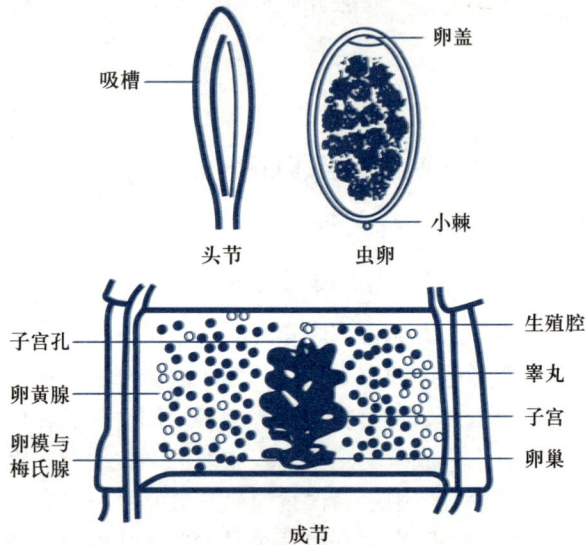

图 4-9　阔节裂头绦虫头节、成节和虫卵形态

（二）生活史

人是阔节裂头绦虫的主要终宿主，第一中间宿主是剑水蚤，第二中间宿主是鱼类。成虫寄生在人以及犬、猫、熊、狐、猪等动物的小肠内。虫卵随宿主粪便排出后入水，在水中发育、孵出钩球蚴。钩球蚴被剑水蚤吞食后，即在其血腔内经过 2～3 周发育为原尾蚴。当受感染的剑水蚤被小鱼或幼鱼吞食后，原尾蚴即可在鱼的肌肉、性腺、卵及肝等内脏发育为裂头蚴，裂头蚴并可随鱼卵排出。当大鱼吞食小鱼或鱼卵后，裂头蚴可侵入大鱼的肌肉和组织内继续生存。当终宿主食入带裂头蚴的鱼时，裂头蚴在其肠内经 5～6 周发育为成虫。成虫在终宿主体内可存活 5～13 年。

（三）致病性

成虫在人体寄生，多数感染者并无明显症状，仅偶尔有疲倦、乏力、四肢麻木、腹泻或便秘以及饥饿感、嗜食盐等较轻微症状。但若虫体扭结成团，可导致肠道、胆道口阻塞，甚至出现肠穿孔等。另外，还有阔节裂头蚴在人肺部和腹膜外寄生的报道。少数患者并发贫血，可能是由于与造血功能有关的维生素 $B_{12}$ 被绦虫大量吸收或虫体代谢产物损害了宿主的造血功能。有些患者还出现感觉异常、运动失调、深部感觉缺失等神经功能紊乱现象，严重者甚至丧失劳动能力。驱虫后，贫血即很快好转。

（四）实验诊断

从粪便中检获虫卵即可确诊。直接涂片法简单易行，但是易漏诊，沉淀法或浮聚法等可提高虫卵检出率。粪便淘洗法检查孕节，可判断虫种。

## （五）流行与防治

阔节裂头绦虫主要分布在欧洲、美洲和亚洲的亚寒带和温带地区。我国黑龙江、吉林、广东和台湾等地区有十余例散发报道。人体感染都是由于误食生的或未熟的含裂头蚴鱼肉所致，如喜食生鱼及生鱼片、果汁浸鱼、盐腌或烟熏的鱼肉、鱼卵。流行区人粪污染河、湖等水源也是本病流行的重要原因。本病防治关键在于健康教育，改变喜食生或半生鱼肉的习惯，加强对犬、猫等动物的管理，避免人、畜粪便污染水源。驱虫方法同其他绦虫。对于并发贫血者还应补充维生素 $B_{12}$。

## 执考直击

1. 链状带绦虫成虫、虫卵、囊尾蚴的形态特征。
2. 链状带绦虫的寄生部位、中间宿主、感染阶段及感染方式。
3. 链状带绦虫的致病虫期及所致疾病。
4. 链状带绦虫的确诊依据、主要检查方法。
5. 链状带绦虫和肥胖带绦虫的形态区别。
6. 肥胖带绦虫的寄生部位、中间宿主、感染阶段及感染方式。
7. 肥胖带绦虫的致病虫期及所致疾病。
8. 亚洲带绦虫与肥胖带绦虫的形态区别。
9. 微小膜壳绦虫与缩小膜壳绦虫的形态区别。

执考真题　　　　　　　　　　　　　练一练

（何雪梅　孟德娣）

# 第五章  肠道寄生原虫

第五章
思维导图

**学习目标**

1. 掌握溶组织内阿米巴、蓝氏贾第鞭毛虫、隐孢子虫、人芽囊原虫及结肠小袋纤毛虫等原虫的虫体形态特征以及实验诊断方法。

2. 熟悉溶组织内阿米巴、蓝氏贾第鞭毛虫、隐孢子虫、人芽囊原虫及结肠小袋纤毛虫等原虫的生活史特点、所致疾病以及流行特点。

3. 了解溶组织内阿米巴、蓝氏贾第鞭毛虫、隐孢子虫、人芽囊原虫及结肠小袋纤毛虫等原虫的致病因素以及防治原则。

4. 能正确地选择溶组织内阿米巴、蓝氏贾第鞭毛虫、隐孢子虫、人芽囊原虫及结肠小袋纤毛虫等原虫的实验诊断方法并实施。

肠道寄生原虫是一类单细胞原生动物，广泛地分布在热带和亚热带地区，寄生在人体肠道可引起消化道感染。本章主要介绍对人致病的溶组织内阿米巴、蓝氏贾第鞭毛虫、隐孢子虫、人芽囊原虫及结肠小袋纤毛虫等，还有一些无致病作用或致病机制尚不明确的迪斯帕内阿米巴、结肠内阿米巴、人毛滴虫等。

## 第一节  溶组织内阿米巴

**案例导入**

患者，男性，37 岁，农民。患者腹痛、腹泻 6 个月，进行性加重 3 天入院。患者于 6 个月前出现腹痛、腹泻，并出现不规则脓血便，呈果酱色。于当地医院就诊，曾给予抗菌治疗，病情虽有好转，但脓血便仍然持续数月。患者于 3 天前开始发热，并伴右上腹疼痛。体格检查：体温 38.5℃，心肺无异常。腹软，肝于右肋缘下 1.5 cm，质软，伴有明显的叩击痛和压痛，脾未触及。

请思考：

1. 如怀疑溶组织内阿米巴感染，需要做哪些检查？

2. 叙述溶组织内阿米巴的致病性。

溶组织内阿米巴（*Entamoeba histolytica*）又称痢疾阿米巴，主要寄生于人体结肠，也可侵入其他器官组织，引起阿米巴病。

## 一、形态

溶组织内阿米巴在生活史过程中有滋养体和包囊两个发育时期。粪便中可见滋养体和包囊，组织中仅见滋养体。

### （一）滋养体

溶组织内阿米巴的滋养体大小为 12～60 μm，滋养体内外质分明。若温度适宜，虫体运动活泼，透明的外质向移动方向伸舌状或指状伪足，颗粒状内质流入其内，使阿米巴向伪足伸出的方向移动，即阿米巴运动。滋养体需经固定染色后才可辨别内部结构。内质含有 1 个直径 4～7 μm 的泡状核。纤薄的核膜边缘有单层均匀分布、大小一致的核周染色质粒。核仁居中，核膜与核仁之间可见纤细的核纤维。从有症状患者的黏液脓血便或组织中分离的滋养体个体较大，内质常见被吞噬的红细胞（图 5-1）。无症状感染者肠腔内寄生的滋养体个体较小，内质不含红细胞。

### （二）包囊

包囊呈圆球形，直径为 10～20 μm，外有光滑囊壁，内有 1～4 个细胞核。单核、双核包囊为未成熟包囊，胞质中有储存营养物质的拟染色体和糖原泡。四核包囊为成熟包囊，囊内仅有 4 个细胞核，此期是该虫的感染阶段（图 5-1）。碘液染色包囊呈棕黄色，核膜、核仁呈浅棕色，糖原泡呈棕色，拟染色体不着色，呈透明棒状。铁苏木素色包囊呈蓝褐色，核膜核仁清晰，胞质内可见棒状、蓝褐色的拟染色体，糖原泡不着色呈空泡状。

视频：溶组织内阿米巴形态

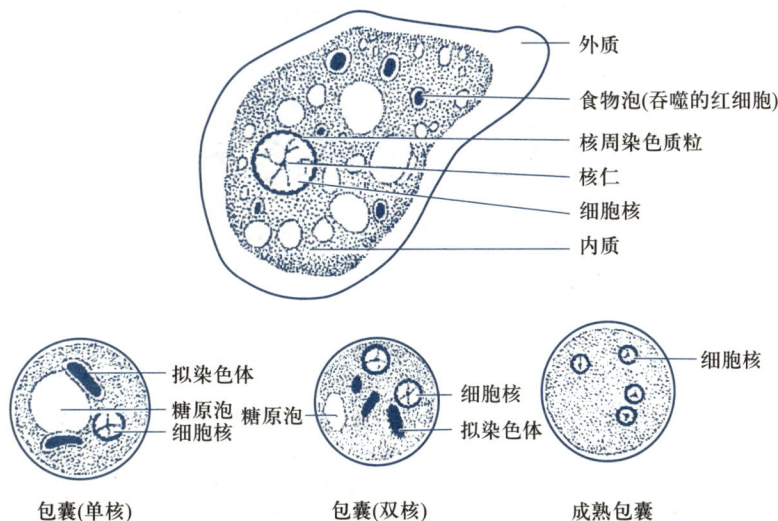

图 5-1 溶组织内阿米巴滋养体和包囊

（标注：外质、食物泡(吞噬的红细胞)、核周染色质粒、核仁、细胞核、内质）

（包囊（单核）：拟染色体、糖原泡、细胞核）
（包囊（双核）：细胞核、拟染色体、糖原泡）
（成熟包囊：细胞核）

## 二、生活史

人是溶组织内阿米巴的适宜宿主，猫、犬、鼠等偶尔也可作为宿主。

人因摄入被四核包囊污染的食物和水而感染。四核包囊经消化液作用，虫体脱囊而出。脱囊后的四核虫体分裂迅速，很快形成八个个体较小的滋养体。滋养体在结肠的上端以细菌或肠内容物为食，以二分裂的方式增殖。滋养体随肠内容物继续下行，由于肠腔水分、营养物质逐渐减少，虫体停止活动，团缩并分泌囊壁形成包囊随粪便排出体外，滋养体在肠腔内形成包囊的过程称为成囊。当肠蠕动加快或有腹泻时，未形成包囊的滋养体也可随粪便排出。滋养体抵抗力低，在外界环境中很快死亡，不能成囊。未成熟包囊排出后可继续发育为成熟包囊。

当人体肠道功能紊乱或肠壁受损时，抵抗力下降，肠腔内的滋养体借助伪足的机械性作用、溶组织酶和毒素的作用，侵入肠壁组织，吞噬红细胞。此时滋养体体积较大，以二分裂的方式大量繁殖，破坏、溶解肠壁组织，引起肠壁溃疡，即肠阿米巴病。滋养体可随坏死的肠壁组织脱落至肠腔，随肠内容物排出体外而死亡，也可随血流播散至其他脏器，如肝、肺、脑等，引起肠外阿米巴病（图 5-2）。

视频：溶组织内阿米巴生活史

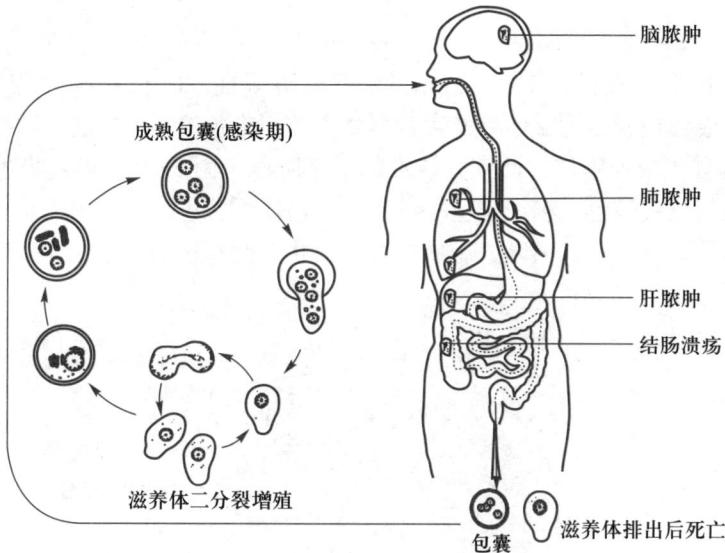

图 5-2　溶组织内阿米巴生活史

## 三、致病性

溶组织内阿米巴感染人体后是否发病，取决于虫株的毒力、数量、肠道菌群的协调作用及宿主的免疫功能状态。

### （一）致病机制

溶组织内阿米巴致病，主要通过对宿主细胞的黏附、分泌穿孔素，溶细胞及蛋白水解酶的作用，以及对宿主抗体 IgG、IgA 和补体 C3 的降解等而发挥作用。肠壁组织的早期病变一般限于浅表的肠黏膜，坏死区较小。随着病程的进展，滋养体不断繁殖，能够穿破黏膜层，在疏松的黏膜下层甚至肌层繁殖并扩散，形成口小底大的烧瓶样溃疡。肠外阿米巴病早期为多发性坏死小病灶，后逐渐融合成大脓肿。

### （二）临床表现

阿米巴病的潜伏期为2～26天，多为2周。本病发病可急或隐匿，同时常有暴发性或迁延性特点。临床上将其分为无症状带虫者、肠阿米巴病、肠外阿米巴病，病理和病程复杂多变。

1. 无症状带虫者　表现为感染溶组织内阿米巴后无临床症状，或仅出现极为轻微的胃肠不适。有资料显示，在约有90%的溶组织内阿米巴感染者中常伴有迪斯帕内阿米巴的感染，临床症状不明显。

2. 肠阿米巴病　由溶组织内阿米巴滋养体侵袭肠壁所致。好发部位为盲肠和升结肠，其次为直肠、乙状结肠和阑尾。

肠阿米巴病临床上可分为急性和慢性。急性期常见的表现为阿米巴性痢疾，典型症状为腹痛伴里急后重、腹泻、粪便可呈果酱样黏液脓血便、有腥臭味、一日数次或数十次。急性可突然发展成急性爆发性，急性暴发性痢疾是严重和致命性的肠阿米巴病，儿童多见。有些急性反复发作者可转为慢性，慢性阿米巴结肠炎则表现为长期间歇性腹痛、腹泻、胃肠胀气和体重下降，可持续1年以上，甚至达5年。有些患者肠壁出现阿米巴肿，又称阿米巴肉芽肿，可无症状，但在肠钡餐透视时容易误诊为肿瘤。肠阿米巴病最严重的并发症是出现肠穿孔、继发性细菌性腹膜炎及中毒性巨结肠等。

3. 肠外阿米巴病　肠壁组织中的滋养体也可随血流侵入肝、肺、脑等器官，引起肠外阿米巴病。其中以阿米巴肝脓肿最常见，好发于肝右叶后上部，患者可出现发热、肝大、肝区疼痛等症状。肝脓肿早期穿刺可见粉红色脓液，晚期穿刺为巧克力酱样脓液。肝脓肿可破溃入胸腔或腹腔，少数破溃入心包。肺脓肿患者主要症状为发热、胸疼、咳嗽、咳痰，痰呈咖啡色。脑脓肿患者可发展为脑膜脑炎，死亡率高。

## 四、实验诊断

### （一）病原学检查

病原学检查是确诊阿米巴感染的依据。从患者的脓血便、稀便和病灶组织内检查阿米巴滋养体，从慢性患者和带虫者的成形粪便中查包囊。注意要与其他非致病性阿米巴相鉴别。

1. 滋养体的检查　在急性患者的黏液脓血便或稀便以及病变组织中可检获滋养体，方法主要有：

（1）生理盐水直接涂片：是诊断急性阿米巴痢疾常用方法之一。

在急性阿米巴痢疾患者的黏液脓血便或阿米巴结肠炎患者稀便中，可镜检活动的滋养体，黏液脓血便也可查见聚集成团的红细胞、较多白细胞及夏科－雷登结晶。

（2）活组织检查：用结肠镜从溃疡的边缘取刮拭物做直接涂片或取活组织做压片；

对肝脓肿者多穿刺抽取脓肿壁的坏死组织镜检滋养体。

2. 包囊的检查　对于慢性患者和带虫者，主要是在成形粪便中查到包囊。

检查包囊最常选用的方法为碘液直接涂片法或碘液染色法。由于间歇性排囊的原因，阴性结果时应间隔2～3天再查一次，有的检查需持续1～3周，多次检查，以防漏诊。如粪便中包囊较少，检查难以发现原虫时，可采用粪便浓集法以提高检出率。

3. 体外培养法　当常规检查难以查到滋养体时应用，但不宜做常规检查。

### （二）免疫学检测

免疫学检测主要用于阿米巴病特别是肠外阿米巴病的辅助诊断和阿米巴流行病学调查。

视频：溶组织内阿米巴实验诊断

### 五、流行与防治

#### （一）流行

溶组织内阿米巴呈世界性分布，多见于热带和亚热带，感染状况与区域经济发展水平、公共卫生条件、个人卫生习惯以及机体免疫力关系密切。我国各地均有分布，经济不发达、卫生条件差的地区以及免疫力低下人群感染率高。

溶组织内阿米巴流行的因素有：① 传染源排包囊数量大：带虫者和慢性肠阿米巴病患者，每人每天外排包囊100万～3.5亿个；② 包囊对外界抵抗力强：包囊在粪便中可存活2周以上，在水中可存活9～30天，对化学消毒剂的抵抗力强，自来水中的余氯不能杀死包囊，因此饮用水污染常成为溶组织内阿米巴感染的重要来源；③ 传播途径多样：包囊既可直接污染水源、食物等，也可经蝇、蟑螂的机械性携带感染人。

#### （二）防治原则

综合性防治原则：加强卫生宣传教育，注意饮食、饮水和个人卫生；加强粪便管理和水源防护；消灭蝇、蟑螂等传播媒介；治疗患者和带虫者。

视频：溶组织内阿米巴流行与防治

治疗药物首选甲硝唑，适用于急慢性阿米巴病患者。带包囊者的治疗应选择肠壁不易吸收且不良反应小的药物，如巴龙霉素、喹碘方等。肠外阿米巴病，如肝、肺、脑脓肿等的治疗以甲硝唑为主。肝脓肿患者采用药物治疗配以穿刺抽出脓液。中药大蒜素、白头翁等有一定的疗效。

# 第二节　蓝氏贾第鞭毛虫

### 案例导入

患儿，男性，8岁，因腹泻3个月就诊。腹泻以稀水便为主，伴腹部绞痛、恶心、呕吐。患儿曾被诊断为急性肠炎，服用抗生素无明显改善。体格检查：腹软，无压痛。

粪便常规检查：脓细胞 2~5 个 / 高倍视野。初诊为慢性肠炎，给予抗生素治疗，效果不明显。复查粪便，发现做活泼的翻滚运动的虫体，经形态学鉴定，确诊为蓝氏贾第鞭毛虫滋养体。给予甲硝唑口服，1 周后腹泻停止，其他症状消失。复诊未见异常。

请思考：

1. 为什么患儿曾被误诊为急性或慢性肠炎？

2. 在新鲜粪便标本中，如何鉴别蓝氏贾第鞭毛虫滋养体与溶组织内阿米巴滋养体？

蓝氏贾第鞭毛虫（*Giardia lamblia*）简称贾第虫，1681 年荷兰学者 Van Leeuwenhoek 首次在自己腹泻的粪便中发现蓝氏贾第鞭毛虫滋养体。虫体寄生于人体小肠，引起蓝氏贾第鞭毛虫病，简称贾第虫病。因蓝氏贾第鞭毛虫病在旅游人群中发病率较高，故又称"旅游者腹泻"。蓝氏贾第鞭毛虫也是机会致病原虫，该虫可与艾滋病合并感染，因而近年更加引起人们的重视。

**知识拓展**

**生活饮用水卫生标准的两虫检测与卫生健康保障**

我国从 2007 年 7 月 1 日起实施新的《生活饮用水卫生标准》（GB5749—2006），新标准中，除了对饮水中细菌的种类和数量等常规指标及限值做了更严格的规定外，还在水质非常规指标中，对引起腹泻的蓝氏贾第鞭毛虫和隐孢子虫进行了严格限值。规定蓝氏贾第鞭毛虫（个 /10 L）<1，隐孢子虫（个 /10 L）<1。这一新标准的变化意味着我国的生活饮用水卫生标准更严谨、更合理，揭示了饮用水安全消毒的必要性，做到从水源上把住关口、堵住漏洞，保障公共卫生健康，控制风险，共筑健康中国。

## 一、形态

蓝氏贾第鞭毛虫发育分为滋养体和包囊两个阶段（图 5-3）。

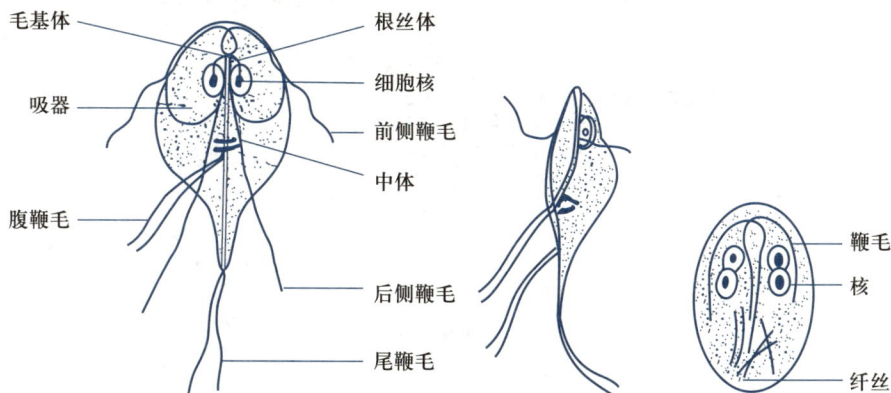

图 5-3　蓝氏贾第鞭毛虫

毛基体　根丝体　吸器　细胞核　前侧鞭毛　中体　腹鞭毛　后侧鞭毛　尾鞭毛　鞭毛　核　纤丝

视频：蓝氏贾第鞭毛虫形态

## （一）滋养体

滋养体呈纵切倒置的梨形，前端钝圆，后端尖细，两侧对称。长 9～21 μm，宽 5～15 μm，厚 2～4 μm。背面隆起，腹面扁平，腹面前半部向内凹陷形成 1 个吸盘，分为左、右两叶，两叶吸盘中央各有 1 个卵圆形的泡状细胞核，核膜无核周染色质粒，核仁大而圆。4 对鞭毛均发自两核之间的基体。1 对前鞭毛向前伸出体外，其余 3 对发出后在两核间分别向虫体后侧、腹侧和尾部伸出体外。1 对中体位于吸盘下方。虫体借助鞭毛摆动做活泼的翻滚运动，典型运动如水中翻滚的落叶。轴柱一对，纵贯虫体但不伸出体外。

## （二）包囊

包囊呈椭圆形，长 8～14 μm，宽 7～10 μm，囊壁较厚。细胞质通常收缩，形成双层结构，在囊壁和细胞质之间有明显的不均匀空隙。未成熟包囊有 2 个核，成熟包囊有 4 个核，多偏于一侧。囊内可见到鞭毛、中体、轴柱等早期结构。

## 二、生活史

蓝氏贾第鞭毛虫生活史简单。滋养体寄生在小肠，主要在十二指肠，借助吸盘吸附在肠黏膜表面。当滋养体落入肠腔而随肠内容物到达回肠下段或结肠腔后，形成包囊。囊内核可进一步分裂，形成 4 个核的成熟包囊，并随粪便排出。包囊对外界抵抗力强，在水中和低温环境中可存活数天至 1 个月。四核包囊是感染阶段，随污染的食物或饮水进入人体，在十二指肠脱囊形成 2 个滋养体，依靠吸盘吸附肠壁，以纵二分裂方式增殖（图 5-4）。

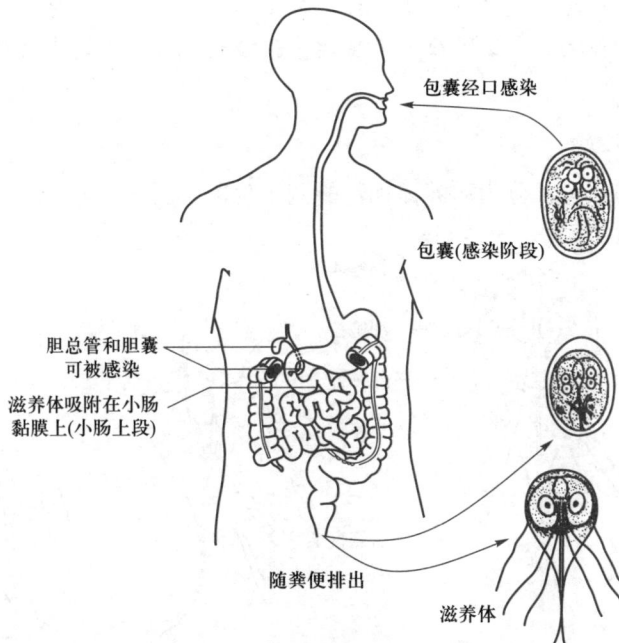

包囊经口感染

包囊(感染阶段)

胆总管和胆囊
可被感染

滋养体吸附在小肠
黏膜上(小肠上段)

随粪便排出

滋养体

图 5-4 蓝氏贾第鞭毛虫生活史

视频：蓝
氏贾第鞭
毛虫生
活史

## 三、致病性

蓝氏贾第鞭毛虫的致病与虫株毒力以及宿主的免疫状态有重要的关系。多数人感染蓝氏贾第鞭毛虫后，为无症状带虫者，仅少数出现腹痛、腹泻、腹胀、发热和厌食等症状。如虫株毒力强、数量多或宿主免疫功能低下，大量虫体在肠壁附着，不仅减少了肠黏膜的吸收面积，其机械性损伤和化学刺激也影响肠黏膜的吸收功能，导致肠道功能紊乱，从而影响小肠的吸收功能，尤其是对可溶性脂肪性物质的吸收，典型患者表现为以腹泻为主的吸收不良综合征，腹泻呈水样，量多、恶臭、无脓血，含较多脂肪颗粒。儿童可因腹泻引起贫血及营养不良。急性期若治疗不及时则容易转为慢性，表现为周期性稀便、恶臭，病程可长达数年。当蓝氏贾第鞭毛虫寄生于胆囊、胆道时，可引起胆囊炎、胆管炎等。

视频：蓝氏贾第鞭毛虫致病性

## 四、实验诊断

### （一）病原学检查

在粪便、十二指肠液、小肠活组织中查获滋养体或包囊，是蓝氏贾第鞭毛虫感染的确诊依据。在小肠液和稀便中仅有滋养体，包囊罕见。随粪便排出的滋养体在外环境中很快死亡，无感染性。蓝氏贾第鞭毛虫引起的腹泻要注意与急性肠阿米巴病、细菌性痢疾、食物中毒、急性病毒性肠炎和毒性大肠埃希菌引起的腹泻进行鉴别。

1. 粪便检查　对急性期腹泻者，用生理盐水直接涂片法查找患者新鲜粪便中的活滋养体。对慢性患者成形粪便，用生理盐水涂片后，再用碘液染色法查找包囊。由于包囊排出具有间歇性，因此，以隔日粪检并连续送检 3 次为宜。粪便中包囊数量较少时，可采用硫酸锌浮聚法或醛醚沉淀法，以提高检出率。

2. 十二指肠液和胆汁检查　对疑似蓝氏贾第鞭毛虫感染，而多次粪检阴性者，可采用引流十二指肠液和胆汁，直接涂片镜检或离心后取沉渣找滋养体。此法可提高检出率，但患者一般不愿接受，取材较困难。也可用肠检胶囊法，效果近似于引流液检查，操作相对方便，患者能够接受。

### （二）免疫学检测

酶联免疫吸附试验（ELISA）、间接荧光抗体试验（IFA）和对流免疫电泳（CIEP）等，均具有较高的敏感性和特异性，已被用于蓝氏贾第鞭毛虫感染的流行病学调查和临床辅助诊断。

视频：蓝氏贾第鞭毛虫实验诊断

## 五、流行与防治

### （一）流行

蓝氏贾第鞭毛虫呈世界性分布，我国人群的感染也非常普遍。儿童、年老体弱和免疫功能缺陷者尤其易感，也是导致艾滋病患者死亡的病因之一。一些家畜和野生动物常为本虫的保虫宿主。

粪便中排出包囊的带虫者、患者和保虫宿主均为传染源。包囊抵抗力强，在水中和粪便中能存活较长时间。人食入被包囊污染的食物或水而感染。氯气不能杀死自来水中的包囊，水源传播是感染本虫的重要途径，在国外尤其是旅游者中屡有报道。另外，媒介节肢动物携带包囊也起一定的传播作用。任何年龄的人群对本虫均易感，儿童、年老体弱者、旅游者及免疫功能缺陷的人群尤其易感。

视频：蓝氏贾第鞭毛虫流行与防治

### （二）防治原则

积极治疗患者和带虫者。加强人和动物粪便管理，保护水源，注意饮食饮水卫生。艾滋病患者及其他免疫功能低下者，均应接受防止蓝氏贾第鞭毛虫感染的防治措施。常用药物有甲硝唑（灭滴灵）、替硝唑、巴龙霉素等。

# 第三节　其他肠道寄生原虫

其他肠道寄生原虫包括其他肠道寄生阿米巴、隐孢子虫、人芽囊原虫、结肠小袋纤毛虫、人毛滴虫等。

## 一、其他肠道寄生阿米巴

除溶组织内阿米巴外，其他肠道寄生阿米巴一般不侵入人体组织，也不引起临床症状，但在大量原虫寄生、宿主免疫功能减弱或肠功能紊乱时，可能会出现临床症状，引起非致病性阿米巴感染。非致病性阿米巴包括迪斯帕内阿米巴（*Entamoeba dispar*）、结肠内阿米巴（*Entamoeba coli*）、哈门氏内阿米巴（*Entamoeba hartmanni*）、微小内蜒阿米巴（*Endolimax nana*）、布氏嗜碘阿米巴（*Iodamoebe butschlii*）和齿龈内阿米巴（*Entamoeba gingivalis*）。

### （一）迪斯帕内阿米巴

迪斯帕内阿米巴的形态结构以及生活史与溶组织内阿米巴极为相似。但是迪斯帕内阿米巴滋养体不具有侵袭性，不吞噬红细胞，食物泡内可见细菌颗粒。光学显微镜下不能区分迪斯帕内阿米巴和溶组织内阿米巴原虫。通过同工酶分析、ELISA 和 PCR进行鉴别，其中以检测编码 29/30 kDa 多胱氨酸抗原的基因最为特异和可行。感染迪斯帕内阿米巴后，一般无临床症状，世界卫生组织 / 泛美卫生组织 / 联合国教科文组织（WHO/PAHO/UNESCO）（1997 年）认为迪斯帕内阿米巴感染者不需治疗。

### （二）结肠内阿米巴

结肠内阿米巴是人体肠道常见的共栖原虫。滋养体直径 15～50 µm，胞质呈颗粒状，内、外质分界不明显。外质仅在伪足形成时才能看到，伪足短小，运动迟缓。胞质内含有多个食物泡，内含细菌、酵母菌等，但不含红细胞。核周染色质粒粗大，排列不整齐，分布不均匀，核仁大，略偏位。包囊直径 10～35 µm，成熟包囊具有 8 个核，偶有含 16 个核或更多。未成熟包囊胞质含糖原泡和两端尖细草束状的拟染色体。人因食入包囊污染的水或食物而感染。结肠内阿米巴在结肠寄生，不侵入组织，也无临床症状。生活史和流行情况与溶组织内阿米巴相似，除人体外，在鼠、猪、犬等动物肠内也有发现。粪便检查发现包囊或滋养体即可诊断，但应与溶组织内阿米巴及其他消化道阿米巴相鉴别。

人体消化道内的非致病性阿米巴滋养体、包囊鉴别特征见图 5-5 和图 5-6。

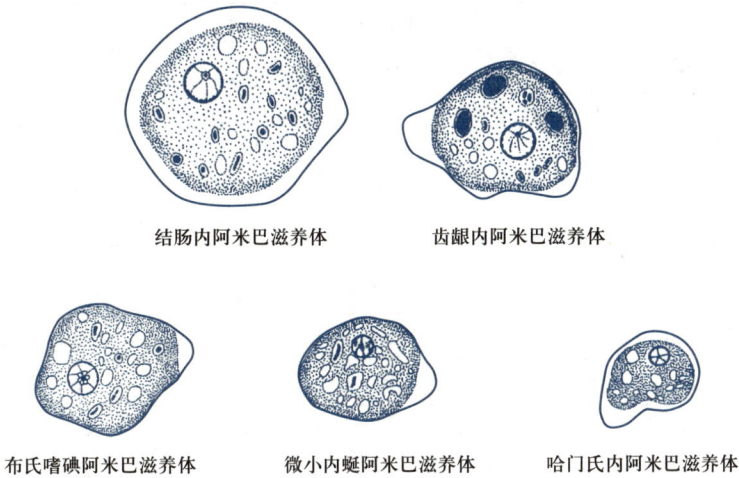

结肠内阿米巴滋养体　　　　齿龈内阿米巴滋养体

布氏嗜碘阿米巴滋养体　　微小内蜒阿米巴滋养体　　哈门氏内阿米巴滋养体

图 5-5　非致病性阿米巴原虫滋养体形态

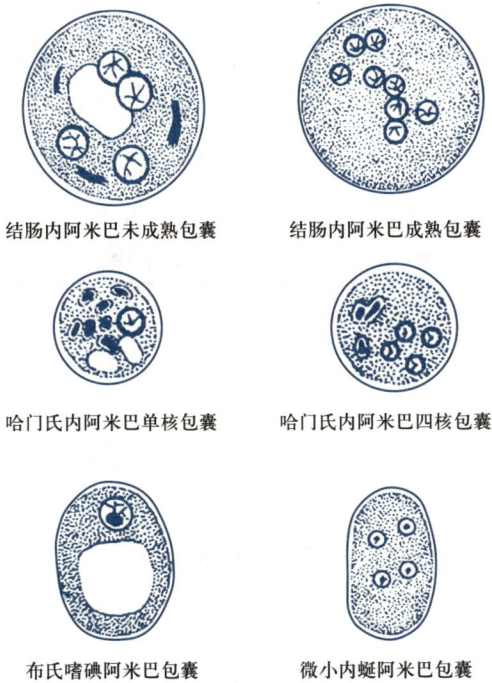

结肠内阿米巴未成熟包囊　　　结肠内阿米巴成熟包囊

哈门氏内阿米巴单核包囊　　　哈门氏内阿米巴四核包囊

布氏嗜碘阿米巴包囊　　　微小内蜒阿米巴包囊

图 5-6　非致病性阿米巴原虫包囊形态

消化道内的阿米巴原虫形态结构的主要鉴别依据见表 5-1。

**表 5-1　肠内寄生阿米巴原虫的形态特征**

| 鉴别点 | 溶组织内阿米巴 | 迪斯帕内阿米巴 | 结肠内阿米巴 | 哈门氏内阿米巴 | 微小内蜓阿米巴 | 布氏嗜碘阿米巴 |
|---|---|---|---|---|---|---|
| 未染色滋养体 | | | | | | |
| 大小 /μm | 12～60 | 12～60 | 15～50 | 4～12 | 6～12 | 8～20 |
| 运动 | 非常活泼 | 活泼 | 迟缓 | 活泼 | 迟缓 | 较活泼 |
| 细胞外质 | 丰富 | 丰富 | 少 | 丰富 | 少 | 少 |
| 伪足 | 指状，清晰 | 指状，清晰 | 形钝，颗粒状 | 指状，清晰 | 形钝，颗粒状 | 形钝 |
| 食物泡 | 可见被消化的红细胞 | 无红细胞 | 有食物颗粒、细菌等 | 无红细胞 | 有食物颗粒、细菌等 | 细菌等 |
| 细胞核 | 一般不可见 | 一般不可见 | 环状 | 一般不可见 | 一般不可见 | 一般不可见 |
| 包囊 | | | | | | |
| 大小 /μm | 10～20 | 10～20 | 10～30 | 4～10 | 5～10 | 5～10 |
| 形状 | 球形 | 球形 | 球形 | 球形 | 卵圆形 | 不规则 |
| 囊壁 | 薄 | 薄 | 厚 | 薄 | 薄 | 薄 |
| 糖原块 | 偶尔出现 | 偶尔出现 | 弥散状 | 偶尔出现 | 无 | 显著、泡状 |
| 拟染色体 | 偶尔出现 | 偶尔出现 | 通常无 | 偶尔出现 | 无 | 无 |
| 铁苏木素染色滋养体 | | | | | | |
| 细胞质 | 黑色（包括红细胞） | 浅蓝灰和黑色 | 浅蓝灰和黑色 | 浅蓝灰和黑色 | 浅蓝灰和黑色 | 浅蓝灰和黑色 |
| 细胞膜 | 清晰 | 清晰 | 厚 | 清晰 | 薄 | 厚 |
| 核周染色质粒 | 清晰，颗粒状 | 清晰，颗粒状 | 粗糙 | 清晰，颗粒状 | 无 | 偶为颗粒状 |
| 核仁 | 小，中心位 | 小，中心位 | 大，偏于一侧 | 小，中心位 | 大，不规则 | 大，偏位 |

## 二、隐孢子虫

**案例导入**

患者，女性，2 岁。腹泻 7 天，每天排便 6～7 次，大便呈稀糊状，有时呈黄水样，伴发热、腹痛、腹胀、恶心、食欲减退等。患儿病前曾到郊区农村住过 2 周，返回后 2 天即出现腹泻。实验室检查：金胺－酚改良抗酸染色法发现大量隐孢子虫卵囊，诊断为隐孢子虫病。

请思考：

1. 隐孢子虫的病原学检查方法有哪些？
2. 对于临床腹泻患者，为什么要注意考虑及鉴别有无寄生虫感染？

隐孢子虫（*Cryptosporidium*）为一种人兽共患寄生虫，广泛地存在于多种脊椎动物体内。寄生于人体消化道的主要是微小隐孢子虫（*C. parvum*），引起隐孢子虫病。隐孢子虫是一种机会致病原虫，引起患者严重腹痛及腹泻，也是艾滋病死亡的原因之一。

## （一）形态

隐孢子虫发育过程包括子孢子、滋养体、裂殖体、配子体、合子和卵囊等发育阶段。卵囊呈圆形或椭圆形，直径 4～6 μm，成熟卵囊内含 4 个月牙形的子孢子和 1 个颗粒状的残留体。在改良抗酸染色标本中，背景为蓝绿色，卵囊为玫瑰红色，有较厚的囊壁。因观察的角度不同，囊内子孢子排列似不规则，呈多态状，残留体为暗黑或棕色的颗粒状，未经染色的卵囊难以识别（图 5-7）。

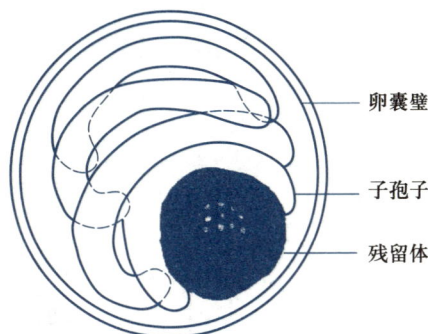

图 5-7 隐孢子虫卵囊

卵囊壁
子孢子
残留体

## （二）生活史

隐孢子虫生活史简单，其无性生殖和有性生殖阶段均在同一宿主小肠内进行，整个发育过程无需宿主转换。成熟卵囊为感染阶段，随粪便排出被宿主吞食后，在消化液的作用下，囊内的 4 个子孢子逸出并侵入小肠黏膜上皮细胞，在被侵入的细胞膜与细胞质之间形成纳虫空泡，虫体在空泡内开始无性繁殖，发育为滋养体，经 3 次核分裂后发育为Ⅰ型裂殖体。成熟的Ⅰ型裂殖体含有 8 个裂殖子，裂殖子被释出后侵入其他上皮细胞，发育为第二代滋养体。第二代滋养体经 2 次核分裂发育为Ⅱ型裂殖体。成熟的Ⅱ型裂殖体含 4 个裂殖子，此裂殖子释出后侵入肠上皮发育为雌、雄配子体，进入有性生殖阶段，雌配子体进一步发育为雌配子，雄配子体产生 16 个雄配子，雌、雄配子结合形成合子，合子发育为卵囊，进入孢子生殖阶段。卵囊有薄壁（约占 20%）和厚壁（约占 80%）两种类型，薄壁卵囊只有一层单位膜，其子孢子逸出后直接侵入宿主肠上皮细胞，继续无性繁殖，形成宿主自体重复感染；厚壁卵囊有两层囊壁，在宿主肠上皮细胞内或肠腔内孢子化（形成子孢子）。孢子化的厚壁卵囊随宿主粪便排出体外，即具感染性（图 5-8）。

## （三）致病性

隐孢子虫主要寄生于小肠，空肠近端是虫体寄生数量最多的部位，严重者可扩散到整个消化道，引起肠黏膜损伤，造成消化不良和吸收功能障碍。隐孢子虫感染后，其临床症状和严重程度取决于宿主的免疫功能与营养状况。免疫功能正常者，症状一般较轻，常表现为自限性腹泻，粪便呈水样、量大，可有腹部痉挛性疼痛、恶心、厌食、发热和全身不适等症状。免疫功能缺陷者或严重感染的幼儿，则腹泻更为严重，表现为持续性霍乱样水便，一天数次至数十次。也有时并发肠外器官寄生，如呼吸道和胆道感染。尤为值得关注的是，隐孢子虫也常为艾滋病患者并发腹泻而死亡的原因之一。因

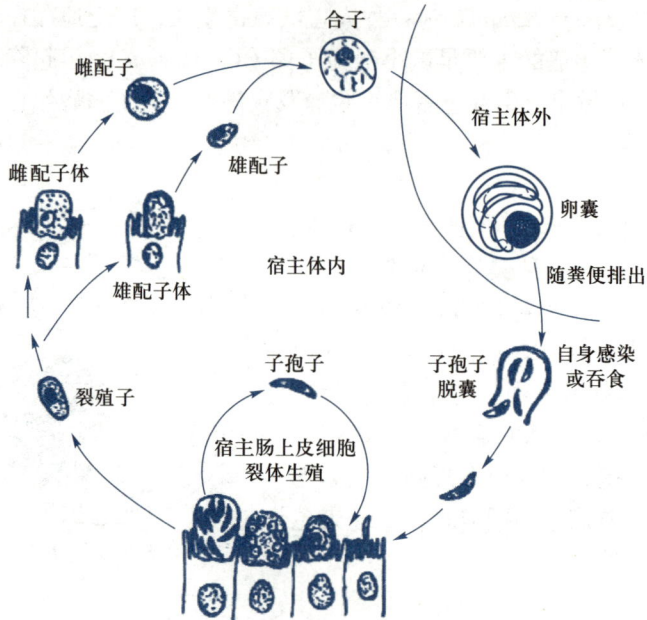

图 5-8　隐孢子虫生活史

此，国外对艾滋病患者进行隐孢子虫检查已成为常规。

（四）实验诊断

1. 病原学检查　从粪便中检出卵囊即可确诊。单纯粪便直接涂片法检查阳性率低，目前，多用浮聚法或沉淀法先将卵囊浓集，再经各种染色法对涂片进行染色，极大地提高了粪便的阳性率。常用的染色法主要有：

（1）金胺－酚染色法：此法简便、敏感，适于批量样本的过筛检查，阳性或可疑样本再用改良抗酸染色法检查。镜检时应注意虫体与酵母菌及非特异的荧光颗粒的鉴别。

（2）改良抗酸染色法：经改良抗酸染色后，背景为蓝绿色，卵囊呈玫瑰红色，虫体形态结构清晰。易与酵母菌以及非特异颗粒区别，准确性高。

（3）金胺－酚改良抗酸染色法：经改良抗酸染色后，样本中多存在非特异性红色抗酸颗粒，貌似卵囊，难以鉴别。本法先用金胺－酚染色，再用改良抗酸染色复染。染色后非特异性颗粒呈蓝黑色，颜色与卵囊不同，利于卵囊检查，提高检出率和准确性，是目前检查隐孢子虫卵囊最常用的方法。

2. 免疫学诊断　适用于轻度感染者的诊断和流行病学调查。市场已有相关商品试剂盒，特异性和敏感性均较高，但是高滴度抗体可持续 12 个月，因此不宜用于现症感染的诊断。

（五）流行与防治

隐孢子虫病呈世界性分布。我国 19 个省（自治区、直辖市）有当地感染者，主要分布于经济落后、卫生状况差的地区，多发于温暖潮湿季节及免疫功能缺陷者、艾滋病患者和儿童。近年来，随着人们对该虫体的认识以及检测手段的不断提高，隐孢子虫病例报道日渐增多，已引起医学界的重视。

感染隐孢子虫的人和动物为传染源。误食卵囊污染的食物或水源经口感染。水源污染是造成隐孢子虫病在人群中暴发流行的主要原因。另外痰中有卵囊者可通过飞沫传播。人和动物也可相互传播，动物饲养员发病率较高。由于隐孢子虫卵囊对环境和消毒剂的抵抗力较强，人对隐孢子虫普遍易感，婴幼儿、艾滋病患者、接受免疫抑制剂治疗者以及免疫功能低下者更易感染。

预防的关键是人群的防护。经常接触动物的农牧民、兽医以及接触患者的医务人员、实验技术人员等重点人群尤其要注意个人卫生；对免疫功能缺陷或低下的人群，应增强其免疫力；对患者或病畜的排泄物可用 10% 甲醛、5% 氨水及时处理杀死卵囊，避免水源和食物被污染。目前，对于隐孢子虫的治疗尚无特效药物，螺旋霉素有一定的控制感染、减轻腹泻的作用。

💡 知识拓展

**机会致病寄生虫与提高机体免疫力**

随着社会的发展，人体寄生虫的种类、分布及寄生虫病流行谱也发生着变化。一些曾经不被重视或不常见的寄生虫越来越显示出对人类健康的危害，机会致病寄生虫就是其中的一类。机会致病寄生虫最常见的是机会致病原虫，如弓形虫、隐孢子虫等。如器官移植后长期服用肾上腺皮质激素、肿瘤化疗患者或感染人类免疫缺陷病毒（HIV）等，寄生虫对这些人群的侵袭力、增殖能力和致病力显著增强可引起临床发病，甚至发生严重的或致死性感染。机会致病寄生虫病的临床表现复杂，逐渐引起了医学界的高度重视。因此，要加强锻炼身体，增强体质，以提高机体免疫力、增强抗疾病能力，守护自身健康。

## 三、人芽囊原虫

### 案例导入

患者，女性，56 岁。自述大便次数增加且不成形，伴有腹胀、腹泻，无腹痛，有时有恶心、呕吐、食欲缺乏等，近十多天加重就诊。患者曾怀疑消化不良，服用中药治疗无效。粪便检查：性状半稀便，有少量黏液，生理盐水涂片，显微镜低倍镜下见白细胞大小的可疑形态，经高倍镜辨认，为人芽囊原虫空泡型，确诊为人芽囊原虫感染。

请思考：

1. 人芽囊原虫感染有哪些症状？
2. 如何实验室诊断人芽囊原虫病？

人芽囊原虫（*Blastocystis hominis*）广泛地分布于世界各地，其寄生在人体肠道回盲部，引起腹泻。由于该虫可非特异性感染不同物种，因此有学者建议不再使用物种种名"人"命名，而改用芽囊原虫。

（一）形态

该虫大小差异较大，形态多样，在体外培养可见空泡型、颗粒型、阿米巴型、复分裂型和包囊 5 种类型：① 空泡型：粪便中以空泡型最为常见，虫体呈圆形或卵圆形，直径为 2～200 μm，多为 4～15 μm，虫体中央有一透亮的大空泡，核呈月牙状或块状，核数 1～4 个，核一般位于虫体周缘，感染者的粪便生理盐水涂片常见该型；② 颗粒型：虫体由空泡型发育而成，虫体中心充满圆形颗粒状物质，本型在粪便中少见；③ 阿米巴型：虫体外形多变，有伪足伸出，形似溶组织内阿米巴滋养体，胞质中含细菌或颗粒状物质，该型可出现在腹泻患者的水样便中；④ 复分裂型：虫体有多个核，核与核之间有少量细胞质相连，形成多个小空泡状结构；⑤ 包囊：呈圆形或卵圆形，具薄壁与厚壁之分，薄壁包囊可以在肠腔内增殖，造成自体感染，而厚壁包囊则与肠外途径相关。

（二）生活史

人芽囊原虫生活史尚未完全清楚，虫体主要寄生于宿主肠道回盲部。一般认为其生活史主要是包囊—空泡型—阿米巴型—包囊。粪便中以空泡型虫体为主，也可发现阿米巴型、包囊等形态。阿米巴型为致病阶段，包囊为感染阶段（图 5-9）。

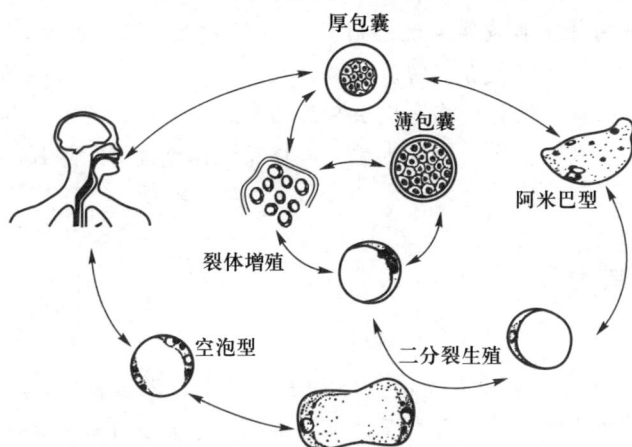

图 5-9　人芽囊原虫生活史

（三）致病性

人芽囊原虫致病机制尚未明确，多数学者认为该虫是一种机会致病原虫，致病力较弱，感染后是否发病主要与机体免疫力有关。感染人芽囊原虫后，免疫功能正常者多为无症状或仅有轻微症状，可以自愈。部分感染者可有腹痛、腹胀、腹泻等症状，腹泻是常见的临床症状。病程持续数天至数月甚至更长，患者的临床症状与原虫感染度有密切关系。一般急性病例较少，往往呈慢性迁延。

### （四）实验诊断

从粪便中检获虫体可确诊。人芽囊原虫常用的检查方法有生理盐水直接涂片法、碘液染色法、浓集法、固定染色法、培养法等。要注意与溶组织内阿米巴、哈门氏内阿米巴、微小内蜒阿米巴及真菌相鉴别。

### （五）流行与防治

人芽囊原虫在人群中普遍易感，呈世界性分布。该虫也可寄生在多种动物体内。患者、带虫者和保虫宿主都可成为传染源。粪便管理不当，人芽囊原虫通过污染水源、食物而传播。

加强卫生宣传教育，注意个人卫生和饮食卫生；粪便无害化处理，保护水源。常用甲硝唑治疗。

## 四、结肠小袋纤毛虫

**案例导入**

患者，男性，29岁。腹疼、腹泻数天，加重4天而就诊。患者体温39℃，腹部阵发性疼痛伴有恶心、呕吐。患者每天排便8~10次，有里急后重感。粪便检查：黏液便，生理盐水涂片可见少量红细胞，同时发现多个结肠小袋纤毛虫滋养体。虫体较大，可见肛口及纤毛，前端细小，后端钝圆，有胞肛。内质中可见大小两个核，小核很小，位于肾形大核的凹入部，有伸缩泡1对，虫体运动较活泼。经询问病史，患者曾于发病前半个月回乡探亲，有多次与猪的接触史。

请思考：

1. 结肠小袋纤毛虫是如何致病的？有哪些症状？

2. 确诊结肠小袋纤毛虫病需进行哪些实验诊断？

结肠小袋纤毛虫（*Balantidium coli*）寄生于人体结肠，是人体内最大的寄生原虫，可侵犯宿主的肠壁组织，导致结肠小袋纤毛虫痢疾。

### （一）形态

生活史包括滋养体和包囊两个阶段。滋养体呈卵圆形或椭圆形，无色透明或淡灰略带绿色，大小为（30~150）μm×（25~120）μm。虫体外覆表膜，周身披有许多斜纵行的纤毛，活的滋养体可借助纤毛的摆动作快速旋转式运动。虫体极易变形，前端有一凹陷的胞口，下接漏斗状的胞咽，颗粒性食物借助胞口纤毛的运动进入虫体，形成食物泡，经消化后，食物残渣由虫体后端的胞肛排出体外。虫体的中、后部各有一个伸缩泡，具有调节渗透压的作用。滋养体经苏木素染色后，可见一个肾形的大核和一个圆形的小核，均为实质核，小核位于大核的凹陷处。包囊呈圆形或卵圆形，淡黄或浅绿色，直径为40~60μm，囊壁厚而透明，染色后可见一个胞核，呈腊肠型

（图 5-10）。

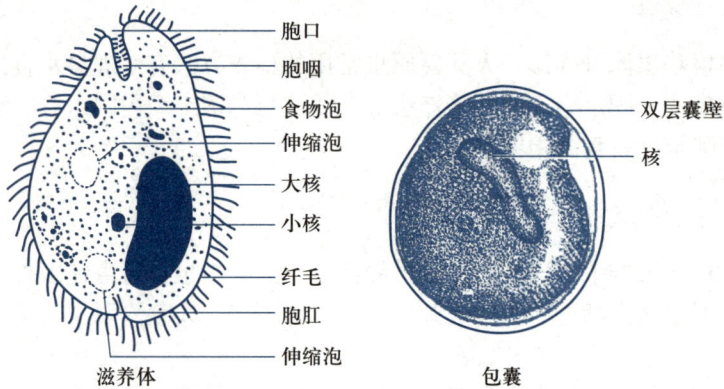

图 5-10　结肠小袋纤毛虫滋养体与包囊

### （二）生活史

包囊随污染的食物或水经口进入体内，在胃肠道脱囊逸出滋养体。滋养体在结肠内寄居，以淀粉颗粒、细菌及肠壁脱落的细胞为食，生长迅速，主要以横二分裂方式繁殖。在分裂早期虫体变长，中部形成横缢并收缩，后面的个体另长出胞口。小核首先分裂，大核延长并在中部收缩形成两个核，然后从横缢处分开，前面的伸缩泡进入前面的子体，后端的伸缩泡则进入另一子体。另外，滋养体也可进行接合生殖（图 5-11）。在宿主消化功能紊乱或免疫力降低等条件下，滋养体可侵犯肠壁组织形成局部溃疡。滋养体在随肠内容物下移过程中，由于肠内理化环境的变化，部分滋养体变圆，同时分泌成囊物质将虫体包围形成包囊，随粪便排出体外，包囊在外界无囊内增殖。人体内的滋养体若随粪便排出，也可在外界成囊。滋养体在外界可存活 10 天左右。

### （三）致病性

滋养体为主要致病阶段，寄生于宿主结肠内大量繁殖，可引起消化道症状。虫体分泌透明质酸酶，并借助机械运动侵犯结肠黏膜，甚至黏膜下层，引起溃疡。严重患者可出现大面积结肠黏膜的破坏和脱落，病理变化类似溶组织内阿米巴痢疾。依据临床表现可分为无症状型、慢性型和急性型三种，多数感染者为无症状型，但粪便中可有包囊排出，成为传染源，其在流行病学上具有重要的意义。慢性型患者表现为周期性腹泻，粪便呈粥样或水样，常伴有黏液，但无脓血。急性型又称痢疾型，患者表现为突然发病，主要表现为腹痛、腹泻和黏液血便，并伴有里急后重，甚至出现脱水、营养不良及消瘦。滋养体偶可经淋巴管侵袭肠外组织，如肝、肺或泌尿生殖器等引起异位病变。

### （四）实验诊断

粪便直接涂片查到滋养体或包囊即可确诊。急性期患者以查滋养体为主。由于虫体较大，一般不易漏检。粪便标本应新鲜，反复送检可提高检出率。必要时可采用乙状结肠镜检查取病变组织做病理检查，亦可用阿米巴培养基进行培养。

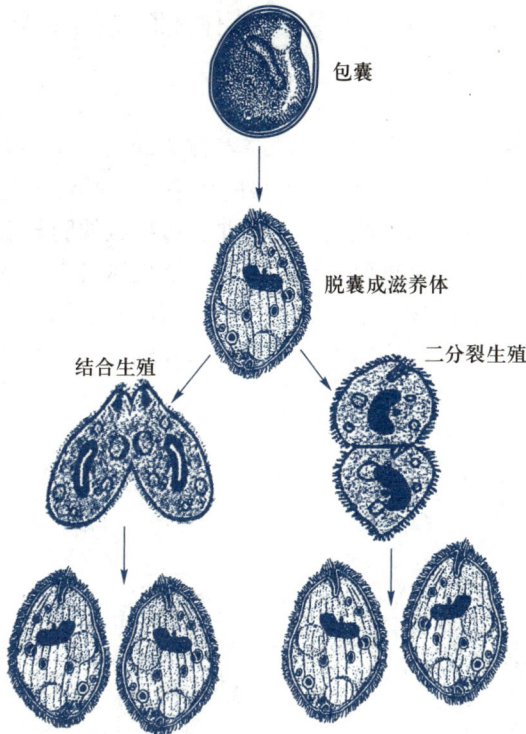

包囊

脱囊成滋养体

结合生殖

二分裂生殖

图 5-11　结肠小袋纤毛虫生活史

### （五）流行与防治

结肠小袋纤毛虫呈世界性分布，结肠小袋纤毛虫病是人畜共患病，多种动物易感，其中猪是最重要的传染源，不少患者有与猪的密切接触史。包囊抵抗力较强，人感染主要是通过误食被包囊污染的食物或饮水。

本虫的防治原则与溶组织内阿米巴相同。加强卫生宣传教育，注意个人卫生和饮食卫生。加强人、猪粪便的管理，避免虫体污染食物和水源。治疗可用甲硝唑或小檗碱等。

## 五、人毛滴虫

**案例导入**

患者，男性，8 岁，因反复腹泻来院就诊。患儿自小体弱，食欲不佳，近期每天大便 2～5 次，量少。曾诊为慢性肠炎，给予黄连素、庆大霉素、小儿消化口服液等治疗，但腹泻症状时轻时重，反复发作。体格检查未见异常。经粪便检查发现人毛滴虫滋养体，确诊为人毛滴虫性肠炎，用甲硝唑治疗后痊愈。

请思考：

1. 人毛滴虫是如何感染人体的？

2. 如何对人毛滴虫进行诊断？

人毛滴虫（*Trichomonas hominis*）寄生于人体盲肠和结肠，只有滋养体阶段。

（一）形态

人毛滴虫仅有滋养体期，无包囊期。滋养体大小为（5～14）μm×（7～10）μm，呈椭圆形或梨形，似阴道毛滴虫，有3～5根前鞭毛和1根后鞭毛。后鞭毛与波动膜外缘相连，游离于尾端。波动膜的内侧通过一弯曲、薄杆状的肋与虫体相连。肋的长度与波动膜基本相同，染色后的肋是重要的诊断依据。活虫体可借助波动膜及鞭毛的摆动做快速无方向的运动。波动膜在运动中起旋转作用，而前鞭毛起推动作用。胞核1个，位于前端，核内染色质散在分布。胞质内含有食物泡和细菌，一根纤细的轴柱由前向后贯穿整个虫体，并伸出体外。（图5-12）。

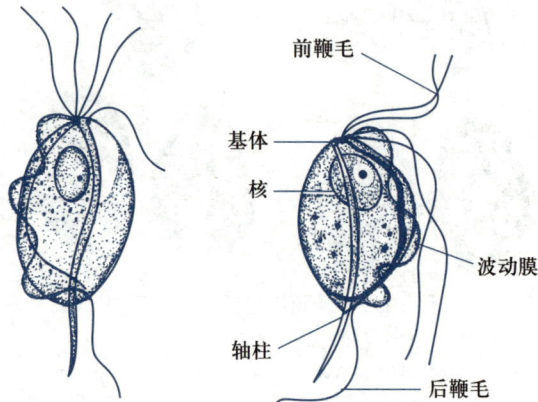

前鞭毛

基体

核

波动膜

轴柱

后鞭毛

图 5-12　人毛滴虫模式图

（二）生活史与致病性

人毛滴虫生活史简单，滋养体为感染阶段，通过粪－口途径传播。滋养体随污染的食物和饮水进入人体，寄生于盲肠和结肠，多见于回盲部。主要以细菌为食，通过纵二分裂方式进行繁殖，随粪便排出体外。对外界环境抵抗力较强。

目前，尚无证据表明人毛滴虫对人体有致病作用。但有报道认为，人毛滴虫可导致腹泻，该虫对婴幼儿及免疫功能低下者可引起滴虫性肠炎，出现以腹泻为主的临床症状。

（三）实验诊断

可采用粪便直接涂片法查滋养体或用人工培养基（Boeck 和 Drobhla 二氏培养基）分离虫体。

（四）流行与防治

人毛滴虫呈世界性分布，以热带和亚热带较为常见。世界各地感染率不同，以儿童感染较为常见。加强卫生宣传教育，注意个人卫生及饮食卫生，尤其是儿童。首选治疗药物为甲硝唑，中药雷丸对人毛滴虫病的治疗效果也较好。

## 执考直击

1. 溶组织内阿米巴滋养体及包囊的形态特征。
2. 溶组织内阿米巴的寄生部位、感染阶段、感染方式及致病虫期。
3. 阿米巴痢疾患者粪便特点、肠外阿米巴病的最常见部位。
4. 溶组织内阿米巴的确诊依据、主要检查方法。
5. 蓝氏贾第鞭毛虫滋养体、包囊的形态特征。
6. 蓝氏贾第鞭毛虫的致病虫期及所致疾病。
7. 蓝氏贾第鞭毛虫的确诊依据、主要检查方法。
8. 隐孢子虫卵囊的形态特征。
9. 隐孢子虫的确诊依据、主要检查方法。
10. 人芽囊原虫的形态特征及主要检查方法。
11. 结肠小袋纤毛虫的形态特征及主要检查方法。

执考真题

练一练

（何雪梅　罗　嫚　张金彪）

# 第六章 肝脏与胆管寄生虫

第六章
思维导图

**学习目标**

1. 掌握华支睾吸虫、细粒棘球绦虫、多房棘球绦虫、肝片形吸虫等寄生虫的成虫、虫卵或幼虫形态特征以及实验诊断方法。

2. 熟悉华支睾吸虫、细粒棘球绦虫、多房棘球绦虫、肝片形吸虫等寄生虫的生活史特点、所致疾病以及流行特点。

3. 了解华支睾吸虫、细粒棘球绦虫、多房棘球绦虫、肝片形吸虫等寄生虫的致病因素以及防治原则。

4. 能正确地选择华支睾吸虫、细粒棘球绦虫、多房棘球绦虫、肝片形吸虫等寄生虫的实验诊断方法并实施。

引起肝胆损害的寄生虫很多，这些寄生虫在肝脏和胆道系统寄生而引起疾病。如华支睾吸虫、肝片形吸虫寄生在肝胆管内；细粒棘球绦虫棘球蚴和多房棘球绦虫泡球蚴寄生于肝实质内；溶组织内阿米巴滋养体侵入肝脏；血吸虫虫卵释放的抗原物质引起肝组织免疫病理损伤；似蚓蛔线虫可在肝脏移行或异位寄生等。不同寄生虫引起的肝胆病变、临床表现以及诊断方法不同。本章主要介绍华支睾吸虫、细粒棘球绦虫、多房棘球绦虫和肝片形吸虫。

## 第一节 华支睾吸虫

**案例导入**

患者，男性，35岁，因右上腹不规则疼痛1月余就诊。患者一个多月前开始出现右上腹胀痛、食欲差、厌油、恶心，并偶有腹泻等症状。既往身体健康，喜欢喝酒，常吃鱼生。体格检查：巩膜轻度黄染，全身皮肤无黄染。肝肋下3 cm，质软，表面光滑，边缘整齐，有压痛。根据病史，粪便检查虫卵发现华支睾吸虫虫卵，同时做华支睾吸虫抗体检查：ELISA检查结果阳性（1∶1 280）。

请思考：

1. 该患者是如何感染华支睾吸虫的，该病的诊断依据是什么？

2. 如何预防华支睾吸虫感染?

华支睾吸虫（*Clonorchis sinensis*），又称肝吸虫，成虫寄生于人体肝胆管内，可引起华支睾吸虫病，又称肝吸虫病。该虫于 1874 年首次在印度一位华侨尸体的胆管内发现，故得名。1975 年在湖北江陵西汉古尸和战国楚墓古尸体内先后发现了该虫的虫卵，从而证明该虫在我国至少已有 2 300 年的历史。

## 一、形态

### （一）成虫

成虫体形狭长，背腹扁平，前端稍窄，后端钝圆，形似葵花子状。活体呈淡红色，死后呈灰白色。虫体大小一般为（10～25）mm×（3～5）mm。口吸盘在虫体前端，腹吸盘在虫体前端 1/5 处，口吸盘略大于腹吸盘。消化道不完整，口位于口吸盘的中央，咽呈球形，食管短，其后为肠支。肠支分为左右二支，沿两侧延伸至虫体的末端形成盲端。雌雄同体，睾丸 1 对，呈分支状，前后排列于虫体后 1/3 处；卵巢 1 个，呈分叶状，位于睾丸之前。受精囊椭圆形，位于睾丸与卵巢之间。卵巢与腹吸盘之间是高度迂曲、充满虫卵的子宫，开口于腹吸盘前缘的生殖孔。卵黄腺为颗粒状，分布在虫体中部的两侧，相当于腹吸盘至受精囊的水平（图 6-1）。

### （二）虫卵

虫卵呈椭圆形，形似芝麻粒，前窄后钝，黄褐色，大小为（27～35）μm×（12～20）μm。前端有明显的卵盖，卵盖周围的卵壳增厚形成突起的肩峰。卵后端钝圆，有一结节样小突起，称为小疣。卵壳较厚，从粪便排出时，卵内已含一个成熟毛蚴（图 6-2）。

## 二、生活史

成虫寄生于人和犬、猫等哺乳动物的肝胆管内，以脱落的胆管上皮细胞、肝胆管分泌物和血细胞为食。虫卵随胆汁进入肠道随粪便排出体外。

虫卵入水后，若被第一中间宿主豆螺、沼螺、涵螺等吞食后，在螺体消化道孵出毛蚴，后者穿过肠壁在螺体内发育，经胞蚴、雷蚴等无性增殖阶段形成大

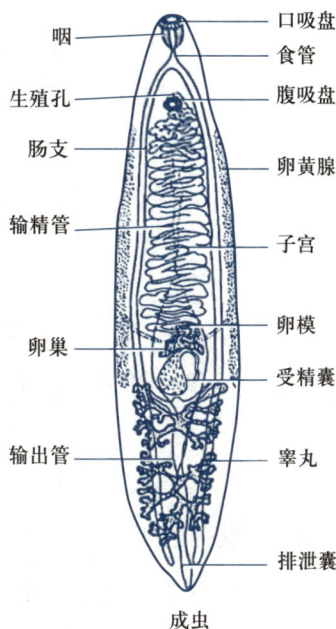

图 6-1 肝吸虫成虫

视频：华支睾吸虫形态

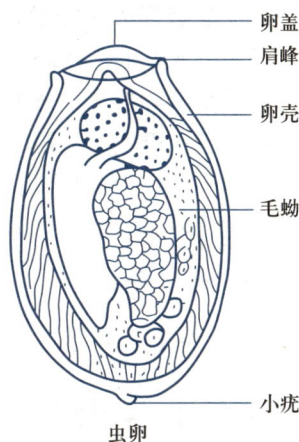

图 6-2 肝吸虫虫卵

视频：华
支睾吸虫
生活史

量尾蚴，成熟的尾蚴从螺体逸出。尾蚴在水中遇到适宜的第二中间宿主淡水鱼、虾，则侵入其肌肉等组织中，经20~35天发育为囊蚴。囊蚴为感染阶段。人或猫、犬等因生食或半生食含有活囊蚴的淡水鱼、虾而感染。囊蚴在消化液的作用下，囊内幼虫破囊而出发育为童虫，童虫经胆总管进入肝胆管，发育为成虫并产卵。自囊蚴进入人体内到发育为成虫并产卵，约需1个月。成虫寿命为20~30年（图6-3）。

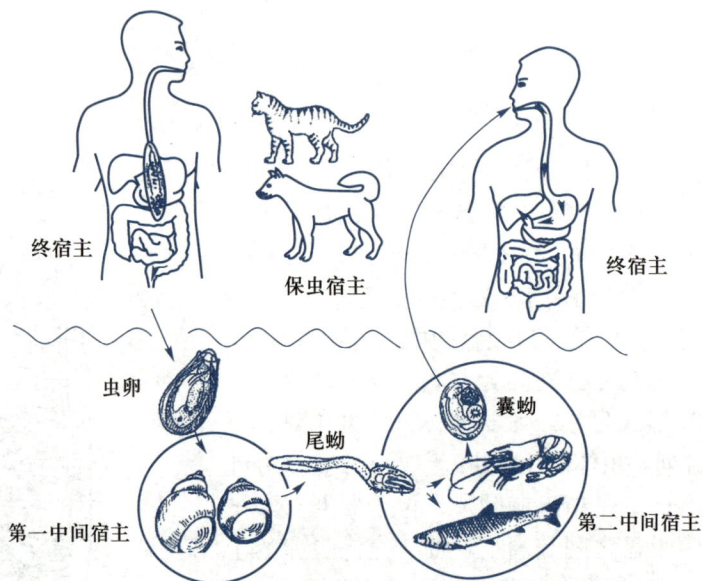

图6-3　肝吸虫生活史

## 三、致病性

成虫在肝胆管内寄生，虫体的机械刺激以及虫体分泌物、代谢产物的影响，造成胆管内膜及胆管周围炎症反应，导致胆管上皮细胞脱落、增生，管壁变厚，管腔狭窄，加之虫体阻塞作用，引起阻塞性黄疸；感染严重时门静脉区周围纤维组织增生、肝实质萎缩变性，甚至形成胆汁淤积性肝硬化。如继发细菌感染，患者常有急性或慢性胆管炎、胆囊炎等。死亡的虫体碎片、虫卵、胆管上皮脱落细胞等构成核心，可引起胆石症。

肝吸虫感染轻者可无症状。中度感染可有上腹不适、食欲缺乏、肝区隐痛、腹痛、腹泻等症状；重度感染可伴有黄疸、肝大等表现；严重感染晚期可有肝硬化、腹水，甚至导致胆管上皮癌或肝癌。儿童和青少年感染还可出现营养不良、贫血、低蛋白血症、肝大、发育障碍，少数患者可出现侏儒症。

视频：华
支睾吸虫
致病性

## 四、实验诊断

### （一）病原学检查

因虫卵小，容易漏检，其检出率常与所用的检查方法和检查次数有关。首选方法为粪便沉淀集卵法或定量透明厚涂片法。必要时可做十二指肠引流胆汁进行离心沉淀检查虫卵，检出率较高，但技术复杂，患者难以接受，一般在经多次粪检阴性而临床症状可疑时采用。

## （二）免疫学检测

目前，在临床辅助诊断和流行病学调查中，免疫学方法也已被广泛应用。

### 知识拓展

**肝吸虫卵与异形吸虫卵及灵芝孢子的形态鉴别**

肝吸虫卵与异形吸虫卵在形态、大小上极为相似，容易造成误诊，粪便检查时应注意鉴别。同时，肝吸虫卵也要注意与服用灵芝及其制品的患者粪便中的灵芝孢子相鉴别。①肝吸虫卵：芝麻状，卵盖突出，肩峰明显，卵盖对侧有一疣状突起；②猫后睾吸虫卵：外形同华支睾吸虫卵，仅长短比例不同；③异形异形吸虫卵：卵圆形，无肩峰，卵盖对侧无明显突起；④横川后殖吸虫卵：卵圆形或梨形，无肩峰，卵盖不明显，对侧无明显突起；⑤灵芝孢子：黄棕色，外形为下端钝圆，上端略尖，芝麻粒状，外包有双层厚壁，无卵盖、肩峰、小疣，内无毛蚴为实体状。

视频：华支睾吸虫诊断

## 五、流行与防治

### （一）流行

肝吸虫病主要分布于亚洲的东亚和东南亚国家。我国大部分省（自治区、直辖市）均有流行，感染率最高的是广东，其次是广西和黑龙江。

患者、带虫者以及保虫宿主均可作为传染源，虫卵有机会入水，水中存在第一、第二中间宿主以及当地人群有生吃或半生吃淡水鱼、虾的不良习惯等而造成肝吸虫感染。而当地人群有无生吃或半生吃鱼、虾的习惯是流行的关键因素。

### （二）防治原则

加强卫生宣教，改进饮食习惯，不吃生或半生的鱼、虾，注意生、熟食厨具的分开。加强粪便及水源的管理，防止未经无害化处理的粪便污染水源；结合农业生产治理鱼塘或定期灭螺。治疗药物可用吡喹酮与阿苯达唑。

视频：华支睾吸虫流行与防治

# 第二节 细粒棘球绦虫

**案例导入**

患者，男性，53岁，牧民。反复咳嗽，咳白色粉皮样痰半年，经常服用止咳药。1天前因右上腹部被马踢，约30分钟后突然倒地，呼吸急促，面色苍白，四肢湿冷，在送往医院的途中死亡。尸检：右肺下叶及肝右叶各有一囊腔；腹腔内见大量白色混浊液体，其中可见从米粒大小到花生米大小的乳白色颗粒和囊肿。肺囊腔及肝囊腔镜检结果相同，囊腔最内层为单层排列的生发细胞，囊腔内表面附着小囊腔，并可见原头蚴。

请思考：

1. 根据病史、临床表现和尸检结果，考虑该患者可能患何种寄生虫病？
2. 该病有哪些实验诊断方法？

细粒棘球绦虫（*Echinococcus granulosus*）又称包生绦虫，成虫寄生于犬科食肉动物的小肠内，幼虫（棘球蚴）寄生于人和多种食草类家畜及其他动物的肝、肺、脑等组织中，引起棘球蚴病（包虫病）。

## 一、形态

### （一）成虫

细粒棘球绦虫成虫是绦虫中最小的虫种之一，体长 2～7 mm，平均 3.6 mm。除头节和颈部外，整个链体只有幼节、成节和孕节各 1 节，偶或多 1 节，所有节片均为狭长形。头节呈梨形，具有顶突和 4 个吸盘。顶突伸缩力很强，其上有两圈大小相间的小钩，28～48 个，呈放射状排列。顶突顶部有顶突腺，可分泌具有免疫原性的物质。成节的结构与带绦虫略相似，生殖孔位于节片一侧中部偏后。睾丸 45～65 个。孕节最大，子宫有不规则的分支和侧囊，含虫卵 200～800 个（图 6-4）。

### （二）虫卵

形态与带绦虫卵基本相同，在光镜下难以区别。

### （三）幼虫

幼虫即棘球蚴，为圆形囊状体。直径从不足 1 cm 至数十厘米，与寄生时间、寄生部位和宿主种类有关。棘球蚴为单房性囊，由囊壁和囊内含物（生发囊、原头蚴、囊液等）组成，有的还有子囊和孙囊。囊壁外由宿主的纤维组织包绕。囊壁分两层，外层为角皮层，厚约 1 mm，乳白色、半透明，似粉皮状，较松脆，易破裂，光镜下无细胞结构而呈多层纹理状。内层为胚层，又称生发层，厚约 20 μm，具有细胞核。胚层向囊内长出许多生发囊、子囊和原头蚴（图 6-5）。

1. 生发囊 也称育囊，是具有一层生发层的小囊，直径约 1 mm，由生发层的有核细胞发育而来，借小蒂与胚层相连或脱落于囊中。在小囊壁上可生成数量不等的原头

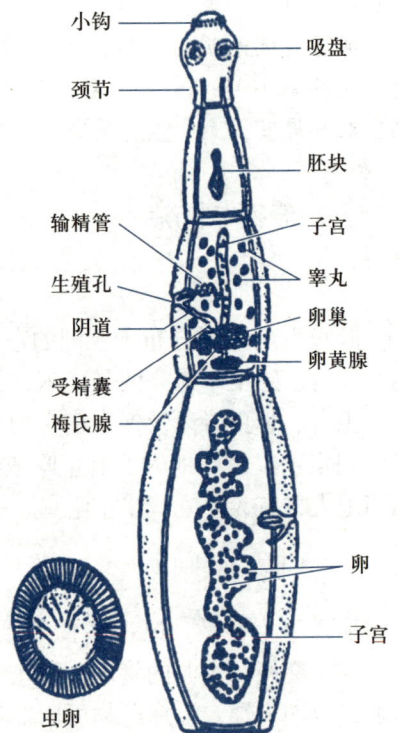

图右侧标注：小钩、吸盘、颈节、胚块、输精管、子宫、生殖孔、睾丸、阴道、卵巢、受精囊、卵黄腺、梅氏腺、卵、子宫、虫卵

图 6-4 细粒棘球绦虫成虫、虫卵

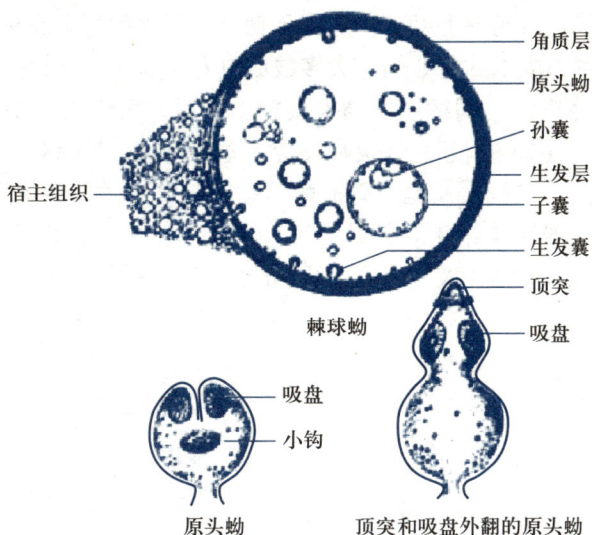

图 6-5　棘球蚴

蚴，多者可达 30～40 个。原头蚴可向生发囊内生长，也可向囊外生长为外生性原头蚴。

2. 子囊　可由母囊（棘状蚴囊）的生发层直接长出，也可由原头蚴或生发囊发育而成。子囊结构与母囊相似，其囊壁具有角皮层和生发层，囊内也可生长原头蚴、生发囊以及与子囊结构相似的小囊，称为孙囊。有的母囊无原头蚴、生发囊等，称为不育囊。

3. 原头蚴　原头蚴呈椭圆形或圆形，大小为 170 μm × 122 μm，为向内翻卷收缩的头节，其顶突和吸盘内陷，保护着数十个小钩。原头蚴与成虫头节的区别在于其体积小和缺少顶突腺。

4. 囊液　囊腔内充满囊液，也称棘球蚴液，内含多种蛋白质、肌醇、卵磷脂、尿素及少量糖、无机盐和酶，其中蛋白质和酶对人体具有强免疫原性。

5. 棘球蚴砂　从囊壁上脱落的原头蚴、生发囊、子囊可悬浮在囊液中，称为棘球蚴砂或囊砂。一个棘球蚴囊内可有无数的原头蚴和生发囊，一旦囊壁破裂，可在中间宿主体内形成许多新的棘球蚴。

## 二、生活史

细粒棘球绦虫的终宿主是犬、狼和豺等犬科食肉动物，中间宿主是牛、羊、马、骆驼、鹿等多种食草动物和人。

成虫寄生在终宿主小肠，以顶突上的小钩和吸盘固着在肠黏膜上，孕节或虫卵随宿主粪便排出体外。孕节有较强的活动能力，可沿草地或植物蠕动爬行，致使虫卵污染周围环境，包括牧场、畜舍、土壤及水源等。当中间宿主吞食了虫卵或孕节后，六钩蚴在其肠内孵出，钻入肠壁，经血液循环至肝、肺等器官，经 3～5 个月发育成棘球蚴。棘球蚴囊内可有数千至数万，甚至数百万个原头蚴。棘球蚴一旦破裂，原头蚴在中间宿主体内可播散而形成新的棘球蚴。含棘球蚴的动物脏器或组织被犬、狼等吞食后，囊内原头蚴散出，吸附在终宿主肠壁上发育为成虫。棘球蚴所含的每个原头蚴都可发育为一条成虫。从原头蚴发育为成虫约需 8 周。大多数成虫寿命为 5～6 个月。

人是细粒棘球绦虫的中间宿主。当人误食虫卵后，六钩蚴在小肠内孵出，钻入肠壁，随血液循环侵入组织，引起急性炎症反应。若六钩蚴未被杀死，其周围逐渐形成一个纤维性外囊，囊内六钩蚴缓慢地发育成棘球蚴，故棘球蚴与宿主间有纤维被膜分隔。棘球蚴生长缓慢，一般感染半年后，囊的直径达 0.5～1.0 cm，以后每年增长 1～5 cm，最大可至数十厘米。棘球蚴在人体内可存活 40 年，甚至更久（图 6-6）。

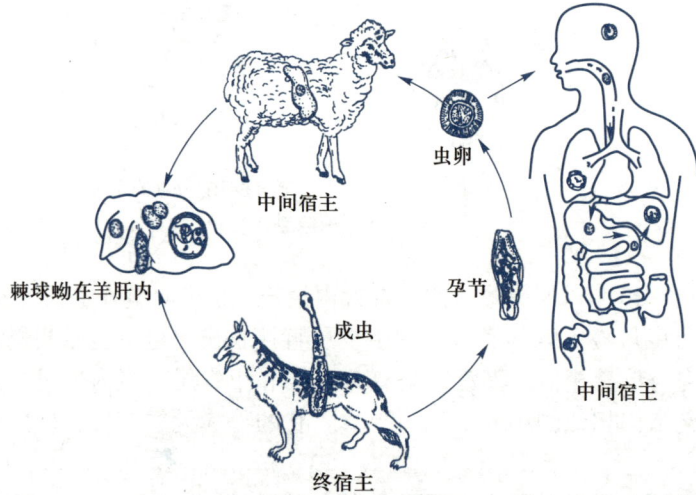

图 6-6　细粒棘球绦虫生活史

💡 知识拓展

### 棘球蚴在人体的寄生部位

棘球蚴可寄生于几乎人体所有部位，最多见的部位是肝（占 69.9%），多在右叶，肺（19.3%）次之，再次是腹腔（3.0%）以及原发在肝脏再向各器官转移（5.3%），其他部位分别是脑（0.4%）、脾（0.4%）、盆腔（0.3%）、肾（0.3%）、胸腔（0.2%）、骨（0.2%）、肌肉（0.1%）、胆囊（0.1%）、子宫（0.1%）以及皮肤、眼、卵巢、膀胱、乳房、甲状腺等（0.4%）。在肺和脾内棘球蚴生长较快，在骨组织内则生长极慢，巨大的棘球蚴囊多见于腹腔，它可以占满整个腹腔，挤压膈肌，甚至使一侧肺叶萎缩。棘球蚴在人体内一般为单个寄生，但多个寄生也不少见，占患者的 20% 以上。

## 三、致病性

棘球蚴病又称包虫病，因棘球蚴生长缓慢，一般在感染后 5～20 年才出现症状。原发的棘球蚴感染多为单个，继发感染常为多发，可同时累及多个器官。

棘球蚴的致病作用一般以机械损伤为主，其严重程度取决于棘球蚴的体积、数量、寄生时间及部位。由于棘球蚴不断生长，压迫周围组织和器官，引起被压组织细胞萎缩、坏死，也可因棘球蚴液的渗出或溢出引起毒性及超敏反应，因此，临床表现极其复杂。

棘球蚴可寄生在人体各个部位，肝脏最多，其次为肺，还可寄生于腹腔、脑、盆腔、肌肉和皮下等处。肝棘球蚴病患者临床表现为肝大、肝区痛、食欲减退、胆管炎、胆囊炎及黄疸等；肺棘球蚴病临床表现为呼吸急促、咳嗽、咳血等；脑棘球蚴病临床表现为头痛、呕吐及癫痫等症状。当棘球蚴破裂时，大量囊液外溢，可致过敏性休克和继发性棘球蚴病。

## 四、实验诊断

询问病史，了解患者是否来自疫区或去过流行区，以及与犬、羊等动物和皮毛接触史。

### （一）病原学检查

棘球蚴寄生在组织中，病原学检查比较困难。对患者手术取出的疑似棘球蚴，或痰液、尿液、胸腔积液或腹水等标本，可通过镜检发现棘球蚴砂或棘球蚴碎片作为确诊依据。由于棘球蚴囊壁脆弱易破，严禁诊断性穿刺，以免囊液外溢造成继发性棘球蚴病。

### （二）免疫学检测

免疫学试验是重要的辅助诊断方法。常用的有皮内试验和血清学检查，如 ELISA、胶体金法、免疫印迹技术（WB）等。通过血清学检查棘球蚴病相关的特异性抗体、循环抗原或免疫复合物等，可辅助影像学进行临床诊断。

### （三）影像学检查

影像学检查是临床诊断的关键手段。应用 X 线、B 超、CT 或 MRI 等对棘球蚴病的诊断和定位具有重要的价值，特别是 B 超、CT 和 MRI，不仅可早期诊断出无症状的带虫者，还能准确地检测出各种病理形态的影像。

## 五、流行与防治

### （一）流行

棘球蚴病是一种严重危害人类健康和畜牧业生产的人兽共患病，其分布地域不断扩大，现已成为全球性重要的公共卫生和经济问题。我国是世界上棘球蚴病流行严重的国家之一，主要流行区在我国西部和北部广大农牧地区。犬粪中虫卵量大且虫卵对外界抵抗力强，严重污染牧区环境。牧区儿童喜欢与家犬亲近而易受到感染，成人感染可因从事剪羊毛、挤奶、加工皮毛等引起。也可因生饮牛奶、羊奶或误食被虫卵污染的水、蔬菜或其他食物而受染。病死的家畜或其内脏多用以喂犬或抛在野外，犬、狼随意吞食，造成犬、狼等感染率增高，进而又加重了牛、羊的感染，造成了本病在动物间的传播流行。

在非流行区，人因偶尔接触受感染的犬，或接触到来自流行区的动物皮毛而受感染。流行区的畜产品大量流向非流行区。因此，非流行区也存在着潜在的流行危险。

（二）防治原则

加强卫生宣传教育，养成良好的个人卫生和饮食习惯，定期为家犬、牧犬驱虫，以减少传染源。加强卫生领域法律法规建设，加强对屠宰场和个体屠宰户的检疫，及时处理病畜内脏，防止被犬、狼吞食。

棘球蚴病的治疗，首选外科手术，术中应注意将虫囊取尽并避免囊液外溢造成过敏性休克或继发性感染。对早期的小棘球蚴，可使用阿苯达唑、吡喹酮及甲苯咪唑等药物治疗。

# 第三节　其他肝脏与胆管寄生虫

## 一、多房棘球绦虫

### 案例导入

患者，女性，32岁，维吾尔族人。1年前出现肝区胀痛、食欲缺乏、消化不良等症状。近半年恶心、呕吐、肝区疼痛间歇性发作，活动后加剧。1个月前出现黄疸，因突然大呕血入院。体格检查：肝大并可触及质硬肿块。控制病情后，行肝肿物切除术。术中见肝脏被巨大肿物占据，肿物与四周组织粘连。病理报告：肝脏肿物外形不规则，表面无纤维包膜，肿块由体积小呈葡萄状的囊泡群组成，小囊泡为圆形或椭圆形，大小不等，小的直径1 mm，大的直径6 mm。血清标本免疫学检查：泡球蚴抗体阳性。

请思考：

1. 请分析该患者可能患何种疾病？

2. 该病如何预防？

多房棘球绦虫（*Echinococcus multilocularis*）形态和生活史均与细粒棘球绦虫相似，但成虫主要寄生于狐、犬、狼等体内，幼虫（泡球蚴或多房棘球蚴）寄生于啮齿类或食虫类动物，也可寄生于人体组织器官内，引起严重的泡球蚴病，亦称泡型包虫病或多房性包虫病。

（一）形态

1. 成虫　外形和结构都与细粒棘球绦虫相似，但虫体更小，长仅1.2～3.7 mm，头节、顶突、小钩和吸盘等都相应偏小，顶突小钩为13～34个。虫体常有4～5个节片。成节生殖孔位于节片中线偏前，睾丸数较少，为26～36个，均分布在生殖孔后方。孕节子宫为简单的囊状，无侧囊，内含虫卵187～404个。

2. 虫卵 形态和大小与细粒棘球绦虫卵难以区别。

3. 幼虫 称为泡球蚴或多房棘球蚴，为淡黄色或白色的囊泡状团块，常见多个大小囊泡相互连接、聚集而成。囊泡圆形或椭圆形，直径为0.1～0.7 cm，内含透明囊液和许多原头蚴，或含胶状物而无原头蚴。囊泡壁由角皮层和生发层构成，角皮层很薄且常不完整，整个泡球蚴与宿主组织间无纤维组织被膜分隔。泡球蚴多以外生性出芽生殖不断产生新囊泡，长入组织，少数也可向内芽生形成隔膜而分离出新囊泡。葡萄状的囊泡一般1～2年即可占满所寄生的器官，还可向器官表面蔓延至体腔内，犹如恶性肿瘤。

### （二）生活史

多房棘球绦虫的终宿主是狐，其次是犬、狼、獾和猫等。当终宿主食入含泡球蚴的中间宿主（鼠类）或其脏器后，原头蚴在小肠内发育为成虫，孕节及虫卵随粪便排出。中间宿主田鼠、仓鼠、褐家鼠等鼠类因食入虫卵而受感染，在其体内发育为泡球蚴。当体内带有泡球蚴的鼠或动物脏器被狐、犬和狼等终宿主吞食后，一般经45天原头蚴可以在终宿主体内发育为成虫，并排出孕节和虫卵（图6-7）。

人因误食虫卵而感染，由于人是多房棘球绦虫的非适宜宿主，人体感染时囊泡内只含胶状物而无原头蚴。

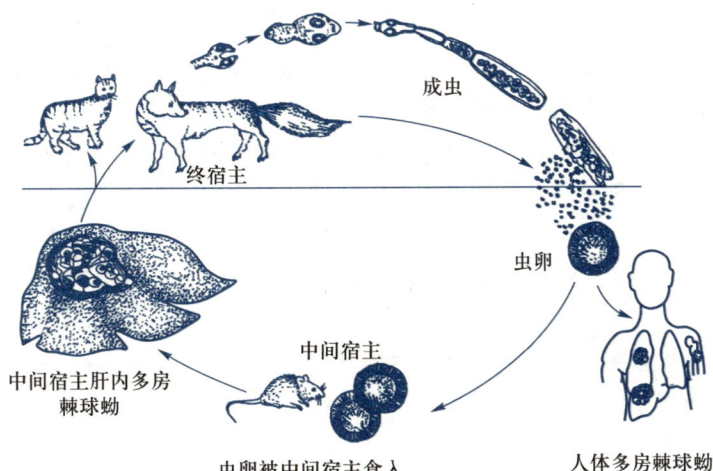

图6-7 多房棘球绦虫生活史

### （三）致病性

人泡球蚴病通常比棘球蚴病更严重，病死率较高。泡球蚴多寄生于人的肝脏，在肝实质内呈弥漫性芽生蔓延，逐渐波及整个肝脏，对肝组织的破坏严重，其周围组织因受压迫而发生萎缩、变性，甚至坏死。由于泡球蚴生长缓慢，感染后一般潜伏期较长，患者常表现为右上腹缓慢增长的肿块或肝大，触诊时肿块较坚硬并有结节感，另有黄疸、门静脉高压等病理改变，可并发消化道大出血而致死。临床表现有食欲缺乏、消化不良、肝区疼痛等肝功能损害症状。晚期患者甚至有恶病质现象。若肝内泡球蚴侵入肝静脉，可随血液循环转移至肺、脑等器官，从而出现相应的症状和体征。本病症状类似肝癌，但其病程通常较长。

### （四）实验诊断

用于棘球蚴病的各种诊断方法都适用于泡球蚴病诊断。由于泡球蚴周围缺纤维组织被膜，虫体抗原很容易进入血液，因此血清学方法有很好的辅助诊断效果和价值。

### （五）流行与防治

泡球蚴病分布地区比棘球蚴病局限，在我国分布于宁夏、新疆、青海、甘肃和四川。该病已成为我国西部地区严重危害农牧民健康的疾病之一。多房棘球绦虫在野生动物中传播，形成自然疫源地。虫卵抗寒能力极强，在严冬的冰雪中仍保持活力。人多在狩猎和生产活动中误食虫卵，造成感染。

加强卫生宣传教育，讲究饮食卫生。消灭野鼠是根除传染源的主要措施。早期诊断、早期手术是治疗泡虫蚴病成功的关键。药物治疗常用阿苯达唑、甲苯达唑和吡喹酮等。

## 二、肝片形吸虫

**案例导入**

患者，男，46岁，4年前开始出现发热、腹痛、食欲缺乏等症状，继而转为慢性过程，常有乏力、右上腹胀痛，伴贫血与肝脾大。患者近期病情加重来院就诊，B型超声检查显示：肝实质弥漫性病变、肝内外胆管扩张、肝内胆管内有稍强回声团块、右肝内多发实质性肿块、胆囊炎。血常规检查：嗜酸性粒细胞达10%，疑为肝胆管系统寄生虫感染。粪便镜检：虫卵阳性，经鉴定为肝片形吸虫虫卵，确诊为肝片形吸虫病。用吡喹酮治疗2个疗程，患者症状逐渐减轻。

请思考：

1. 分析患者患该寄生虫病的可能原因是什么？
2. 该病应如何预防？

肝片形吸虫（*Fasciola hepatica*）亦称肝片吸虫，是一种寄生在牛、羊及其他哺乳动物胆管内的常见寄生虫。人亦可被感染，引起肝片形吸虫病。

### （一）形态

1. 成虫　虫体较大而肥厚，背腹扁平，前宽后稍窄，呈姜片状。活时呈棕红色，固定后为灰白色。体长20～30 mm，宽8～13 mm，体表密布细小皮棘。体前端有一锥形突起，称为头锥。口吸盘位于头锥顶部的亚腹面，直径为1 mm。腹吸盘较口吸盘稍大，位于头锥基部水平。肠支达虫体末端，并向两侧分出许多侧支。睾丸两个，高度分支，前后排列于虫体中部。卵巢较小，分支细，位于睾丸前端、腹吸盘右后方。子宫较短，盘曲在卵巢与腹吸盘之间（图 6-8）。

2. 虫卵　呈椭圆形，淡黄褐色，大小为（130～150）μm×（63～90）μm。卵盖小，壳薄，内含一个卵细胞和许多卵黄细胞（图 6-8）。

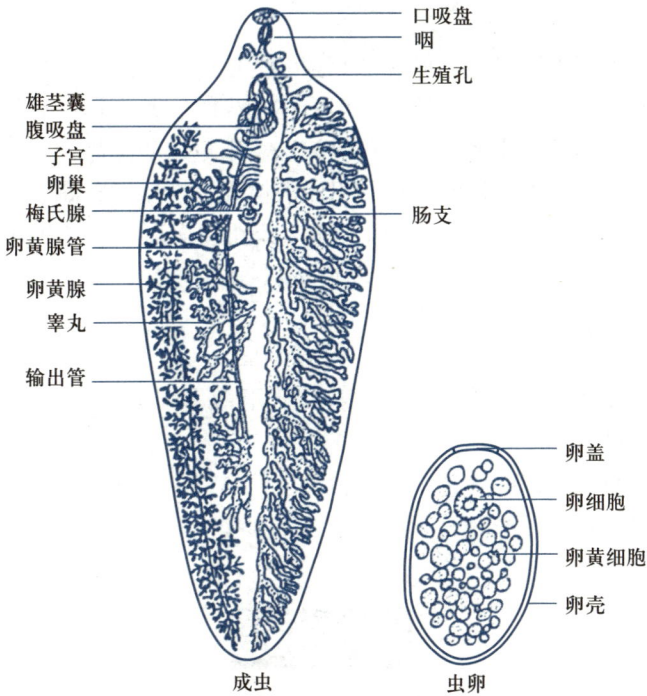

图 6-8　肝片形吸虫成虫与虫卵

（二）生活史

　　肝片形吸虫的终宿主是人和牛、羊等哺乳动物，中间宿主为椎实螺类。成虫寄生在终宿主的肝胆管内，虫卵随胆汁流入肠道，随粪便排出体外。虫卵入水后，在适宜的条件下孵出毛蚴。毛蚴侵入中间宿主椎实螺，在螺体内经胞蚴、雷蚴发育为尾蚴。尾蚴成熟后自螺体逸出，附着在水生植物表面形成囊蚴。囊蚴被终宿主食入后，在宿主小肠内脱囊的后尾蚴穿过肠壁，经腹腔侵入肝脏并最终进入胆管，也可经肠系膜静脉或淋巴管进入胆管。在移行过程中，部分童虫可停留在其他脏器，如肺、脑、眼眶、皮下等处异位寄生，造成损害。自囊蚴感染到成虫产卵最短需 10～11 周。成虫每天可产卵约 20 000 个，在人体可存活 12～13 年。

（三）致病性

　　肝片形吸虫的后尾蚴、童虫及成虫均有致病性。后尾蚴及童虫移行对各器官特别是肝脏造成损害，引起肝脏炎症反应及脓肿，出现急性症状，如高热、腹痛、荨麻疹、肝大及血中嗜酸性粒细胞增多等。成虫在胆管寄生可引起胆管炎症、胆管上皮增生及胆管周围的纤维化，导致阻塞性黄疸、肝硬化等，还可累及胆囊引起相应的病变。主要临床症状有乏力、右上腹疼痛或胆绞痛、恶心、厌食油腻食物、贫血、黄疸和肝大等表现。部分童虫在移行过程中可停留肺、脑、眼眶、皮下等处，造成异位损害，也称为肝外肝片形吸虫病。

### （四）实验诊断

从患者粪便中检获虫卵是确诊肝片形吸虫病的依据，但应与姜片虫卵相鉴别。由于虫卵较大，用粪便直接涂片法容易鉴别，但虫体较少时容易漏诊，对粪便标本连续检查三张涂片，可以提高阳性检出率，也可用沉淀法、定量透明厚涂片法等。如经多次粪检阴性，而临床症状可疑时可采用十二指肠引流液检查，检出率较高。

免疫学检测有助于本病的诊断，如 ELISA、间接血凝试验（IHA）和免疫荧光法（IFA）等方法检测患者血清中的特异性抗体均有较高的敏感性。

### （五）流行与防治

肝片形吸虫病呈世界性分布。在我国感染人群散发于 15 个省（自治区、直辖市），其中以甘肃感染率最高。

人感染肝片形吸虫是偶然的，可因生食水生植物或喝生水而感染。预防感染的措施主要是注意饮食卫生。治疗药物有三氯苯达唑、吡喹酮、阿苯达唑等。

## 执考直击

1. 华支睾吸虫成虫、虫卵的形态特征。
2. 华支睾吸虫的寄生部位、中间宿主、保虫宿主、感染阶段及感染方式。
3. 华支睾吸虫的致病虫期及所致疾病。
4. 华支睾吸虫的确诊依据、主要检查方法。
5. 细粒棘球绦虫成虫、虫卵、棘球蚴的形态特征。
6. 细粒棘球绦虫的寄生部位、感染方式及所致疾病。
7. 细粒棘球绦虫的确诊依据及主要检查方法。
8. 多房棘球绦虫的形态及主要检查方法。
9. 肝片形吸虫的形态及主要检查方法。

执考真题

练一练

（叶　霞）

# 第七章　脉管系统寄生虫

第七章
思维导图

**学习目标**

1. 掌握日本血吸虫、疟原虫、杜氏利什曼原虫、班氏吴策线虫与马来布鲁线虫等寄生虫的形态特征以及实验诊断方法。

2. 熟悉日本血吸虫、疟原虫、杜氏利什曼原虫、班氏吴策线虫与马来布鲁线虫等寄生虫的生活史特点、所致疾病及流行特点。

3. 了解日本血吸虫、疟原虫、杜氏利什曼原虫、班氏吴策线虫与马来布鲁线虫等寄生虫的防治原则。

4. 能正确地选择日本血吸虫、疟原虫、杜氏利什曼原虫、班氏吴策线虫与马来布鲁线虫等寄生虫的实验诊断方法并实施。

脉管系统寄生虫是指通过直接或间接方式侵入人体心血管系统和 / 或淋巴系统，引起脉管系统及相关组织脏器损害的寄生虫。联合国开发计划署 / 世界银行 / 世界卫生组织联合倡议的热带病特别规划要求重点防治的 10 种主要热带病中，疟疾、血吸虫病、淋巴丝虫病、利什曼病、非洲锥虫病、美洲锥虫病均由寄生于脉管系统的寄生虫引起，对人类健康和社会经济发展造成严重的危害。本章主要介绍日本血吸虫、疟原虫、杜氏利什曼原虫和班氏吴策线虫与马来布鲁线虫。

## 第一节　日本血吸虫

**案例导入**

患者，女性，36 岁，自诉 2 个多月前曾参与家中夏收、夏种农活。近期出现畏寒、发热、多汗和肝区不适，腹痛、腹胀及腹泻，有时有脓血样便。之前曾有过"感冒咳嗽"表现。体格检查：体温 37.7 ℃，脉搏 81 次 / 分，呼吸 24 次 / 分，血压 110/78 mm Hg。听诊两肺呼吸音略减弱。肝区压痛明显，下缘位季肋下 3 cm。实验室检查：白细胞计数 $12.0×10^9$/L，嗜酸性粒细胞计数 $3.5×10^9$/L。肝功能：谷丙转氨酶 300 U/L。粪便检查找到典型血吸虫卵，皮内抗原试验结果强阳性，ELISA 结果阳性（1∶1 280）。诊断为急性血吸虫病。

请思考:

1. 血吸虫病的实验诊断方法有哪些?
2. 血吸虫病是如何感染的? 请解释该患者上述表现。

血吸虫亦称裂体吸虫, 成虫寄生于人或多种哺乳动物的静脉血管内, 引起血吸虫病。血吸虫病是严重危害人类健康的寄生虫病。寄生于人体的血吸虫主要有 6 种, 即日本血吸虫 (*Schistosoma japonicum*)、埃及血吸虫 (*S. haematobium*)、曼氏血吸虫 (*S. mansoni*)、间插血吸虫 (*S. intercalatum*)、湄公血吸虫 (*S. mekongi*) 及马来血吸虫 (*S. malayensis*)。其中, 以日本血吸虫、曼氏血吸虫和埃及血吸虫的危害最大。我国仅有日本血吸虫病流行, 血吸虫病是我国二十世纪五十年代重点防治的五大寄生虫病之一。

## 一、形态

### (一)成虫

虫体呈圆柱形, 雌雄异体。口、腹吸盘位于虫体前端, 凸出, 呈杯状。肠管自腹吸盘后分两支, 延伸至中部汇合成单一肠管, 终末为盲端。雄虫乳白色, 长 12～20 mm, 宽 0.5～0.55 mm。自腹吸盘以下虫体两侧向腹面卷曲, 形成抱雌沟。雄虫生殖系统由睾丸、输出管、输精管、储精管和生殖孔组成。睾丸常为 7 个, 椭圆形, 呈串珠状排列于腹吸盘水平的虫体背侧。雌虫圆柱形, 虫体呈灰褐色, 前细后粗, 长 12～28 mm, 宽 0.1～0.3 mm。卵巢长椭圆形, 位于虫体中部肠支汇合处之前, 输卵管自卵巢后方发出, 与卵黄腺管汇合形成卵膜。卵膜前为管状子宫, 子宫开口于腹吸盘后方的生殖孔。雌虫常停留于雄虫的抱雌沟内, 呈雌雄合抱状态 (图 7-1)。

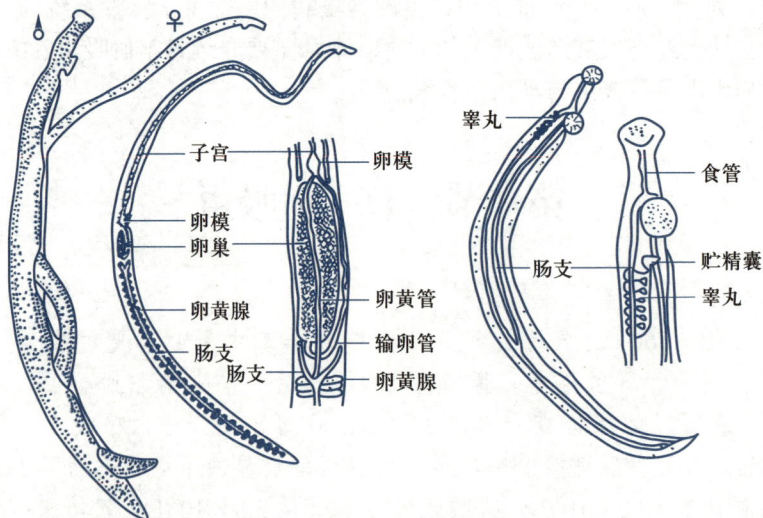

图 7-1 日本血吸虫成虫

## （二）虫卵

成熟虫卵呈椭圆形，大小平均为 89 μm×67 μm，淡黄色，卵壳厚薄均匀，无卵盖，卵壳一侧有一小棘，因卵壳常附着有坏死的组织，小棘不易看清。虫卵内含有一成熟的毛蚴，毛蚴与卵壳之间常有大小不等的圆形或椭圆形的油滴状分泌物，是可溶性虫卵抗原的主要成分，此类物质可经卵壳的微孔释出（图 7-2）。

## （三）毛蚴

从虫卵内孵出的毛蚴游动时呈长椭圆形，静止时呈梨形，两侧对称，大小平均为 99 μm×35 μm，周身被覆纤毛，是其活动器官，毛蚴在水中做直线运动（图 7-2）。

## （四）尾蚴

尾蚴是感染阶段，长 280～360 μm，由体部和尾部组成。体部前端为头器，在头器中央有一个单细胞腺体，称为头腺。尾部分为尾干和尾叉，尾叉的长度小于尾干的 1/2 为其尾蚴的特点（图 7-2）。

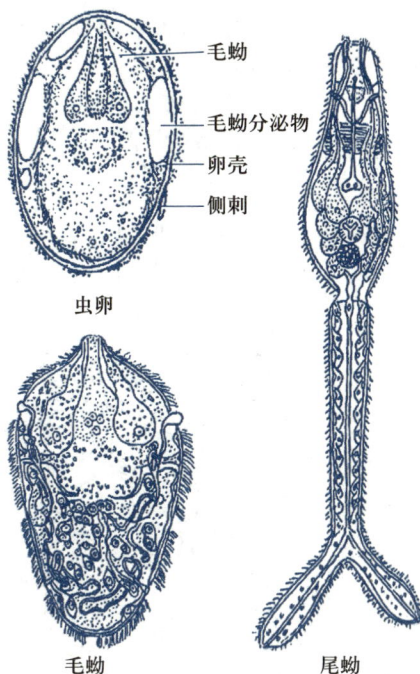

图 7-2 日本血吸虫虫卵及幼虫

视频：日本血吸虫的形态

## 二、生活史

日本血吸虫的生活史包括成虫、虫卵、毛蚴、母胞蚴、子胞蚴、尾蚴和童虫七个阶段（图 7-3）。

成虫寄生于人及多种哺乳动物的门脉-肠系膜静脉系统，借吸盘吸附于血管壁，以血液为营养。雌雄交配，雌虫在肠黏膜下层静脉末梢内产卵，虫卵随血流分布沉积于肝及结肠肠壁组织内，经过约 11 天其内含毛蚴发育成熟。成熟虫卵在 10～11 天后死亡，故虫卵在组织内的寿命为 21～22 天。由于卵内的毛蚴分泌物透过卵壳作用于血管壁和肠黏膜组织，使血管壁及周围的组织发生炎症及组织坏死，同时在血管内的压力、腹内压力增加以及肠蠕动的作用下，致使坏死组织向肠腔溃破，虫卵伴随坏死组织落入肠腔，随粪便排出体外。不能排出的虫卵沉积在肝、肠等局部组织中，逐渐死亡钙化。

虫卵入水后，在适宜条件下孵出毛蚴。毛蚴在水中游动遇到中间宿主钉螺，钻入螺体内，经母胞蚴、子胞蚴无性繁殖阶段发育成许多尾蚴。尾蚴是日本血吸虫的感染阶段，成熟的尾蚴离开钉螺，在水的表层游动，含有尾蚴的水域，称为疫水。当人或哺乳动物与疫水接触后，尾蚴钻入皮肤进入体内，发育为童虫。

童虫穿入小静脉血管或淋巴管，随血流或淋巴循环经右心到肺，再由左心进入体循

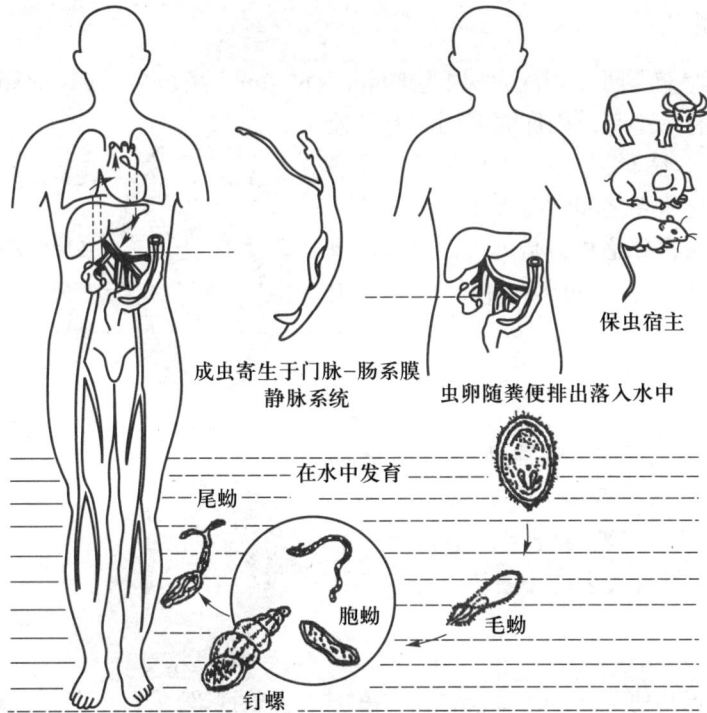

图 7-3 日本血吸虫生活史

视频：日本血吸虫的生活史

环，到达肠系膜动脉的童虫可穿过毛细血管进入肝门静脉。最后，童虫在此停留发育，雌雄合抱，并移行到肠系膜静脉及直肠静脉寄居、交配、产卵。日本血吸虫自尾蚴侵入人体到成熟产卵约需 24 天，每条雌虫日产卵 300～3 000 个。成虫在人体平均寿命为 4～5 年，最长的可达四十余年。

### 三、致病性

日本血吸虫的尾蚴、童虫、成虫和虫卵均可对宿主造成损害，损害的主要原因是血吸虫不同虫期释放的抗原均能诱发宿主的免疫应答，这些特异性免疫应答的后果便是出现一系列免疫病理变化。因此，目前普遍认为血吸虫病是一种免疫性疾病。其中虫卵是主要致病阶段。

#### （一）尾蚴与童虫所致的损害

尾蚴钻入宿主皮肤可引起尾蚴性皮炎，表现为侵入部位出现小丘疹、红斑，并伴有瘙痒。童虫在宿主体内移行时，所经过的器官（特别是肺）可因机械性损伤而出现血管炎，毛细血管栓塞、破裂、局部细胞浸润和点状出血。患者可出现发热、咳嗽、痰中带血、嗜酸性粒细胞增多等炎性表现。

#### （二）成虫所致的损害

成虫寄生于血管内，可引起静脉内膜炎。其代谢产物、分泌物、排泄物等可引起免疫复合物型（Ⅲ型超敏反应）超敏反应。

### （三）虫卵所致的损害

虫卵是血吸虫的主要致病阶段。虫卵沉积在肝、肠等组织中，卵内的毛蚴释放可溶性抗原从卵壳的微孔渗入组织中，致敏 T 细胞，产生Ⅳ型超敏反应，形成虫卵肉芽肿，最终引起纤维化。主要病变部位在肝脏和肠壁。

根据临床表现可分急性、慢性和晚期血吸虫病：① 急性血吸虫病：常见于初次感染者，临床表现为发热、淋巴结及肝脾大、肝区压痛、腹痛、腹泻等症状。② 慢性血吸虫病：为急性期未经治疗或治疗未愈及反复轻度感染者，此期临床症状可不明显。有的表现为慢性腹泻，肝大较为常见，脾常呈轻度增大。③ 晚期血吸虫病：虫卵肉芽肿使肝、肠发生纤维化。表现为门静脉高压、腹水、巨脾、胃底静脉曲张等多种症状，患者常因合并上消化道出血、肝性脑病而死亡。儿童反复感染血吸虫，影响脑垂体的分泌功能，导致侏儒症。

严重感染时成虫也可寄生于门脉系统以外的其他部位，引起异位血吸虫病，多见于肺、脑等组织或器官。

视频：日本血吸虫致病性

## 四、实验诊断

### （一）病原学检查

从粪便中查虫卵、孵化毛蚴以及取直肠黏膜活组织检查虫卵是确诊血吸虫病的依据。粪便直接涂片法虫卵检出率低，适用于重度感染患者或急性感染者。自然沉淀法、定量透明厚涂片法、尼龙袋集卵法毛、蚴孵化法可提高检出率。直肠黏膜活组织检查，适用于慢性血吸虫病及粪便检出率低的血吸虫病患者。

### （二）免疫学检测

免疫学常用的方法有环卵沉淀试验（COPT）、间接红细胞凝集试验（IHA）、酶联免疫吸附试验（ELISA）等，适宜于流行病学调查和血吸虫病的辅助诊断。

视频：日本血吸虫诊断

## 五、流行与防治

### （一）流行

日本血吸虫病流行于亚洲的中国、日本、菲律宾、印度尼西亚。我国的日本血吸虫病曾流行于长江流域及其以南的湖北、湖南、江西、安徽、江苏、云南、四川、浙江、广东、广西、上海、福建等 12 个省（自治区、直辖市）370 个县（市）。据建国初期统计，全国有感染者 1 130 余万。经过 60 多年的防治，截至 2015 年底，全国 12 个血吸虫病省（自治区、直辖市）中，上海、浙江、福建、广东、广西等达到了血吸虫病传播阻断标准，2015 年全国推算血吸虫病患者 77 194 例，晚期血吸虫病患者 30 843 人。另外，近年来也有一定数量的输入性病例报道，防治形势任重道远。

我国血吸虫病流行区，按流行病学特点和钉螺分布可分为三种类型，即水网型、湖沼形和山丘型。水网型主要指长江和钱塘江之间的长江三角洲的广大平原地区。湖沼型主要指长江中、下游的湖南、湖北、江西、安徽、江苏5省的沿江洲滩及与长江相通的大小湖泊沿岸。山丘型地理环境复杂，包括平坝、丘陵和高山，主要分布于四川、云南的大山区。

血吸虫病的传染源为人和多种哺乳动物。其中，患者和病牛是最重要的传染源。含有血吸虫虫卵的粪便污染水源、水体中存在中间宿主钉螺、人畜接触疫水是传播途径的三个重要环节。此外，血吸虫病的流行受自然因素和社会因素的影响，社会因素在血吸虫病防治中起决定性的作用。

### （二）防治原则

提倡因地制宜，综合防治，包括控制传染源，查治患者、带虫者或病畜；消灭钉螺，加强粪便管理；注意个人防护。其中，加强卫生宣传力度，落实健康教育措施是防治不可忽略的措施之一。吡喹酮为首选治疗药物。

### 💡 知识拓展

**《七律二首·送瘟神》与毛主席的领袖情怀**

血吸虫病在中国流行了2 000多年。中华人民共和国成立后，毛主席非常关心广大人民群众的身体健康，对消灭血吸虫病尤为重视，在1955年向全国发出了"一定要消灭血吸虫病"的号召，在毛主席的关心下，在人民政府极有成效的组织领导下，全国上下总动员，经过人民群众大规模的血防工作，血吸虫病的防治取得了明显的效果。1958年6月30日，《人民日报》报道了江西省余江县基本消灭血吸虫病的经过。7月1日，毛主席满怀深情写下《七律二首·送瘟神》，彰显了毛主席心系百姓、情注民生的领袖情怀。

附：

**《七律二首·送瘟神》**

**毛泽东**

读六月三十日《人民日报》，余江县消灭了血吸虫。浮想联翩，夜不能寐。微风拂煦，旭日临窗，遥望南天，欣然命笔。

其一：绿水青山枉自多，华佗无奈小虫何！千村薜荔人遗矢，万户萧疏鬼唱歌。坐地日行八万里，巡天遥看一千河。牛郎欲问瘟神事，一样悲欢逐逝波。

其二：春风杨柳万千条，六亿神州尽舜尧。红雨随心翻作浪，青山着意化为桥。天连五岭银锄落，地动三河铁臂摇。借问瘟君欲何往，纸船明烛照天烧。

# 第二节 疟 原 虫

### 案例导入

来自西非科特迪瓦的一个6岁黑种人女孩，因"间断发热7天，腹部增大5天"就诊。曾于就诊前 7 天、4 天、1 天各发热 1 次，体温最高达 40℃以上，每次发热均寒战伴头痛，服退热药后出汗较多，体温恢复至正常。5 天前，家长发现小女孩腹部隆起。既往曾几次患"疟疾"，每次疟疾发作均口服抗疟药 3~4 天，症状可控制，其全家 5 口人，均曾患过疟疾。相关检查：体温 39℃，脉搏、呼吸加快；白细胞增加，红细胞、血小板降低，且有皮肤发黄；未曾得过肝炎，通过检查排除了肝炎的可能；腹部 B 型超声检查显示肝脾大，质地均匀，未见腹水。

请思考：

1. 请叙述最适于疟疾的诊断方法。

2. 疟疾的传播途径及主要临床特征是什么？

疟原虫（*Plasmodium*）是引起疟疾的病原体。寄生于人体的疟原虫有四种，即间日疟原虫（*Plasmodium vivax*）、恶性疟原虫（*Plasmodium falciparum*）、三日疟原虫（*Plasmodium malariae*）和卵性疟原虫（*Plasmodium ovale*）。在我国主要是间日疟原虫和恶性疟原虫，三日疟原虫少见，卵性疟原虫罕见。疟疾是我国二十世纪五十年代重点防治的五大寄生虫病之一。

## 一、形态

疟原虫在人体的寄生包括肝细胞期（红细胞外期）和红细胞期两个时期。在红细胞内发现疟原虫是确诊疟疾和鉴别虫种的依据。经瑞氏或吉姆萨染色后，红细胞内疟原虫的核被染成红色，胞质呈蓝色，疟原虫分解血红蛋白后的代谢产物疟色素被染成黄褐色、棕褐色或黑褐色。四种疟原虫在红细胞内的形态特征不尽相同（表 7-1）。现以间日疟原虫为例，介绍其红细胞内期的形态特征。

### （一）滋养体

滋养体是疟原虫在红细胞内摄食和生长、发育的阶段。按发育先后分为早期滋养体和晚期滋养体。早期滋养体是疟原虫侵入红细胞的初始阶段，胞核小，胞质少，中间有空泡，胞核位于虫体的一侧，形似指环状，故称为环状体，是疟原虫侵入红细胞的最早阶段。此时被寄生的红细胞无明显变化。

随着环状体在红细胞的进一步发育，胞核增大，胞质亦增多，虫体变大，伸出伪足，胞质中开始出现疟色素。被间日疟原虫寄生的红细胞体积胀大，颜色变浅，开始出现红色的薛氏小点。此时称为晚期滋养体，又称大滋养体。

### （二）裂殖体

晚期滋养体发育成熟，核开始分裂后即称为裂殖体。核经过反复分裂，最后胞质随之分裂，每一个核都被部分胞质包裹，成为裂殖子。早期的裂殖体核分裂，但胞质并未分裂，称为未成熟裂殖体。当细胞核经分裂后的数目达到 12~24 个，胞质随之分裂，每个核被分裂的胞质所包裹，形成裂殖子，疟色素集中成团，则称为成熟裂殖体。被寄生的红细胞变化同晚期滋养体期。

### （三）配子体

疟原虫经过数次裂体增殖后，部分裂殖子侵入红细胞后不再进行裂体增殖，而是发育长大，核增大而不再分裂，胞质增多而无伪足，最后发育成为圆形、卵圆形的个体，称为配子体。配子体有雌雄（或大小）之分。雌（大）配子体虫体较大，胞质致密，深蓝色，疟色素多而粗大，核小而致密，深红色，多偏向虫体一侧；雄（小）配子体虫体较小，胞质稀薄，浅蓝色，疟色素少而细小，核大较疏松，淡红色，常位于虫体的中央。被寄生的红细胞变化同晚期滋养体期。

四种人体疟原虫的形态鉴别见表 7-1。

**表 7-1　薄血膜中四种疟原虫的形态比较**

| 形态 | 间日疟原虫 | 恶性疟原虫 | 三日疟原虫 | 卵形疟原虫 |
|---|---|---|---|---|
| 早期滋养体（环状体） | 胞质淡蓝色，环较大，约为红细胞直径的 1/3；核 1 个，红色，1 个红细胞内通常只含 1 个疟原虫 | 环状体较小，约为红细胞直径的 1/5；核 1～2 个；红细胞内可含 2 个或以上原虫；虫体常位于红细胞边缘 | 胞质深蓝色，环较粗壮，约为红细胞直径的 1/3；核 1 个；红细胞内很少含有 2 个疟原虫 | 虫体似三日疟原虫 |
| 晚期滋养体（大滋养体） | 核 1 个；胞质增多，形状不规则，有伪足伸出，空泡明显；疟色素棕黄色，细小杆状，分散在胞质内 | 一般不出现在外周血，主要集中在内脏毛细血管；体小，圆形，胞质深蓝色；疟色素黑褐色，集中 | 体小，圆形或带状，空泡小或无，亦可呈大环状；核 1 个；疟色素深褐色、粗大、颗粒状，常分布于虫体边缘 | 虫体较三日疟原虫大，圆形，空泡不显著；核 1 个；疟色素似间日疟原虫，但较少、粗大 |
| 未成熟裂殖体 | 胞核开始分裂为 2 个以上；胞质随着核的分裂渐呈圆形，空泡消失；疟色素开始集中 | 外周血不易见到；虫体仍似大滋养体，但核开始分裂；疟色素集中 | 体小，圆形，空泡消失；核开始分裂；疟色素集中较迟 | 体小，圆形或卵圆形，空泡消失，核开始分裂；疟色素集中较迟 |
| 成熟裂殖体 | 虫体充满胀大的红细胞，裂殖子 12～24 个，排列不规则；疟色素集中 | 外周血不易见到；裂殖子 8～36 个，排列不规则；疟色素集中成团 | 裂殖子 6～12 个，常为 8 个，排成一环；疟色素常集中在中央 | 裂殖子 6～12 个，常为 8 个，排成一环；疟色素常集中在中央或一侧 |
| 雌配子体 | 圆形或卵圆形，占满胀大的红细胞，胞质蓝色；核小致密，深红色，偏向一侧；疟色素分散 | 新月形，两端较尖，胞质蓝色；核结实，深红色，位于中央；疟色素黑褐色，分布于核周围 | 如正常红细胞大，圆形；胞质深蓝色；核较小致密，深红色，偏于一侧；疟色素多而分散 | 虫体似三日疟原虫；疟色素似间日疟原虫 |

续表

| 形态 | 间日疟原虫 | 恶性疟原虫 | 三日疟原虫 | 卵形疟原虫 |
|---|---|---|---|---|
| 雄配子体 | 圆形，胞质蓝而略带红色；核大，疏松，淡红色，位于中央；疟色素分散 | 腊肠形，两端钝圆，胞质蓝而略带红色；核疏松，淡红色，位于中央；疟色素分布于核周围 | 略小于正常红细胞，圆形；胞质浅蓝色；核较大，疏松，淡红色，位于中央；疟色素分散 | 虫体似三日疟原虫；疟色素似间日疟原虫 |
| 被寄生红细胞的变化 | 除环状体外，其余各期均胀大，色淡；滋养期开始出现较多鲜红色、细小的薛氏小点 | 正常或略小，可有数颗粗大紫红色的茂氏点 | 正常或略小，偶见少量、淡紫色、微细的齐氏小点 | 略胀大、色淡、多数卵圆形，边缘不整齐；常见较多红色、粗大的薛氏小点，环状体期即出现 |

视频：疟原虫的形态

## 二、生活史

寄生于人体的四种疟原虫生活史基本相同，需要人和雌性按蚊两个宿主。在人体内以裂体增殖方式进行无性生殖，并形成配子体；在雌性按蚊体内以配子生殖方式进行有性生殖，继而进行孢子增殖，称为世代交替。

### （一）在人体内的发育

疟原虫在人体内的发育包括肝细胞内的发育（红细胞外期）和红细胞内的发育（红细胞内期）两个发育阶段。

1. 红细胞外期（简称红外期） 子孢子是疟原虫的感染阶段。当含有子孢子的雌性按蚊吸血时，子孢子随蚊的唾液进入人体，约30分钟后子孢子侵入肝细胞，进行裂体增殖，形成含有许多裂殖子的成熟裂殖体。被寄生的肝细胞破裂释放裂殖子，一部分裂殖子被吞噬细胞吞噬消灭，其余部分则侵入红细胞内，开始红细胞内期的发育。间日疟原虫的红外期时间约为8天，恶性疟原虫约为6天，三日疟原虫为11~12天，卵形疟原虫为9天。

目前，研究认为间日疟原虫和卵形疟原虫的子孢子在遗传学上有两个不同的类型，即速发型子孢子和迟发型子孢子。速发型子孢子进入肝细胞后即开始红外期的裂体增殖，而迟发型子孢子在肝细胞内需要经过数月或数年的休眠期后，才开始红外期的裂体增殖。经过休眠期的子孢子称为休眠子，与日后的疟疾复发有关。

2. 红细胞内期（简称红内期） 红内期是疟原虫主要的致病阶段。当红外期的裂殖子从肝细胞释放出来，进入血流后很快侵入红细胞内，经过早期滋养体、晚期滋养体、未成熟裂殖体，发育为12~14个裂殖子的成熟裂殖体。最后，红细胞被涨破，释放出的裂殖子一部分被吞噬细胞消灭，其余部分又侵入其他红细胞内，重复其红内期的裂体增殖。间日疟原虫完成一代红内期裂体增殖约需48小时，恶性疟原虫需36~48小时，三日疟原虫约需72小时，卵形疟原虫约需48小时。恶性疟原虫的早期滋养体在外周血中经十几小时的发育后，逐渐隐匿于微血管、血窦或其他血流缓慢处，继续发育成晚期滋养体及裂殖体，所以这两期在外周血液中一般不易见到。

红内期的疟原虫经几代红细胞内期裂体增殖后，部分裂殖子侵入红细胞不再进行裂体增殖而是发育为雌、雄配子体。配子体的进一步发育需要在蚊胃中进行，否则在人体内经30～60天即衰老变性而被清除（图7-4）。

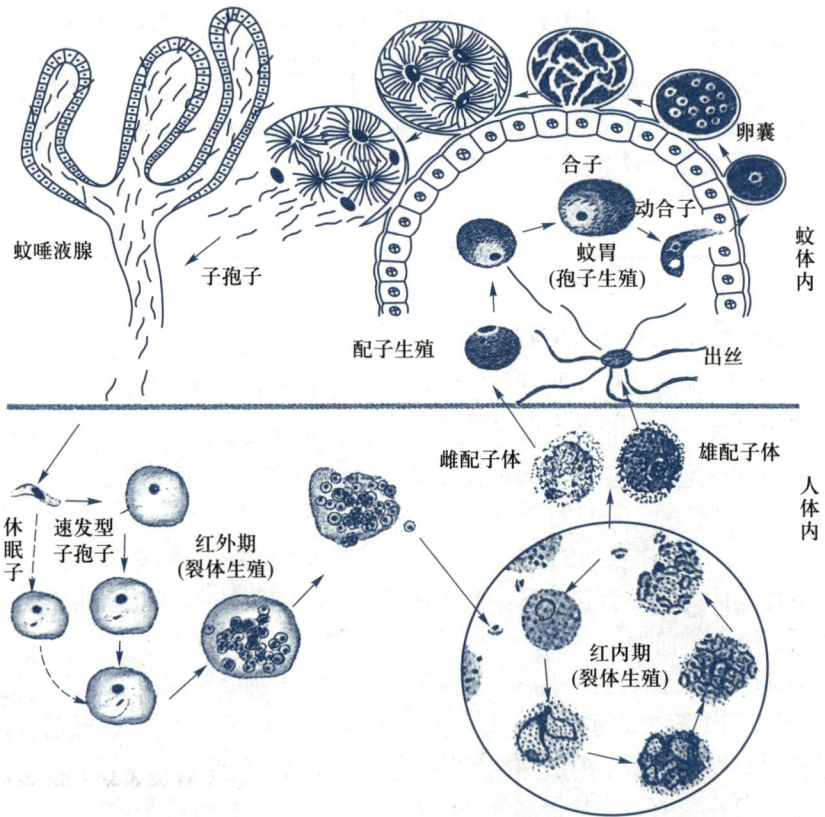

图 7-4　间日疟原虫生活史

## （二）在蚊体内发育

当雌性按蚊叮咬患者或带虫者吸血时，在红细胞内发育的各期疟原虫随血液进入蚊胃，但仅有雌、雄配子体能在蚊胃内继续发育，形成雌、雄配子，1个雄配子体可以形成4～8条雄配子。雄配子钻入雌配子体内，受精结合成为圆球形的合子，合子变长能活动，称为动合子。动合子从蚊胃壁穿过，停留于蚊胃基底膜下，形成圆球形的卵囊。卵囊长大，囊内的核和细胞质不断分裂进行孢子增殖，形成数以万计的子孢子。子孢子随卵囊破裂释出或由囊壁钻出，随血淋巴到蚊的唾液腺，发育为成熟子孢子。当受染的蚊再次叮咬人吸血时，子孢子进入人体。

视频：疟原虫的生活史

## 三、致病性

疟原虫的主要致病阶段是红细胞内期的裂体增殖期。致病的强弱与侵入的虫种、数量和人体免疫状态有关。

### （一）潜伏期

潜伏期是指疟原虫侵入机体到出现临床症状的间隔时间，包括红外期疟原虫发育的时间和红内期疟原虫经几代裂体增殖达到一定数量所需的时间。潜伏期的长短与进入人体的疟原虫种株、子孢子数量和机体的免疫状态有密切关系。间日疟的短潜伏期为11～25天，长潜伏期为6～12个月或更长；恶性疟的潜伏期为7～27天；三日疟的潜伏期为18～35天；卵形疟的潜伏期为11～16天。

### （二）疟疾发作

疟疾的一次典型发作表现为寒战、高热、出汗退热三个连续阶段。发作是由红内期的疟原虫裂体增殖所致。当经过几代红内期裂体增殖后，血液中的疟原虫达到一定发热阈值，如间日疟原虫为10～500个/μL血，恶性疟原虫为500～1 300个/μL血。红内期成熟的裂殖体胀破红细胞后，释放出大量的裂殖子、疟原虫代谢产物、变性的血红蛋白及红细胞碎片进入血流，其中一部分被吞噬细胞、中性粒细胞吞噬后，刺激这些细胞释放内源性热原质，它和疟原虫的代谢产物共同作用于宿主下丘脑的体温调节中枢，引起发热。随着血液内刺激物被吞噬和降解，机体通过大量出汗，体温逐渐恢复正常，机体进入发作间歇阶段。由于红内期裂体增殖是疟疾发作的基础，因此发作具有周期性，此周期性与红内期的裂殖体增殖周期一致。典型的间日疟及卵形疟隔日发作1次，恶性疟36～48小时发作1次，三日疟间隔2天发作1次。如有不同种疟原虫混合感染或有不同批次的同种疟原虫重复感染，发作周期多不典型。

### （三）疟疾的再燃与复发

疟疾初发停止后，患者在无新的感染情况下，仅由于体内残存的少量红内期疟原虫在一定条件下重新大量增殖又引起的疟疾发作，称为疟疾的再燃。再燃与宿主抵抗力和特异性免疫力下降及疟原虫的抗原变异有关。疟疾初发患者红内期的疟原虫已被消灭，未经蚊媒传播感染，经过数周至年余，又出现疟疾发作，称为疟疾的复发。目前，关于复发的机制仍未阐述清楚。其中子孢子休眠学说认为与肝细胞内的迟发型子孢子有关。恶性疟原虫和三日疟原虫无迟发型子孢子，因而只有再燃而无复发，间日疟原虫和卵形疟原虫既有再燃，又有复发。

### （四）贫血

疟疾发作数次后，可出现贫血，尤以恶性疟最为明显。贫血的原因与下列因素有关：①疟原虫直接破坏红细胞。②脾功能亢进，造成大量的正常红细胞被吞噬。③免疫病理的损害。疟原虫寄生于红细胞时，使红细胞隐蔽的抗原暴露，刺激机体产生自身抗体，导致红细胞的破坏。此外，宿主产生特异性抗体后，容易形成免疫复合物，附着在红细胞上的免疫复合物可与补体结合，使红细胞膜发生显著变化而具有免疫原性，从而引起红细胞溶解或被巨噬细胞吞噬。④骨髓造血功能受到抑制。

### （五）脾大

疟疾患者多在发作 3~4 天后，脾开始增大，长期不愈或反复感染者，脾大十分明显，可达脐下。主要原因是脾充血和单核 - 巨噬细胞吞噬疟原虫增生而致。患者多伴有肝大、门静脉高压、脾功能亢进、巨脾症、贫血等症状。

### （六）凶险型疟疾

免疫力低下或因各种原因延误诊治的疟疾患者，可因血中疟原虫数量剧增而出现凶险症状，大多数由恶性疟原虫所致，但间日疟原虫引起的脑性疟国内已有报道。凶险型疟疾常见的有脑型、超高热型等，患者多表现为持续高热、抽搐、昏迷、重症贫血、肾衰竭等，来势凶猛，若不能及时诊治，死亡率很高。对于发病机制，多数研究者认为，凶险型疟疾脑部病变最为突出，是因脑部微血管被疟原虫所寄生的红细胞阻塞造成局部缺氧和营养耗竭所致。

### （七）疟性肾病

主要的表现为全身性水肿、腹水、高血压和蛋白尿，最后常可导致肾衰竭，多见于长期患有三日疟而未治愈的患者。

视频：疟原虫的致病性

## 四、实验诊断

### （一）病原学检查

从患者外周血液中检出疟原虫是疟疾确诊的依据。厚、薄血膜染色镜检仍然是目前最常用的方法。最好在服药前采血检查。取患者外周血制作厚、薄血膜片，经瑞氏或吉姆萨染色，镜检查找疟原虫。薄血膜中，疟原虫位于红细胞内，形态完整、典型，易辨认，但疟原虫密度低时，容易漏检。厚血膜中，由于疟原虫比较集中，容易检获，但染色过程中红细胞已溶解，疟原虫形态发生变化，虫种鉴别往往较困难。因此，最好在一张玻片上可同时制作厚、薄两种血膜检查。

注意选择适宜的采血时间，间日疟宜选择在发作后数小时至十余小时采血，恶性疟宜选择在疟疾发作开始时采血检查。

### （二）免疫学检测

常用的有间接荧光抗体试验、间接血凝试验、酶联免疫吸附试验等方法。此外，采用 PCR 和核酸探针技术检测疟疾有很好的特异性和敏感性。

## 五、流行与防治

### （一）流行

疟疾在全球分布广泛，是全球广泛关注的重要公共卫生问题。根据世界卫生组织（WHO）统计，全球每年疟疾发病人数约 2 亿人，主要分布于非洲、东南亚和中南美洲地区，其中90%以上的病例在非洲地区，7%在东南亚地区。在我国，间日疟曾经分布遍及全国，主要分布于长江流域以南和黄淮下游地区；恶性疟见于长江以南山区；三日疟在云南、广东、广西、海南等地偶见；卵性疟罕见。

外周血中有配子体的患者和带虫者是疟疾的传染源。血液中带红内期疟原虫的献血者也可通过供血传播疟疾。我国主要的传疟按蚊是中华按蚊、微小按蚊、嗜人按蚊和大劣按蚊。人群中除了因某些遗传因素对某种疟原虫表现出不易感及高疟区儿童可从母体获得一定的抵抗力外，其他人群对人疟原虫普遍易感。反复多次的疟疾感染可使机体产生一定的保护性免疫力，因此，在疟区成人的发病率低于儿童，而外来的无免疫力的人群，常可引起疟疾暴发。

此外，疟疾的流行还受温度、雨量等自然因素以及政治、经济、文化、卫生水平等社会因素的影响。

### 知识拓展

#### 屠呦呦获诺贝尔奖与青蒿素

1972年，中国科学家屠呦呦带领团队成员从青蒿中提取到一种分子式 $C_{15}H_{22}O_5$ 的无色结晶体，他们将这种无色的结晶体物质命名为青蒿素。青蒿素是一种具有"高效、速效、低毒"优点的新结构类型抗疟药，对各型疟疾特别是抗药性疟疾有特效。1986年，青蒿素获得了一类新药证书（86卫药证字X-01号）。1992年，屠呦呦又发明出抗疟疗效为前者10倍的双氢青蒿素。双氢青蒿素的问世，拯救了全球特别是发展中国家的数百万疟疾患者的生命，为人类抗疟做出了重大的贡献。2015年12月7日，屠呦呦因抗疟药物青蒿素的发现获得了诺贝尔生理学或医学奖，这是中国科学家在中国本土进行的科学研究而首次获诺贝尔奖，是中国医学界迄今为止获得的最高奖项。

### （二）防治原则

自2010年中国启动消除疟疾工作以来，疟疾防治取得了显著效果，疟疾的发病率大幅度地下降，大面积的暴发流行得到控制。2017年，我国首次实现疟疾无本地感染病例、输入性继发病例和活动性疫点报告。2021年WHO正式宣布我国已经消灭疟疾。目前，防疟的重点人群已从本地人群转变为以境外旅游、务工返乡为主的人群。因此，输入性疟疾是我国目前疟疾防控的重点。我国疟疾防治策略是执行"因地制宜、分类指导、突出重点"的方针，加强和落实灭蚊和传染源防治的综合措施。

1. 预防 包括个体预防和群体预防。个体预防指疟区居民或短期进入疟区的个人，为了防止感染而采取的措施。群体预防是对高疟区或大批进入疟区较长期居住的人群，除进行个体预防外，还要防止疟疾传播。疟疾预防措施有蚊媒防制和预防服药。预防服药是保护易感人群的重要措施之一。

2. 治疗 药物仍然是治疗疟疾的最主要手段。常用的抗疟药物有氯喹、伯氨喹、乙胺嘧啶、咯萘啶、青蒿素等，选择相应的药物对患者进行积极治疗，以控制症状及减少传染源。

视频：疟原虫的流行与防治

# 第三节　杜氏利什曼原虫

**案例导入**

患者，男性，25 岁，因发热 1 月余入院。1 个月前患者出现不规则发热，伴畏寒、寒战，体温最高 40.5℃。咳嗽，咳少许泡沫痰，气促，活动后明显。鼻出血 6 次，每次量少，能自行停止。在当地按肺部感染治疗后效果不佳，仍反复发热。患者 1 年前曾一直在甘肃陇南打工。体格检查：体温 39.1℃，急性热病容，轻度贫血貌，皮肤黏膜无瘀点、瘀斑，巩膜无黄染。左侧腋窝及双侧耳后可扪及数个大小不一的淋巴结。实验室检查，白细胞计数 $23.6 \times 10^9$/L，红细胞计数 $3.18 \times 10^{12}$/L，血红蛋白 95 g/L，血小板计数 $40 \times 10^9$/L，ALT 32.6 U/L，天冬氨酸基转移酶（AST）83.2 U/L，白蛋白 26.9 g/L，白蛋白 / 球蛋白比值 0.54，骨髓涂片呈增生象，未找到利杜体，黑热病抗体阳性。

请思考：

1. 引起黑热病的病原体是什么？传播途径有哪些？

2. 治疗黑热病的首选药物是什么？

杜氏利什曼原虫（*Leishmania donovani*），又称黑热病原虫。本虫生活史中包括无鞭毛体与前鞭毛体两个阶段。前鞭毛体寄生于节肢动物白蛉的消化道内，无鞭毛体主要寄生于人及其他哺乳动物的肝、脾、骨髓、淋巴结等组织器官的巨噬细胞内，引起内脏利什曼病。在印度，患者皮肤上常有暗的色素沉着并伴有发热，故又称黑热病。黑热病是我国二十世纪五十年代重点防治的五大寄生虫病之一。

**知识拓展**

### 钟惠澜与黑热病，夫人以身试虫呈大爱

钟惠澜教授是内科学家、热带病学家和医学寄生虫学家，毕生致力于内科疾病特别是热带病的研究，长期从事黑热病、肺吸虫病、回归热、钩端螺旋体病、血吸虫病、立克次体病的研究，在黑热病研究方面尤有成绩。1939 年，钟惠澜在国内首次阐明犬、人、白蛉在黑热病传染环节上的关系，首先提出用骨髓穿刺法检查黑热病原虫。当时钟惠澜为了证明犬与人的黑热病的一致性，必须进行人体试验。由于钟惠澜研究黑热病时受过感染而具有免疫力，于是他的夫人李懿征医生自愿接受注射犬黑热病病原体。注射五个月后，李懿征出现了黑热病的典型症状，并在其骨髓涂片中找到了利杜体，肯定了犬在黑热病传播中的作用。钟惠澜不仅对黑热病的预防、早期诊断和治疗做出了卓越的贡献，其在医学教育工作中素以严格要求、重视实践著称，为中国培养了大批医务技术骨干力量。

## 一、形态

### （一）无鞭毛体

无鞭毛体又称利杜体，寄生于人及其他哺乳动物的巨噬细胞内。虫体卵圆形，大小（2.9～5.7）μm×（1.8～4.0）μm。瑞氏染液染色后，细胞质呈淡蓝色或深蓝色，内有一个较大的圆形核，呈红色或淡紫色。动基体位于核旁，着色较深，细小、杆状。高倍镜下，可见虫体前端从颗粒状的基体发出一条根丝体（图7-5）。

### （二）前鞭毛体

前鞭毛体又称鞭毛体，寄生于白蛉消化道内。成熟的虫体呈梭形，大小为（14.3～20）μm×（1.5～1.8）μm，核位于虫体中部，动基体在前部，基体在动基体之前，鞭毛即由此发出。前鞭毛体运动活泼，鞭毛不停地摆动，在培养基内常以虫体前端聚集成团，排列成菊花状。

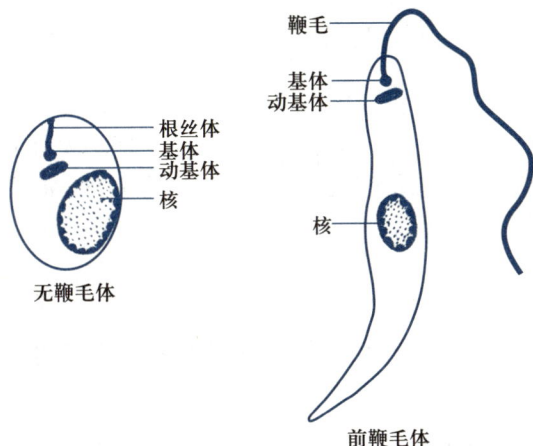

图7-5　杜氏利什曼原虫无鞭毛体与前鞭毛体模式图

## 二、生活史

杜氏利什曼原虫的生活史需要白蛉和人或哺乳动物两个宿主（图7-6）。

### （一）在白蛉体内发育

当雌性白蛉叮刺患者或被感染的动物时，无鞭毛体进入白蛉胃内，经24小时无鞭毛体发育为早期前鞭毛体。此时虫体呈卵圆形，鞭毛也已开始伸出体外。至第3～4天出现大量成熟前鞭毛体，活动力明显增强，以二分裂方式繁殖。随着虫体数量激增，虫体逐渐向白蛉前胃、食管和咽部移动。1周后具感染性的前鞭毛体大量聚集在口腔及喙。

### （二）在人体内发育

当感染有前鞭毛体的雌性白蛉叮刺健康人体时，前鞭毛体即随白蛉唾液进入人体。

无鞭毛体在巨噬细胞内二分裂繁殖

巨噬细胞
及无鞭毛体

巨噬细胞破裂

前鞭毛体

巨噬细胞
及无鞭毛体

人和保虫宿主体内

白蛉叮咬传播

白蛉体内

含无鞭毛体的巨噬
细胞被白蛉吸入胃内

二分裂繁殖

前鞭毛体

无鞭毛体

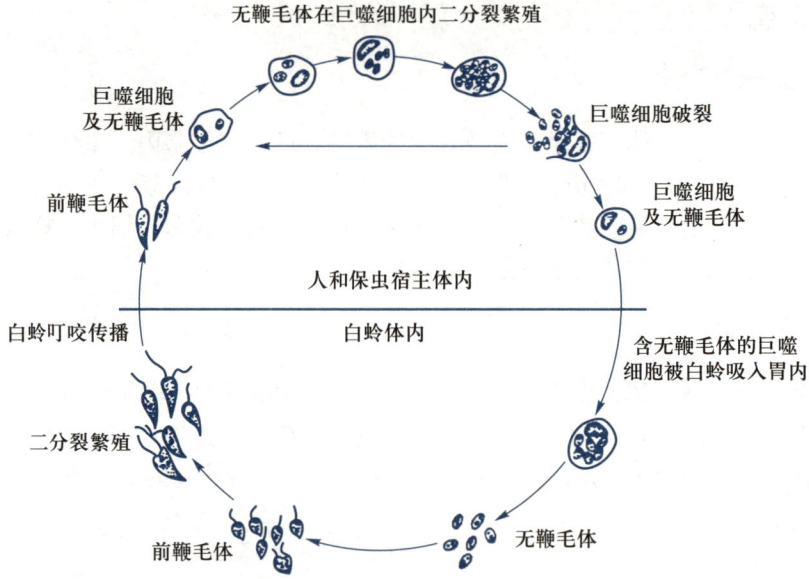

图 7-6　杜氏利什曼原虫生活史

进入人体的前鞭毛体，一部分被多形核白细胞吞噬，另一部分则进入巨噬细胞，在巨噬细胞内逐渐变圆，失去其鞭毛的体外部分，成为无鞭毛体。无鞭毛体在巨噬细胞内不但可以存活，而且可以进行分裂繁殖，最终导致巨噬细胞破裂，游离的无鞭毛体又进入其他巨噬细胞，重复上述增殖过程。

### 三、致病性

人体感染杜氏利什曼原虫后，经 3～5 个月或更长的潜伏期，可出现长期不规则的发热、消瘦、贫血及肝、脾、淋巴结肿大等一系列临床症状和体征。

脾大是黑热病最主要的体征。无鞭毛体在巨噬细胞内繁殖，使巨噬细胞大量破坏和增生。巨噬细胞增生主要见于脾、肝、淋巴结、骨髓等器官，浆细胞也大量增生。细胞增生是脾、肝、淋巴结肿大的基本原因，其中脾大最为常见。

贫血是黑热病的重要症状之一。血液中红细胞、白细胞及血小板都减少，即全血细胞减少。这是由脾功能亢进，血细胞在脾内遭到大量破坏所致。此外，免疫溶血也是产生贫血的重要原因。贫血在发病初期不明显，但随着病情发展而逐渐加重，晚期患者都有严重的贫血。由于患者肝功能受损，白蛋白合成减少，加上肾功能受损，由尿排出的白蛋白增加，以致血浆内白蛋白减少。由于浆细胞大量增生，导致球蛋白量增加，从而出现白蛋白/球蛋白比值倒置。患者还可因血小板减少，出现牙龈出血、鼻出血等症状。

黑热病因免疫功能受损，患者大都在发病后 1～2 年易并发各种感染性疾病，也是本病致死的重要原因。黑热病患者合并感染 HIV 后，症状更趋严重，病死率升高。

在我国杜氏利什曼原虫主要引起内脏黑热病，有时也可引起皮肤型和淋巴结型两种特殊临床类型黑热病。部分患者在治疗过程或在治愈后可发生皮肤型黑热病，患者面部、四肢或躯体等部位出现许多含有利什曼原虫的皮肤结节，结节呈大小不等的肉芽肿，表面光滑，不破溃，亦很少自愈，亦可呈暗色丘疹状。结节可连成片，易与瘤型麻风混淆。淋巴结型黑热病无黑热病病史，局部淋巴结肿大，大小不一，较表浅，无压痛，无红肿。淋巴结活检可查见无鞭毛体，血中嗜酸性粒细胞增多。

## 四、实验诊断

### （一）病原学检查

1. 穿刺检查

（1）涂片法：取患者骨髓、淋巴结和脾穿刺物涂片，染色，镜检。骨髓穿刺最常用，其中髂骨穿刺较安全，原虫检出率为80%～90%。淋巴结穿刺应选取表浅、肿大的淋巴结，检出率约为46%，检查安全方便，常作为疗效考核的依据。脾穿刺原虫检出率较高，可达90.6%～99.3%，但不安全，较少用或不用。

（2）动物接种法或人工培养法：将穿刺物接种于易感动物（如地鼠、BALB/c小鼠等），1～2个月后取肝、脾做印片或涂片，瑞氏染液染色，镜检。或将穿刺物接种于血琼脂培养基，置22～25℃孵箱内。1周后，若培养物中查见运动活泼的前鞭毛体，则判为阳性结果。

2. 皮肤活组织检查 在皮肤结节处用消毒针头刺破皮肤，取少许组织液，或用手术刀片刮去少许组织做涂片，染色，镜检。

### （二）免疫学检测

1. 检测血清抗体 常用的方法有间接血凝试验、酶联免疫吸附试验、间接荧光实验等，阳性率高，但有交叉反应，不适于评价疗效。

2. 检测血清循环抗原 如单克隆抗体抗原斑点试验（McAb-AST），用于诊断黑热病，阳性率高达97%，敏感性、特异性及重复性较好，操作简便，还可用于疗效评价。

## 五、流行与防治

### （一）流行

本病在世界分布很广。在国内黑热病曾流行于长江以北的17个省（自治区、直辖市）。黑热病在我国曾为五大寄生虫病之一，经过二十世纪五十年代大规模防治，1958年全国宣布基本消灭了黑热病。近年来，甘肃、川北、陕北、山西、新疆和内蒙古等地又有散在病例发生。

本病为人兽共患疾病，犬是重要的保虫宿主。患者、带虫者、保虫宿主是本病的传染源，在流行病学上本病可分为人源型、犬源型和自然疫源型。人源型多见于平原，多分布在黄淮地区，患者是主要的传染源，传播媒介为家栖型中华白蛉和新疆的长管白蛉；犬源型多见于西北、华北和东北的丘陵山区，犬为主要传染源，传播媒介为近野栖型中华白蛉。这类地区是我国目前黑热病主要流行区；自然疫源型分布在新疆和内蒙古，传染源可能是野生动物，传播媒介为野栖蛉种。

## （二）防治原则

在黑热病流行区采取查治患者、杀灭病犬和消灭白蛉的综合措施以达到防治效果。葡萄糖酸锑钠（斯锑黑克）治疗黑热病患者的疗效较好。

# 第四节　班氏吴策线虫与马来布鲁线虫

**案例导入**

患者，男性，50 岁。因双下肢象皮肿 10 余年，加重伴疼痛 5 年入院。10 年前，患者曾在非洲工作，并且当地有"丝虫病"流行。工作期间，曾出现双下肢肿胀，伴畏寒、发热、腹股沟淋巴结肿大、疼痛。回国后，曾在当地医院以"丝虫病"诊治，症状缓解后出院。患者近来自觉双下肢象皮肿加重伴疼痛、低热、寒战。体检：双下肢象皮肿，有坚实感，皮肤粗糙、肥厚。

请思考：

1. 患者可能患有哪种寄生虫病？

2. 两种丝虫在人体的寄生部位有何不同？

3. 丝虫病的主要诊断方法是什么？如何防治丝虫感染？

丝虫（*filaria*）是由吸血节肢动物传播的寄生性线虫，因虫体细长如丝线而得名。寄生于人体的丝虫有 8 种，在我国能感染人体的只有班氏吴策线虫（*Wuchereria bancrofti*）和马来布鲁线虫（*Brugia malayi*）两种，分别简称班氏丝虫和马来丝虫。班氏丝虫和马来丝虫均寄生于人体淋巴系统，引起丝虫病。丝虫病是我国二十世纪五十年代重点防治的五大寄生虫病之一。

## 一、形态

### （一）成虫

两种丝虫成虫的形态及结构相似。虫体细长线状，乳白色，体表光滑，头端膨大。雌雄异体。班氏丝虫雄虫长 28.2～42 mm，宽 0.1～0.15 mm；雌虫长 58.5～105 mm，宽 0.2～0.3 mm。马来丝虫较班氏丝虫小，雄虫长 13.5～28.1 mm，宽 0.07～0.11 mm；雌虫长 40～69.1 mm，宽 0.12～0.22 mm。雌虫体长约为雄虫的 2 倍。雄虫尾端向腹面卷曲 2～3 圈，生殖器官为单管型。雌虫尾端钝圆，略向腹面卷曲，生殖器官为双管型，阴门靠近头端，近阴门处子宫内含有微丝蚴。雌虫直接产微丝蚴，故丝虫的生殖方式为卵胎生。

### （二）微丝蚴

微丝蚴细长，头端钝圆，尾端尖细，外被鞘膜，无色透明。在新鲜血片上活动时呈蛇样运动。体内有许多圆形或椭圆形的体核，头部无体核部位为头间隙。虫体前 1/5 处有神经环，其后有一肛孔，尾部有无尾核因种而异。班氏丝虫微丝蚴和马来丝虫微丝蚴的主要形态区别如表 7-2，图 7-7。

**表 7-2 班氏丝虫微丝蚴和马来丝虫微丝蚴形态鉴别要点**

| 鉴别点 | 班氏丝虫微丝蚴 | 马来丝虫微丝蚴 |
|---|---|---|
| 体态 | 柔和，弯曲自然，无小弯 | 僵硬，弯曲不自然，大弯上有小弯 |
| 大小 | （244~296）μm×（5.3~7）μm | （177~230）μm×（5~6）μm |
| 头间隙 | 较短（长：宽约为1:1或1:2） | 较长（长：宽约为2:1） |
| 体核 | 圆或椭圆形，大小相似，排列均匀，无重叠，清晰可数 | 形态不规则，大小不等，排列紧密，常重叠，不易分清 |
| 尾核 | 尾部尖细，无尾核 | 2个尾核，前后排列，尾核处膨大 |

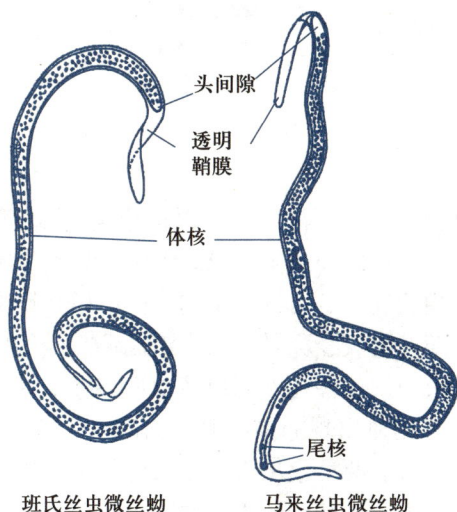

图 7-7 班氏丝虫微丝蚴与马来丝虫微丝蚴示意图

视频：丝虫的形态

## 二、生活史

班氏丝虫和马来丝虫的生活史基本相同，都要经过幼虫在蚊体（中间宿主）内及成虫在人体（终宿主）内的发育阶段（图 7-8）。

### （一）在蚊体内的发育阶段

当蚊虫叮刺血中带有微丝蚴的患者或带虫者时，微丝蚴随血液进入蚊胃，脱去鞘膜，穿过胃壁侵入胸肌，发育为短粗的腊肠期幼虫。之后虫体经 2 次蜕皮，发育为丝状蚴，即感染期幼虫。丝状蚴细长，活动力强，离开胸肌进入血腔，大多数到达蚊喙。当蚊虫再吸血时，丝状蚴自蚊喙逸出，经吸血的伤口或皮肤钻入人体。

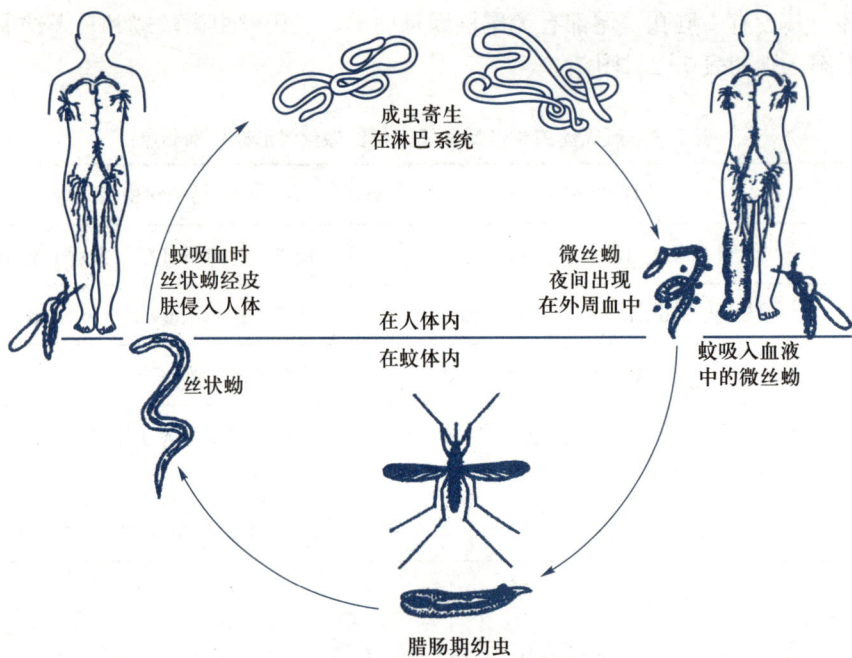

成虫寄生
在淋巴系统

蚊吸血时
丝状蚴经皮
肤侵入人体

微丝蚴
夜间出现
在外周血中

在人体内

在蚊体内

蚊吸入血液
中的微丝蚴

丝状蚴

腊肠期幼虫

图 7-8　丝虫生活史

## （二）在人体内的发育阶段

丝状蚴进入人体后迅速侵入皮下淋巴管，再移行至大淋巴管及淋巴结，在此蜕皮 2 次发育为成虫。在感染后 3 个月检查人体淋巴结组织可查到班氏丝虫成虫。

丝虫的雌、雄虫多互相缠绕于定居的组织内，交配后，雌虫产出微丝蚴。微丝蚴可停留在淋巴液中，但大多随淋巴液经胸导管入血液循环。微丝蚴白天滞留于肺毛细血管中，夜晚则出现于外周血液中，这种在外周血液中夜多昼少的现象称为微丝蚴的夜现周期性。班氏丝虫微丝蚴在外周血出现的高峰时间为晚上 10 时至次晨 2 时，马来丝虫微丝蚴则为晚上 8 时至次晨 4 时。两种丝虫寄生于人体的部位也有所不同，班氏丝虫除寄生于浅部淋巴系统外，多寄生于下肢、阴囊、精索、腹股沟、腹腔肾盂处的深部淋巴系统；马来丝虫多寄生于上、下肢浅表淋巴系统，以下肢多见。两种丝虫成虫寿命一般为 4～10 年，最长达 40 年。

## 三、致病性

两种丝虫的成虫、丝状蚴和微丝蚴对人体均有致病作用，但以成虫为主。人体感染丝虫后，有无临床表现，取决于感染者机体反应状态、感染程度、重复感染情况、丝虫侵犯的部位以及有无继发感染等。丝虫病的潜伏期多为 4～5 个月，也有 1 年，甚至更长。病程可长达数年至数十年。丝虫病的临床表现大致可分为：

### （一）微丝蚴血症

有些轻度感染者，仅在血中查到微丝蚴，成为带虫者。感染者一般不出现症状或仅

视频：丝虫的生活史

有发热和淋巴管炎表现，如不治疗，可持续 10 年以上。

### （二）急性期炎症反应

幼虫和成虫的代谢产物、幼虫的蜕皮液和蜕下的外皮、成虫子宫内的分泌物、死亡虫体及其分解产物等均可刺激机体产生局部及全身反应。临床表现为急性淋巴管炎、淋巴结炎及丹毒样皮炎等。以下肢淋巴管炎多见，发作时可见皮肤表面有一红线自上而下发展，即逆行性（离心性）淋巴管炎，俗称"流火"或"红线"。淋巴结炎表现为局部淋巴结肿大、压痛，好发于腹股沟或股部。出现局部症状的同时，患者常伴有畏寒、发热、头痛，即丝虫热。当炎症波及浅表细微淋巴管时，局部皮肤可出现一片弥漫性红肿，有压痛和灼热感，状似丹毒，故称丹毒样皮炎。班氏丝虫病急性期还见精索炎、附睾炎和睾丸炎。若患者为深部淋巴管炎或淋巴结炎，则仅有畏寒、发热而无局部症状。

### （三）慢性期阻塞性病变

病变反复发作，局部出现增生性肉芽肿，周围有纤维组织和上皮样细胞包绕，淋巴管管腔变窄，导致淋巴管部分甚至完全阻塞。在阻塞部位以下的淋巴管内压力增高，形成淋巴管曲张甚至破裂，淋巴液流入周围组织，导致淋巴肿或淋巴积液。由于阻塞部位不同，临床表现亦不同，常见的病变为：

1. 象皮肿　多发于下肢和阴囊，也可发生在上肢、阴茎、阴唇、阴蒂和乳房等处，是晚期丝虫病最常见的体征。象皮肿是由于从破溃淋巴管流出含高蛋白质的淋巴液积聚在皮下组织，刺激纤维组织增生而形成的，初期表现为淋巴液肿，如在肢体，多为凹陷性水肿，继而纤维组织增生，皮肤增厚、弹性消失、变粗变硬，形如象皮。象皮肿的产生使局部血液循环障碍、皮肤的汗腺及毛囊功能消失，抵抗力降低，易并发细菌感染，出现急性炎症或慢性溃疡。这些病变又可加重象皮肿发展。上、下肢象皮肿可见于两种丝虫病，而生殖系统象皮肿仅见于班氏丝虫病。一般在象皮肿患者血中不易查到微丝蚴。

2. 睾丸鞘膜积液　班氏丝虫病中较常见，阻塞发生在精索、睾丸淋巴管，淋巴液渗入鞘膜腔内，引起鞘膜积液，阴囊肿大。患部坠胀沉重，外观阴囊肿大、不对称，皮肤光滑，无压痛。

3. 乳糜尿　为班氏丝虫病常见症状，阻塞发生在主动脉前淋巴结或肠干淋巴结，使腰淋巴干压力增高，导致从小肠吸收的乳糜液回流受阻，经侧支流入肾淋巴管，并经肾乳头黏膜破损处流入肾盂，混于尿中排出，尿液呈乳白色，似牛奶，称为乳糜尿。乳糜尿中含大量的蛋白质及脂肪，沉淀物中有时可查见微丝蚴。

### （四）隐性丝虫病

隐性丝虫病也称热带肺嗜酸性粒细胞增多症，临床表现为夜间发作性哮喘或咳嗽，伴疲乏和低热，血中嗜酸性粒细胞增多以及 IgE 水平升高。外周血中一般查不到微丝蚴，但在肺或淋巴结的活检中可查到微丝蚴。

视频：丝虫的致病性

123

## 四、实验诊断

### （一）病原学检查

1. 血内微丝蚴检查　方法有厚血膜法、新鲜血滴法、乙胺嗪（海群生）白天诱出法等。取血时间以晚上 9 时至次晨 2 时为宜。白天检查时，可给患者服乙胺嗪 100 mg，15～30 分钟后外周血中微丝蚴密度接近高峰，2 小时后密度下降。但对低感染度患者容易漏诊。

2. 体液和尿液内微丝蚴检查　取患者的鞘膜积液、淋巴液、腹腔积液、乳糜尿和尿液离心，取沉渣染色镜检。

3. 组织内活检成虫　对淋巴结肿大或在乳房等部位有可疑结节的患者，可用注射器从淋巴结或肿块中抽取成虫，或做组织切片查找成虫或微丝蚴。

### （二）免疫学检查

检查患者血清中的特异性抗体或循环抗原有辅助诊断价值，且可用于流行病学调查以及防治效果考核。较理想的方法有 IFA 和 ELISA 等。目前，WHO 推荐应用免疫层析技术（ICT）试纸条快速诊断淋巴丝虫病。近年来，DNA 探针和 PCR 技术也用于丝虫病的诊断。

视频：丝虫的诊断

## 五、流行与防治

### （一）流行

丝虫病流行于热带、亚热带及部分温带地区。我国曾经是世界上丝虫病流行最为严重的国家之一，在山东、河南、四川、重庆以南和台湾等 17 个省（自治区、直辖市）都有丝虫病的流行。经过多年的努力，我国丝虫病已达到基本消灭标准，并实现了阻断丝虫病传播的目标。

丝虫病的传染源是血中有微丝蚴的带虫者及患者。班氏丝虫的传播媒介主要有淡色库蚊和致倦库蚊，中华按蚊为次要媒介；马来丝虫的主要媒介为中华按蚊及嗜人按蚊。在我国东南沿海地带及附近岛屿，东乡伊蚊是两种丝虫病的传播媒介。气温、湿度、雨量及地理环境对蚊虫的孳生、繁殖和吸血活动以及丝虫幼虫在蚊体内发育均有影响。丝虫病的感染季节多在 5～10 月份。所有人群对丝虫普遍易感。

### （二）防治原则

普查普治和防蚊灭蚊是防治丝虫病的两项重要措施。此外，应积极开展防治丝虫病的卫生宣传教育工作。治疗药物有乙胺嗪、呋喃嘧酮和伊维菌素等。

视频：丝虫的流行与防治

## 执考直击

1. 日本血吸虫成虫、虫卵、毛蚴、尾蚴的形态特征。

2. 日本血吸虫的寄生部位、中间宿主、保虫宿主、感染阶段及感染方式。

3. 日本血吸虫的确诊依据、主要检查方法。

4. 四种疟原虫滋养体、裂殖体、配子体的形态区别。

5. 疟原虫的感染方式、红外期及红内期发育。

6. 疟疾发作、疟疾再燃、疟疾复发的概念。

7. 杜氏利什曼原虫无鞭毛体、前鞭毛体的形态特征。

8. 杜氏利什曼原虫的致病虫期及所致疾病。

9. 杜氏利什曼原虫的确诊依据、主要检查方法。

10. 两种丝虫微丝蚴的形态区别。

11. 丝虫的确诊依据、主要检查方法及采血检查时间。

执考真题

练一练

（张志勇　高志玲）

# 第八章　呼吸系统与神经系统寄生虫

第八章
思维导图

## 学习目标

1. 掌握卫氏并殖吸虫、粉螨、广州管圆线虫等寄生虫成虫、虫卵或幼虫的形态特征以及实验诊断方法。

2. 熟悉卫氏并殖吸虫、粉螨、广州管圆线虫等寄生虫的生活史特点、所致疾病以及流行特点。

3. 了解卫氏并殖吸虫、粉螨、广州管圆线虫等寄生虫的致病因素以及防治原则。

4. 能正确地选择卫氏并殖吸虫、粉螨、广州管圆线虫等寄生虫的实验诊断方法并实施。

呼吸系统与神经系统寄生虫主要是指寄生于呼吸系统或神经系统，以及在人体内移行过程中引起呼吸系统或神经系统损伤的寄生虫，其种类较多，如肺吸虫、猪囊尾蚴、细粒棘球绦虫幼虫、多房棘球绦虫幼虫、蛔虫幼虫、钩虫幼虫、丝虫微丝蚴、旋毛虫幼虫、粪类圆线虫幼虫、溶组织内阿米巴滋养体、刚地弓形虫、粉螨、广州管圆线虫、福氏耐格里阿米巴及锥虫等。本章仅介绍以呼吸系统为主要寄生部位的卫氏并殖吸虫、粉螨和以神经系统为主要寄生部位的广州管圆线虫。

## 第一节　卫氏并殖吸虫

### 案例导入

患者，男性，45 岁，因"发热伴咳嗽、气喘三十余天"入院。患者入院三十多天前出现发热，体温在 38～39℃，伴咳嗽，白黏痰。追问病史，患者有生食醉蟹的习惯。体格检查：发育正常，左下肺呼吸音减弱。血常规：白细胞计数 $15.8 \times 10^9$/L；嗜酸性粒细胞计数 $4.45 \times 10^9$/L。肺 CT 检查显示，左下肺不规则条片状影，密度不均，边界欠清，呈炎性浸润伴"隧道征"。

请思考：

1. 该患者可能患哪种寄生虫病？

2. 请叙述最适于该病的检查方法。

卫氏并殖吸虫（*Paragonimus westermani*），简称肺吸虫，成虫寄生于人及哺乳动物的肺脏，引起肺吸虫病。

## 一、形态

### （一）成虫

雌雄同体，虫体肥厚，椭圆形，背侧隆起，腹侧扁平，形似半粒花生米。活体呈深红色，半透明，固定后呈灰白色。虫体长 7～12 mm，宽 4～6 mm，厚 2～4 mm。全身满布体棘。具有口、腹吸盘，大小略相同。口吸盘位于虫体前端，腹吸盘位于虫体中横线之前。消化系统由口、咽、食管、肠管组成，肠管左右各一分支，呈波浪状沿虫体两侧向后延伸，形成 3～4 个弯曲，末端为两个盲端。子宫与卵巢并列于腹吸盘之后，卵巢分 5～6 叶。睾丸分支呈指状，左右并列在虫体后端 1/3 处。因雌雄生殖系统左右并列，故称之为并殖吸虫。卵黄腺由许多密集的卵黄滤泡所组成，分布于虫体两侧。排泄孔位于虫体后端腹面（图 8-1）。

### （二）虫卵

虫卵呈不规则的椭圆形，常不对称，大小为（80～118）μm×（48～60）μm，金黄色。上宽下窄，上端有一明显的卵盖，略倾斜，但也有缺盖者。卵壳厚薄不均，相对卵盖端卵壳增厚。虫卵内为 1 个卵细胞及数十个卵黄细胞（图 8-1）。

视频：肺吸虫形态

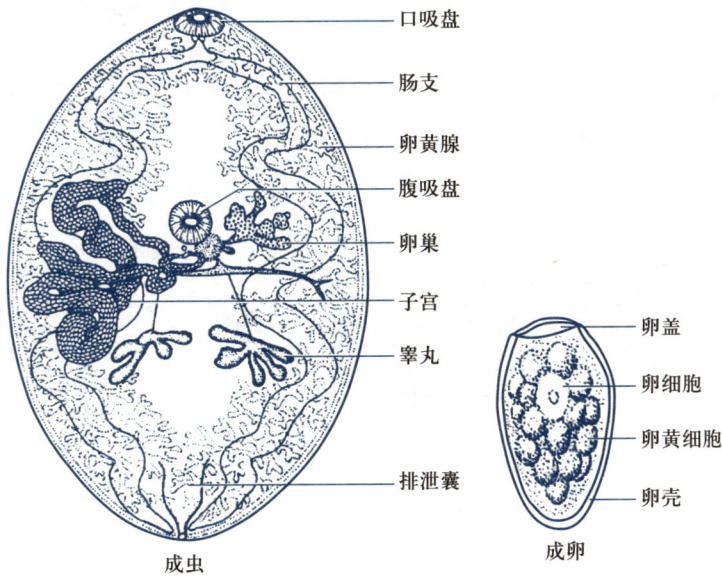

图 8-1 肺吸虫成虫和虫卵

标注（成虫）：口吸盘、肠支、卵黄腺、腹吸盘、卵巢、子宫、睾丸、排泄囊

标注（成卵）：卵盖、卵细胞、卵黄细胞、卵壳

## 二、生活史

人为肺吸虫终宿主，猫科、犬科等多种肉食类哺乳动物为其保虫宿主，淡水螺类的

川卷螺为第一中间宿主，溪蟹和蝲蛄为第二中间宿主，野猪、兔、鼠、蛙、鸡等多种动物为肺吸虫的转续宿主。

成虫寄生于人或哺乳动物肺部，产生虫卵随宿主痰液咳出体外，痰液被宿主咽下虫卵可随粪便排出体外。虫卵需入水完成发育，在适宜的（25～30℃）温度下，经 2～3 周发育成毛蚴。毛蚴在一天内侵入川卷螺内，经胞蚴、母雷蚴、子雷蚴发育成尾蚴，尾蚴尾部短小成小球形。尾蚴在川卷螺体内发育成熟并从螺体内逸出，进入水中，通过主动侵入或随川卷螺被淡水溪蟹或蝲蛄吞入体内，在溪蟹或蝲蛄的肌肉、内脏等处发育成囊蚴。人或保虫宿主生食或半生食含有囊蚴的溪蟹或蝲蛄，在宿主消化液的作用下，囊蚴脱囊，囊内幼虫逸出，发育成童虫。童虫穿入肠壁，进入腹腔，移行于各器官或邻近组织及腹壁，经 1～3 周移行，穿过宿主膈肌，经过胸腔，进入宿主肺部定居，发育为成虫（图 8-2）。童虫也可异位寄生于肌肉、皮下、腹腔、肝、心仓、脑、脊髓及眼等处，但多不能发育为成虫。从囊蚴进入宿主体内发育为成虫并产卵经过 2～3 个月，成虫寿命一般为 5～6 年，个别可达 20 年。

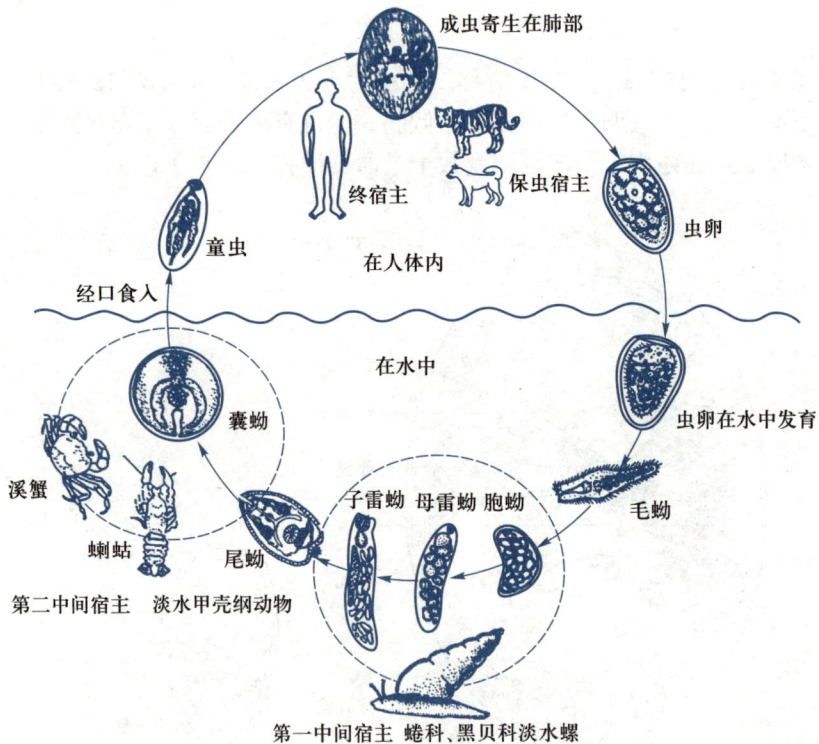

视频：肺吸虫生活史

图 8-2　肺吸虫生活史

## 三、致病性

肺吸虫的童虫和成虫均可对宿主造成损害，主要为在人体组织与器官内移行、寄居造成的机械性损伤和其排泄物、分泌物引起的免疫病理反应。根据病变的过程分为急性期和慢性期。

## （一）急性期

主要为童虫在宿主体内移行所致。一般发生在宿主食入囊蚴后的数天或数月发病，重度感染者可在第 2 天发病。轻度感染主要表现为食欲减退、乏力、腹痛、腹泻、低热等。重度感染者起病急，初发症状表现为腹痛、腹泻、黏液血便，可伴有食欲减退。继而出现畏寒、发热、胸闷、气短、咳嗽、咳痰及荨麻疹等临床表现。

## （二）慢性期

主要为童虫移行肺部发育至成虫，及童虫和成虫异位寄生引起病变。按其病理变化过程分为三期。

1. 脓肿期　主要为童虫在组织中移行，造成组织损伤和出血，继而出现以嗜酸性粒细胞和中性粒细胞为主的炎性病变，随着病程延迟，形成脓肿，故称为脓肿期。X 线上可见边缘模糊、界限不清的浸润阴影。

2. 囊肿期　脓肿内大量浸润的细胞变性、坏死、液化，液体逐渐吸收，脓肿内容物逐渐演变成含有大量虫卵和夏科 – 雷登结晶的褐色黏稠状。囊壁肉芽组织增生、变厚，形成边界清楚的结节性虫囊。X 线上可见边界清楚的结节状阴影。

3. 纤维瘢痕期　病灶内虫体死亡或转移他处，内含物逐渐被宿主吸收或排空，囊腔内被肉芽组织填充，从而纤维化，形成瘢痕。X 线上可见硬结性或条索状阴影。

成虫通常寄生于肺，但童虫或成虫有时亦可寄生于皮下、肝、脑、脊髓、眼眶等，形成异位寄生，引起多种组织和器官损伤，累及多个器官。临床表现复杂，按损伤的部位主要分为以下类型。

1. 胸肺型　最常见，主要表现为咳嗽、咳痰、咯血、胸闷、胸痛、气短等，痰液主要为铁锈色痰。痰液中可见肺吸虫虫卵。

2. 脑脊髓型　多见于青少年，主要表现为头晕、头痛、恶心、呕吐、反应迟钝、癫痫、失语、感觉障碍等颅内占位性病征。易被误诊为颅内肿瘤。

3. 肝型　主要表现为发热、乏力、食欲减退、肝大、肝功能异常等，少数患者可伴有脾大、腹腔积液等。

4. 腹型　主要表现为腹痛、腹泻、血便。易被误诊为急性阑尾炎。

5. 皮肤型　皮肤可见游走性包块，包块大小不一，多散发，常见于腹部、胸背部、头颈部等。

视频：肺吸虫致病性

## 四、实验诊断

### （一）病原学检查

自患者粪便、痰液中检出肺吸虫虫卵及活检发现童虫、成虫为主要确诊依据。

1. 粪便、痰液检查虫卵　可用生理盐水直接涂片法或集卵法检查虫卵。粪便中含卵量少，故痰液检出率高于粪便，检查方法多以痰液沉淀法为好。

**2. 活组织检查** 手术摘除的结节、包块中查获童虫、成虫可确诊。

### （二）免疫学检测

可采用皮内试验进行本病的普查，也可检测血清中抗原、抗体用于辅助诊断。

### （三）影像学检查

X 线、CT、MRI 检查可对脑脊髓型、胸肺型、皮肤型等患者进行诊断，并结合免疫学检测协助诊断。

## 五、流行与防治

### （一）流行

肺吸虫主要分布于亚洲等。在我国肺吸虫主要分布在湖北、福建、安徽、浙江、四川、辽宁、吉林、黑龙江等省。肺吸虫是人畜共患病，具有自然疫源性。传染源为人和多种食肉性动物。保虫宿主种类繁多，主要有猫、犬、猪、羊等动物，以及虎、狼、豹等野生动物。人群对肺吸虫普遍易感，疫区居民有生食或半生食溪蟹、蝲蛄的习惯，或溪蟹、蝲蛄烹调方式不当，囊蚴不能被完全杀死，是肺吸虫传播和流行的主要因素。此外，饮用生水、囊蚴污染炊具、生食或半生食转续宿主的肉也是感染的主要因素。

### （二）防治原则

肺吸虫病的防治应采取综合措施，包括查治患者及带虫者，加强粪便管理，建立良好的卫生及饮食习惯以预防感染等。

加强卫生宣传教育，注意个人卫生和饮食卫生，不饮生水，不生吃或半生吃溪蟹、蝲蛄等。防止粪便及痰液污染水源。普查普治，目前首选驱虫药物为吡喹酮，其次为阿苯达唑。对有并发症的患者，应及时送医院治疗。

# 第二节　粉　　螨

**案例导入**

患者，女性，52 岁，于 1992 年 7 月 3 日搬移和翻晒鸡饲料时感觉呼吸不畅、胸闷、咳嗽。次日上午入院诊查：体温 36.5℃，双肺呼吸音粗，偶闻及痰鸣音，腹软平，肝脾未触及。痰涂片镜检发现痰中有活动的小虫。经当地卫生防疫站检查共发现螨虫 50 只。现场调查发现，居室内放置有贮存鸡饲料的饲料筒及纤维编织袋各 1 只，采样进行镜检计数 1 200 只 /g，经系统鉴定真螨亚粉螨。

请思考：

1. 如何预防和治疗粉螨症？

2. 对粉螨症患者如何做病原学检查？

视频：肺吸虫诊断

视频：肺吸虫流行与防治

粉螨（*flour mite*）是一种重要的仓储螨类，常孳生于贮藏食品和其他储藏物中。与人类接触后，粉螨可寄生于人的体表或体内，引起皮炎、肺螨病、肠螨病、尿螨病等以及超敏反应性疾病。

## 一、形态

成虫呈长椭圆形，如白色粉末，长 0.12～0.50 mm，体表有大量的长毛。虫体分为颚体和躯体两部分（图 8-3）。颚体前方有 1 对螯肢，呈钳子状。躯体前端背面有 1 块盾板，上具鬃毛。有足 4 对。雌、雄虫生殖孔均位于躯体腹面，雌虫有一产卵孔，无肛吸盘和跗吸盘。雄虫有阳茎、肛吸盘和跗吸盘。成虫无气门及气门沟，用皮肤呼吸。粉螨虫卵呈长椭圆形。

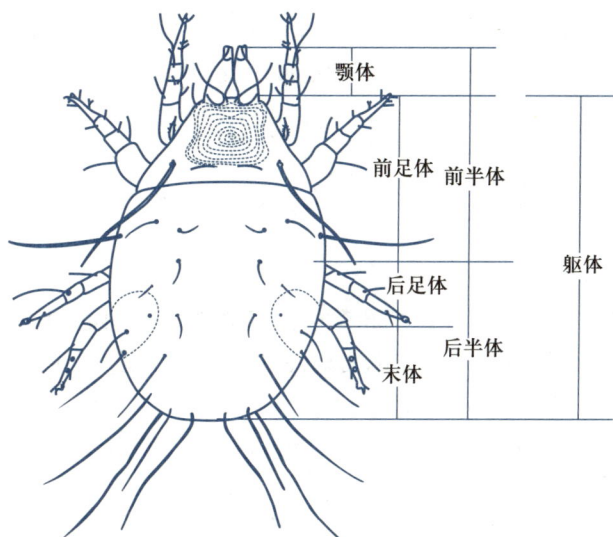

图 8-3 粉螨及其体段划分示意图

## 二、生活史

粉螨大多数营自生生活。生活史包括卵、幼虫、第一期若虫、第三期若虫和成虫 5 个时期。在第一、第三若虫之间可有处于休眠状态的第二若虫。在适宜条件下，粉螨完成一代的发育时间约需 1 个月。雌螨的寿命为 100～150 天，雄螨为 60～80 天。粉螨生命力强，滋生场所多样，既可孳生于仓储食品、干果、中药材等，也可孳生在家居、粮面加工厂、食品仓库、中药厂、纺织厂等处的积尘以及人类居室内的尘埃、枕头、衣物、地毯等处，多以动物皮屑、面粉、粮食、花粉、真菌孢子和植物纤维等为食。春秋两季为粉螨主要孳生季节，多数以雌虫越冬。

## 三、致病性

在人体内、外常见粉螨有十余种，按感染的部位不同，可引起螨性皮炎、肺螨症、肠螨症、尿路螨症及超敏反应等。

### （一）螨性皮炎

螨性皮炎又称谷痒症，粉螨叮咬人体或人体接触粉螨的排泄物、毒性物质，接触部位皮肤可出现红斑、丘疹，搔抓后可形成疱疹，继发细菌感染而形成脓疱。

### （二）肺螨症

粉螨悬浮于空气中，随灰尘一起侵入人体呼吸系统，引起肺螨症。可表现为胸闷、胸痛、气短、乏力、咳嗽、咳痰、咯血，少数患者伴有发热、盗汗。

### （三）肠螨症

粉螨随食物进入肠腔，可寄生于肠腔，又可侵入肠黏膜，甚至黏膜下层，形成炎症、坏死、溃疡。可表现腹痛、腹泻、黏液稀便、肛门烧灼感、乏力、食欲减退、消瘦等。

### （四）尿螨症

粉螨偶尔侵入泌尿系统，引起尿路刺激症状、夜尿频多等。

### （五）螨性过敏

粉螨的分泌物、排泄物、死亡的粉螨裂解产物等，可引起超敏反应，如粉螨性哮喘、过敏性鼻炎、过敏性皮炎等，尤以粉螨性哮喘最为严重，起病急，反复发作，持续时间短为主要特点。

## 四、实验诊断

对肠螨症、肺螨症、尿螨症患者可分别从粪便、痰液和尿液中查到粉螨及其虫卵作为主要诊断依据。肺螨症可通过 X 线、CT、MRI 等检查进行辅助诊断。肠螨病可采用粪便直接涂片或活组织检查进行诊断。粉螨引起的超敏反应通过免疫学方法进行诊断，如皮内试验、黏膜激发试验、酶联免疫吸附试验、放射变应原吸附试验等。

## 五、流行与防治

粉螨呈世界性分布，好发于春秋季节。感染率与职业密切相关，在面粉厂、粮库、中药房、纺织厂等职业人群中感染率明显增高。

预防主要是防螨、灭螨。保持仓库、居室通风，保持粮食、食品的干燥，减少室内螨虫的孳生。面粉厂、粮库工作人员等在工作中做好个人防护。避免误食粉螨污染的食品。粉螨病常用甲硝唑、卡巴肿等药物治疗，螨性皮炎、螨性过敏可用止痒剂或抗过敏药等对症治疗。

# 第三节　广州管圆线虫

**案例导入**

患者，男性，45 岁，因头痛、头晕，伴恶心、呕吐和皮肤异常就诊。患者于 1 天前突发头痛、头晕，伴腹痛恶心，自查体温 38℃，体格检查发现患者有颈部僵硬，皮肤散在斑丘疹。询问病史，曾于 1 周前食用"凉拌螺肉"。血常规检查结果提示，嗜酸性粒细胞明显升高。血清学检查结果提示，广州管圆线虫抗原阳性。

请思考：

1. 该患者如何感染广州管圆线虫？

2. 请叙述该病的实验诊断方法。

广州管圆线虫（*Angiostrongylus cantonensis*）成虫主要寄生于鼠的肺动脉血管内，幼虫可侵犯人体中枢神经系统，引起嗜酸性粒细胞增多性脑膜炎或脑膜脑炎。陈心陶首先在广州的家鼠体内发现该虫，命名为广州肺线虫，1946 年由 Dougherty 订正为本名。

**知识拓展**

**我国现代寄生虫学的先驱陈心陶与广州管圆线虫的发现**

医学寄生虫学家陈心陶教授，是我国现代寄生虫学的先驱。早在二十世纪三十年代，他开始调查并整理华南地区蠕虫区系，发现了广州管圆线虫、怡乐村并殖吸虫等多个寄生虫新种。陈心陶首先在广州的家鼠肺动脉中发现广州管圆线虫，命名为广州肺线虫，1946 年由 Dougherty 订正为广州管圆线虫。陈心陶所发现的并殖吸虫新品种为中国吸虫系分类奠定了基础，促使许多新的品种陆续被人们发现。陈心陶一生对血吸虫病、肺吸虫病和恙虫病等也都有深入的研究。二十世纪五十年代初，他首次证实广东存在血吸虫病的流行，对其流行因素进行了深入研究，提出综合性防治措施。陈心陶始终坚持把党和人民的利益置于个人利益之上，在中华人民共和国成立初期，他毅然放弃国外一些大学的优厚待遇和聘请。1990 年，广东省三水县人民政府、六和镇人民政府在重点疫区的旧址，今天的南山镇九龙山建造了"陈心陶同志纪念碑"，激励人们学习陈心陶爱国主义、献身科学、艰苦奋斗、奉献人民的革命精神。

## 一、形态

1. **成虫**　呈细长线状，体表具有细微环状横纹。雌雄异体。头端钝圆，头顶端有一小圆口，口周有环状唇，无明显口囊。雌虫长 17～45 mm，宽 0.3～0.66 mm，尾端呈斜锥形，子宫呈双管型，子宫呈白色，与充满血液的肠管缠绕成红白相间的螺纹，为雌虫主要特点。阴门开口于肛孔之前。雄虫长 11～26 mm，宽 0.21～0.53 mm，交合伞对称，呈肾形，具有辐肋，有交合刺 2 根，有明显的横纹（图 8-4）。

2. 第 3 期幼虫　为感染阶段，线状，无色透明，长 0.462~0.525 mm，宽 0.022~0.027 mm。头端钝圆，尾部顶端骤变尖细，有明显的食管、肠道、排泄孔、肛孔及生殖原基，食管比虫体长度的 1/2 稍短（图 8-5）。

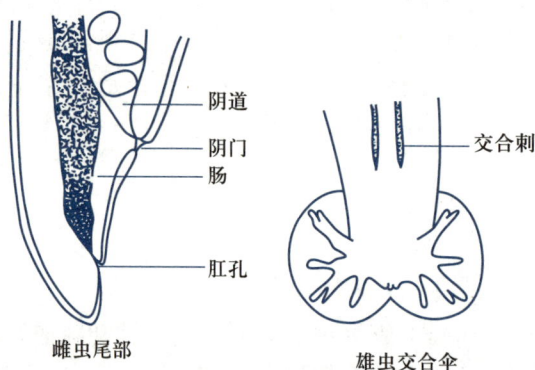

图 8-4　广州管圆线虫

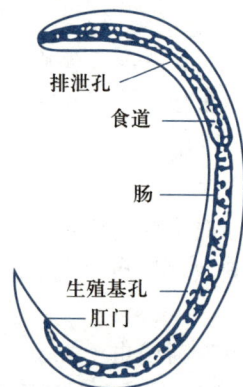

图 8-5　广州管圆线虫第 3 期幼虫

3. 第 4 期幼虫　长度约为第 3 期幼虫的 2 倍。雌雄分明，肠腔内充满折光物质，雄虫后端膨大，可见明显的交合刺。雌虫可见双管型子宫，虫体末端有明显的阴道和肛孔。

4. 第 5 期幼虫　虫体明显增大，肉眼可见，体长数毫米，形态与成虫相似，雄虫可见明显的辐肋、交合刺。雌虫已形成阴门，生殖器官明显。

## 二、生活史

完成生活史需要两个中间宿主，经历成虫、幼虫、虫卵 3 个发育阶段。

终宿主为黑家鼠、褐家鼠等啮齿类动物，中间宿主为各种陆生螺类，如褐云玛瑙螺、福寿螺等。鱼、虾、蟹、蛙等动物可作为本虫的转续宿主。

成虫寄生于终宿主啮齿类动物的肺动脉内，偶有寄生于右心者。雌雄交配，产生虫卵于肺动脉内，随血流进入宿主肺毛细血管，发育成第 1 期幼虫。第 1 期幼虫穿过肺毛细血管网，进入肺泡，沿支气管、气管上行至咽部，随吞咽动作进入消化道，随终宿主粪便排出体外。第 1 期幼虫在潮湿的环境中可存活 20 天左右。当第 1 期幼虫被吞入或主动侵入中间宿主螺类或蛞蝓体内后，逐渐发育为第 2 期幼虫和第 3 期幼虫，第 3 期幼虫是感染期幼虫。鼠因吞食含有第 3 期幼虫的中间宿主、转续宿主或被幼虫污染的食物而受感染。进入鼠消化道的感染期幼虫侵入肠壁的小血管，通过血液循环到达脑部，经两次蜕皮后经脑静脉系统通过右心到鼠的肺动脉定居，发育为成虫。

人可作为广州管圆线虫的非适宜宿主，人因生食或半生食含有第 3 期幼虫的中间宿主和转续宿主而感染；生吃污染的蔬菜、瓜果或喝含幼虫的生水也可感染（图 8-6）。幼虫侵入人体，滞留于中枢神经系统，如脑桥、小脑等，停留在第 4 期幼虫或第 5 期幼虫阶段，不能发育为成虫。近年来，有研究者报道，幼虫进入人体肺部亦可发育为成虫。

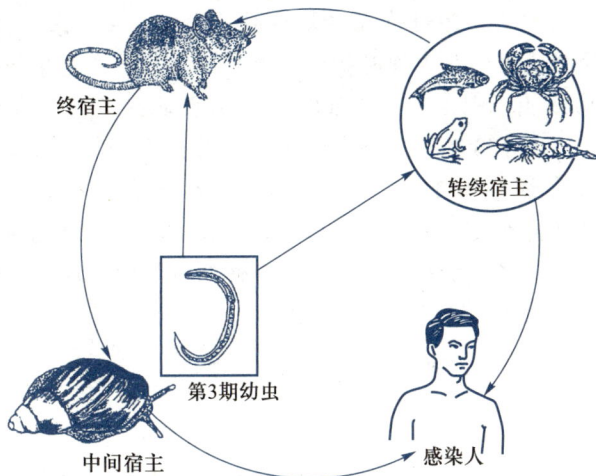

图 8-6 广州管圆线虫的生活史

## 三、致病性

广州管圆线虫主要致病阶段为幼虫。广州管圆线虫成虫、幼虫、虫卵均可引起宿主肉芽肿的形成，肉芽肿是广州管圆线虫的主要致病因素。根据受损器官不同，分为三型：① 颅脑型：广州管圆线虫具有嗜神经性，侵犯中枢神经系统，引起嗜酸性粒细胞增多性脑膜炎和脑膜脑炎。患者可出现急性剧烈头痛、颈项强直等脑膜刺激症状，伴发热、恶心、呕吐、颈部疼痛等，严重者可出现瘫痪、嗜睡、昏迷，甚至死亡。② 肺型：由幼虫移行所致。③ 眼型：幼虫可寄生于眼部，导致视觉损伤，严重可导致视力减退或失明。

## 四、实验诊断

广州管圆线虫病主要依据流行病学、临床表现、实验室检查结果进行诊断。患者在有接触或吞食广州管圆线虫中间宿主或转续宿主病史，伴有剧烈疼痛、躯体运动功能障碍等神经系统临床表现作为本病的主要诊断依据。

患者脑脊液外观呈混浊或乳白色，嗜酸性粒细胞明显升高，白细胞总数明显增高。在患者脑脊液、眼部查到第 4 期幼虫、第 5 期幼虫，作为本病主要的确诊依据。一般阳性率偏低，检出率仅为 10%～44%，多在尸检时发现。

检查患者血清或脑脊液中广州管圆线虫抗原或抗体，可作为辅助诊断，也可行 CT 或 MRI 等影像学检查。

知识拓展

### 食材要熟透，提高防病意识
#### ——广州管圆线虫与福寿螺

广州管圆线虫可侵犯中枢神经系统，引起脑炎和脑膜脑炎，危害极其严重。福寿螺是广州管圆线虫的中间宿主，1981 年福寿螺被引入中国，在广东、福建等地开始养殖。人们食用污染广州管圆线虫的福寿螺时，由于加工不当，如未充分加热福寿螺，不能杀死寄生在螺内的管圆线虫而引起感染。2006 年 5 月，北京某酒楼将凉拌螺肉的原料由海水螺改为福寿螺，造成 100 多人感染广州管圆线虫。该病预防的关键是要提高防病意识，改变不良的饮食习惯，把好"病从口入"关，尽可能地不食用不熟、不洁净的螺肉。如要食用一定要坚持熟食。另外，一旦有食用福寿螺史而出现神经症状或体征，应及时上医院就诊，并如实将食物史告诉医生，以便及时诊治。因此，任何一种饮食文化都应建立在保证公共卫生和生命健康的基础上。

## 五、流行与防治

广州管圆线虫主要分布于热带和亚热带，在我国，病例主要集中在广东、福建、广西、浙江、北京等地区。广州管圆线虫成虫可寄生在几十种哺乳动物体内，包括啮齿类、犬类、猫类和食虫类，鼠类是主要的传染源。

预防本病主要为加强卫生健康教育，防止病从口入，不吃生或半生的螺类及转续宿主蛙类、鱼、河虾、蟹等，不吃生菜，不喝生水，改变不良的饮食习惯。积极开展灭鼠、灭螺。阿苯达唑（丙硫咪唑）和甲苯咪唑对本病有良好的疗效。

### 执考直击

1. 卫氏并殖吸虫成虫、虫卵的形态特征。
2. 卫氏并殖吸虫的寄生部位、中间宿主、保虫宿主、感染阶段及感染方式。
3. 卫氏并殖吸虫的致病虫期及所致疾病。
4. 卫氏并殖吸虫病的确诊依据、主要检查方法。
5. 粉螨的形态特征及主要检查方法。
6. 广州管圆线虫成虫、幼虫的形态特征。
7. 广州管圆线虫的寄生部位、感染方式及所致疾病。
8. 广州管圆线虫病的确诊依据、主要检查方法。

执考真题　　　　　　　　　　　练一练

（牛鹤丽）

# 第九章 皮肤与组织寄生虫

**学习目标**

1. 掌握旋毛形线虫、刚地弓形虫、斯氏并殖吸虫、曼氏迭宫绦虫、蠕形螨、疥螨、蝇蛆以及虱等寄生虫的形态结构特征以及实验诊断方法。

2. 熟悉旋毛形线虫、刚地弓形虫、斯氏并殖吸虫、曼氏迭宫绦虫、蠕形螨、疥螨、蝇蛆以及虱等寄生虫的生活史特点、所致疾病以及流行特点。

3. 了解旋毛形线虫、刚地弓形虫、斯氏并殖吸虫、曼氏迭宫绦虫、蠕形螨、疥螨、蝇蛆以及虱等寄生虫的致病因素以及防治原则。

4. 能正确地选择旋毛形线虫、刚地弓形虫、斯氏并殖吸虫、曼氏迭宫绦虫、蠕形螨、疥螨、蝇蛆以及虱等寄生虫的实验诊断方法并实施。

第九章
思维导图

皮肤及组织寄生虫是指一类可经不同途径进入人体，损伤并寄居于人体皮肤表皮、真皮、皮下组织以及多种组织或脏器的寄生虫。发病机制各不相同，临床表现也有很大的差异。其种类繁多，包括蠕虫、原虫和节肢动物，如旋毛形线虫、曼氏迭宫绦虫、斯氏并殖吸虫、刚地弓形虫以及某些皮肤寄生节肢动物。本章主要介绍旋毛形线虫、刚地弓形虫、斯氏并殖吸虫、曼氏迭宫绦虫、蠕形螨、疥螨以及虱。

## 第一节 旋毛形线虫

**案例导入**

患者，女性，29岁，农民。最初有胃部闷胀、食欲缺乏症状，之后出现畏寒、发热、乏力，伴有四肢酸痛，尤以双腿内侧、双臂内侧肌肉为甚，体温超过38.5℃，自服酚氨咖敏颗粒、泼尼松退热。近日食欲差，大便干，小便黄，追问病史，患者于发病十多天前进食过生猪肉，共同进食者亦出现类似症状，有的出现颜面水肿。经流行病学调查以及随机抽取共同进食生猪肉并有症状者血清7份查旋毛形线虫抗体，结果均为阳性，确定为一起食源性群体旋毛虫感染。

请思考：

1. 旋毛虫病为什么容易误诊？对该病如何进行防治？

2. 旋毛虫病的诊断方法有哪些？

旋毛形线虫（*Trichinella spiralis*）简称旋毛虫，其成虫和幼虫分别寄生于人和多种哺乳动物的小肠和骨骼肌内，引起旋毛虫病。

## 一、形态

### （一）成虫

细小线状，乳白色，前端较细，咽管占体长的 1/3～1/2，其后段背面，有一由杆状细胞组成的杆状体。雄虫（1.4～1.6）mm×（0.04～0.05）mm，雌虫（3.0～4.0）mm×0.06 mm。两性成虫生殖器官均为单管型，雄虫尾端具有一对叶状交配附器，雌虫子宫较长，其中段含虫卵，后段和近阴门处则充满幼虫，大小为 125 μm×6 μm 的新生幼虫自阴门产出，这种生殖方式称为卵胎生。

### （二）幼虫囊包

幼虫在宿主骨骼肌内发育成熟，体长约 1 mm，卷曲于大小为（0.25～0.5）mm×（0.21～0.42）mm 的梭形囊包中，囊包壁厚，由幼虫寄生宿主的肌细胞退变及结缔组织增生形成，其纵轴与肌纤维平行，1 个囊包内通常含 1～2 条幼虫，多则 6～7 条（图 9-1）。

视频：旋毛虫的形态

## 二、生活史

旋毛虫可寄生于人、猪、犬、羊、牛、鼠、狼、狐、野猪等哺乳动物体内。成虫和幼虫寄生于同一宿主体内，成虫寄生于小肠，幼虫寄生于骨骼肌内。旋毛虫在完成生活史过程中不需要在外界发育，但必须转换宿主才能继续下一代生活史，被旋毛虫寄生的宿主既是终宿主，也是中间宿主。

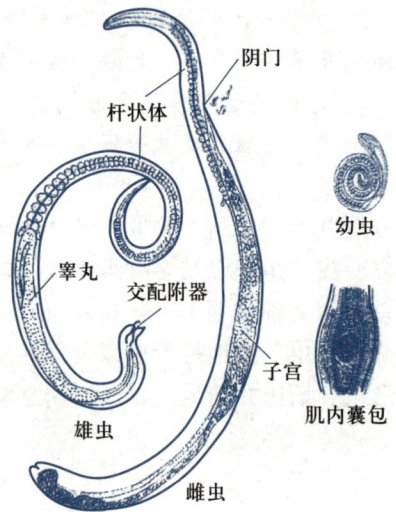

图 9-1 旋毛虫成虫和幼虫囊包

旋毛虫幼虫囊包是感染阶段，当宿主食入含有活幼虫囊包的肉类或肉类制品后，受消化液的作用，幼虫数小时内在十二指肠或空肠上段从囊包逸出，侵入肠黏膜内，经 24 小时发育后返回肠腔。在感染 48 小时内，幼虫蜕皮 4 次发育为成虫。雌、雄虫交配后，雄虫大多死亡，经肠道排出。雌虫再次侵入肠黏膜内继续长大，有的还可侵入腹腔或肠系膜淋巴结内寄生。雌虫子宫内的虫卵发育为幼虫，并移向阴门，感染后 5～7 天开始产出幼虫。每条雌虫一生可产幼虫 1 500～2 000 条，排幼虫期可持续 4～16 周或更长。雌虫寿命一般为 1～2 个月，少数可达 3～4 个月。新生蚴大多侵入局部小血管或淋巴管，随血液和淋巴循环到达各组织和器官中，但只有到达骨骼肌的幼虫才能继续发育。幼虫多侵入血液供应丰富的肌群，如舌肌、胸肌、膈肌、腓肠肌等，并于感染 1 个月后形成囊包。囊包内的幼虫需再感染新的宿主才能完成下一代生活史。若囊包无机会进入新宿主，则多在半年内钙化，少数钙化囊包内的幼虫可存活数年，最长可达 30 年（图 9-2）。

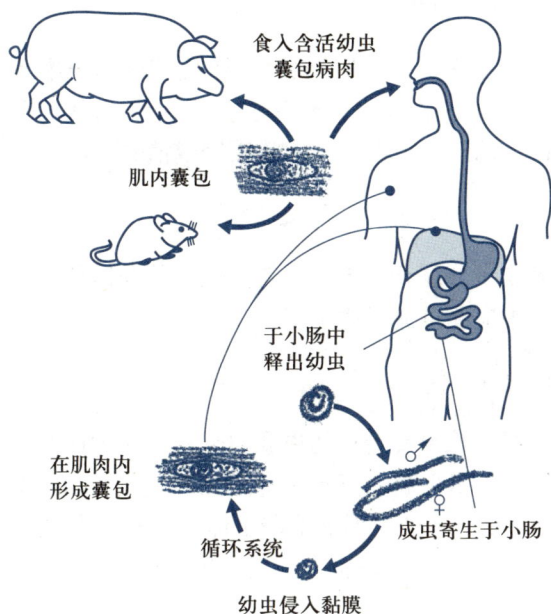

图 9-2　旋毛虫的生活史

视频：旋毛虫的生活史

## 三、致病性

幼虫是旋毛虫的主要致病阶段，其致病程度与食入幼虫的数量、活力和新生幼虫侵入的部位及人体的免疫力等因素有关。轻者可无症状，重者若未及时治疗，可在发病后数周内死亡。旋毛虫致病过程可分为 3 个时期。

### （一）侵入期（肠道期）

侵入期以肠道病变为主，又可称肠道期。为食入幼虫囊包后，幼虫在小肠内脱囊发育为成虫阶段，主要引起十二指肠、空肠局部的炎症，此期病程约 1 周。患者出现恶心、呕吐、腹痛、腹泻的急性胃肠道症状，可伴有厌食、乏力、低热等全身性反应，这些表现极易误诊为其他疾病。

### （二）幼虫移行期（肠外期）

幼虫移行期以肌肉病变为主，又可称肠外期。为新生幼虫随淋巴、血液循环到达各器官及侵入骨骼肌的发育阶段，导致血管炎和肌炎的过程，病程 2～3 周。患者的典型临床表现为发热、眼睑或面部水肿、全身肌肉酸痛、压痛，尤以腓肠肌、肱二头肌、肱三头肌显著，外周血中嗜酸性粒细胞增多等，重者出现咀嚼、吞咽及发音困难。幼虫移行所经部位发生炎症反应，造成急性全身性血管炎。移行至肺，导致肺局灶或广泛性出血、水肿和胸腔积液等。移行至心脏，可导致心肌炎、心包积液等。累及中枢系统可致颅内压升高。严重感染的患者可因广泛性心肌炎导致心力衰竭、毒血症、呼吸道并发症而死亡。

### （三）囊包形成期（恢复期）

囊包形成期是急性炎症消退、受损组织修复的过程，又称恢复期，4～16周。寄生部位的肌细胞随着幼虫长大、卷曲，逐渐膨大呈纺锤形，形成梭形囊包包绕幼虫。伴随囊包形成，急性炎症逐渐消退，患者全身症状减轻或消失，但肌痛仍可持续数月。

## 四、实验诊断

旋毛虫病的临床表现十分复杂，患者无特异性症状和体征，临床难以及时、正确诊断。因此，在诊断过程中应注重流行病学调查和病史询问。

### （一）病原学检查

从患者肌肉活体组织中检出旋毛虫幼虫囊包是最可靠的诊断方法。自发病10天后，从患者疼痛肌肉处如腓肠肌等取材，进行压片或切片镜检查到幼虫囊包即可确诊。但轻度感染者或10天以内的早期感染均不易检获虫体。如有患者吃剩的肉食，也可用同样方法检查。或用人工消化法，将待检肌肉经人工胃液消化后，取沉渣镜检旋毛虫囊包，此法多用于动物旋毛虫检查。

### （二）免疫学检测

对早期或轻度感染者，采用血清学方法检测患者血清中的特异性抗体，可作为诊断该病的重要辅助手段。常用方法有ELISA、IFA等。

💡 知识拓展

**加强食品安全，预防食源性寄生虫病**

食源性寄生虫病是指因误食或误饮被寄生虫感染阶段寄生或污染的食物、水源而引起的寄生虫病。随着人民生活水平的提高，饮食的多样化，导致食源性寄生虫病不断增加。常见的食源性寄生虫病有：①植物源性：生吃茭白、菱角等水生植物易感染布氏姜片吸虫。②肉源性：生吃猪肉、牛肉易感染旋毛虫、链状带绦虫、肥胖带绦虫、弓形虫；生吃青蛙、蛇肉易感染裂头蚴。③鱼源性：生吃淡水鱼易感染华支睾吸虫。④淡水甲壳动物源性：生吃溪蟹、蝲蛄易感染卫氏并殖吸虫。⑤螺源性：生吃福寿螺易感染广州管圆线虫。食源性寄生虫引起的疾病临床表现复杂，已成为影响我国食品安全和人民健康的主要因素之一。通过加强食品安全风险管理以及加强食源性寄生虫病的应急处置工作，有效地预防和控制食源性寄生虫病，是公共卫生管理的一项十分重要的工作。

视频：旋毛虫致病性

视频：旋毛虫的诊断

## 五、流行与防治

旋毛虫呈世界性分布，欧美地区发病率高。在我国，旋毛虫病的流行具有地方性、群体性和食源性等特点。旋毛虫病是一种动物源性寄生虫病，目前已知猪、野猪、犬、鼠等 150 多种动物自然感染有旋毛虫，猪为主要动物传染源。人主要是因生食或半生食含幼虫囊包的猪肉及肉制品引起感染。近年来，随着人们饮食习惯的改变，如食用羊肉、狗肉等也出现本病暴发。囊包内幼虫抵抗力较强，耐低温，在 −15℃下可存活 20 天，在腐肉中可存活 2~3 个月，一般熏、烤、腌制和暴晒等方式不能杀死幼虫。但在肉块中心温度达到 71℃时即可杀死囊包内的幼虫。

加强健康教育，改变不良的饮食习惯，不生食或半生食猪肉和 / 或其他动物肉类及肉制品，切生、熟食的刀和砧板分开。严格进行肉类检疫，改善养猪方法。治疗旋毛虫病常选阿苯达唑等。

视频：旋毛虫的流行与防治

# 第二节 刚地弓形虫

**案例导入**

患者，女性，50 岁，农民，以"双上肢间断性抽搐十余年"为主诉就诊，15 年前患者无明显诱因出现双上肢抽搐，发作时，意识短暂性丧失，每次发作持续约 10 分钟，发作间隔不定，夜间发作频繁。患者平时好发脾气，口中念念有词，不能与人正常交流。在当地多家医院，按"癫痫"长期对症治疗，效果欠佳。院外行脑 CT、脑电图等检查，均未见明显异常。体检：意识欠清，面部表情呆滞，精神差，答非所问，不能自述症状，神经系统检查未见明显阳性体征。既往无头部外伤史，接触猫、狗、家禽的机会多。实验室检查结果：① 血清刚地弓形虫循环抗原 Cag（＋）；② IgM 抗体（－）；③ PCR 检测刚地弓形虫 DNA（＋）。

请思考：

1. 该患者可能患有什么疾病？
2. 请分析患者患病原因及如何防治？

刚地弓形虫（*Toxoplasma gondii*）简称弓形虫，是一种分布广泛的细胞内寄生原虫，猫科动物是其终宿主，还能感染人、哺乳动物、鸟类等，引起人兽共患的弓形虫病。当宿主免疫功能低下时，可致严重后果，尤其是孕妇感染弓形虫可造成流产、早产、畸胎或死产，弓形虫是一种重要的机会致病原虫。

## 一、形态

弓形虫发育的全过程有五种不同形态的阶段，滋养体、包囊、裂殖体、配子体和卵囊，以上均可存在于终宿主（猫科动物）体内，在中间宿主（人、哺乳动物、鸟类等）体内仅见滋养体和包囊两种。其中的滋养体、包囊和卵囊与传播和致病有关（图 9-3）。

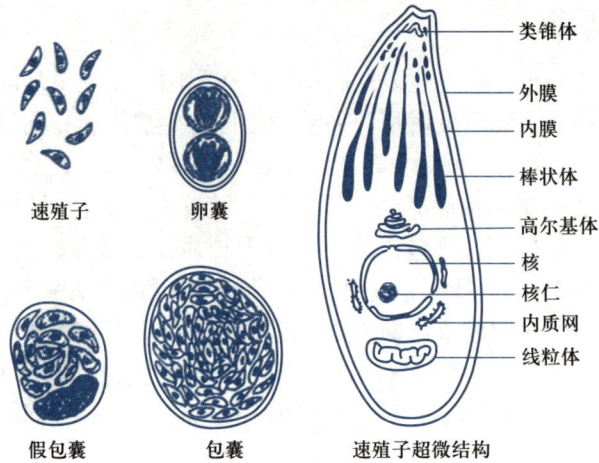

图 9-3　刚地弓形虫形态

## （一）滋养体

指在中间宿主细胞内营分裂繁殖的虫体，包括速殖子与缓殖子。两种虫体形态相似，呈半月形或香蕉形，一端较尖，一端钝圆，一边扁平，另一边较膨隆。

速殖子长 4～7 μm，最宽处 2～4 μm。经吉姆萨染色后可见胞质呈蓝色，胞核呈紫红色，位于虫体中央。在核与尖端之间有染成浅红色的颗粒，称为副核体。

速殖子见于疾病的急性期，可在血液、脑脊液和病理渗出液中检出，单个或两个相对排列，亦可见于宿主细胞内。在宿主细胞内，内含数个至二十多个速殖子，这个被宿主细胞膜包裹的速殖子群，由于没有真正的囊壁而被称为假包囊。假包囊内虫体通常排列凌乱，但亦可见到同步发育的虫体集结成玫瑰花结样。

## （二）包囊

包囊呈圆形或椭圆形，直径 5～100 μm，外被一层虫体分泌的坚韧囊壁。囊内含数个至数百个滋养体，囊内的滋养体增殖缓慢，称为缓殖子，可不断增殖，其形态与速殖子相似，但虫体较小，核稍偏钝端。包囊在一定条件下可破裂，释出的缓殖子可进入新的细胞，形成包囊或假包囊。

## （三）卵囊

圆形或椭圆形，大小 10～12 μm，有两层光滑透明的囊壁。成熟卵囊内含 2 个孢子囊，每个孢子囊内有 4 个新月状的子孢子，常存在猫粪中。

💡 知识拓展

**准妈妈的"优生密码"——TORCH 检查**

TORCH 是指一组病原微生物的英文名缩写。其中，TO（*toxoplasma*）是指弓形虫，R（*rubella virus*）是指风疹病毒，C（*cytomegalovirus virus*）是指巨细胞病毒，H（*herpes virus*）即单纯疱疹病毒I/II型。这组微生物有着共同的特征，即可造成母婴感染。孕妇由于内分泌改变和免疫力下降易发生原发感染，既往感染的孕妇体内潜在的病毒也容易被激活而发生复发感染。孕妇发生病毒血症时，病毒可通过胎盘或产道传播感染胎儿，引起早产、流产、死胎或畸胎等。临床上开展对孕前、围生期妇女，甚至新生儿的TORCH检查（特异性抗体的检测），对优生优育有着重要的意义。

## 二、生活史

弓形虫生活史发育过程需两类宿主，在猫科动物体内完成有性生殖阶段，同时也可进行无性增殖，故猫是弓形虫的终宿主兼中间宿主。在其他动物或人等中间宿主体内只能完成无性生殖。弓形虫对中间宿主的选择极不严格，除哺乳动物外，鸟类、爬行类、鱼类和人都可寄生，对寄生组织的选择也无特异性，除红细胞外的有核细胞均可寄生。

### （一）终宿主体内的发育

当猫科动物吞食动物内脏或肉类组织时，将包囊或假包囊吞入而感染，食入被成熟卵囊污染的食物与水也可感染。包囊内的速殖子、假包囊内的缓殖子或卵囊内的子孢子逸出，侵入小肠上皮细胞发育繁殖，经3～7天发育为裂殖体，成熟后释出裂殖子，侵入新的肠上皮细胞，如此反复，经数代增殖后，部分裂殖子发育为雌、雄配子体，继续发育为雌、雄配子，雌、雄配子受精成为合子，再进一步形成卵囊，穿破上皮细胞进入肠腔，随粪便排出体外，在适宜环境中经2～4天即发育为具感染性的成熟卵囊。同时，弓形虫也可在猫的肠外组织中进行无性增殖，故猫是弓形虫的终宿主兼中间宿主。

### （二）中间宿主内的发育

当卵囊、包囊或者假包囊被中间宿主（如人、羊、猪牛等）吞食后，在小肠内逸出子孢子、缓殖子或速殖子，侵入血管或淋巴管进入单核巨噬细胞系统的细胞内寄生，并扩散至全身各器官和组织（如脑、淋巴结、肝、心、肺、肌肉等），进入细胞内进行无性增殖，形成假包囊，直至细胞破裂，速殖子又侵入新的组织细胞反复繁殖。当机体免疫力正常时，部分速殖子侵入宿主细胞后，特别是侵入脑、眼、骨骼肌的虫体繁殖速度减慢，转化为缓殖子，并形成包囊。包囊在宿主体内可存活数月、数年或更长。当机体免疫功能低下或长期应用免疫抑制剂时，包囊破裂并释出缓殖子，其进入血流和其他新的组织细胞继续发育增殖为速殖子，形成假包囊。假包囊内速殖子增殖迅速，胀破细胞后释放出新的速殖子，再侵入其他正常细胞，如此反复，即可迅速引起全身广泛感染（图9-4）。

## 三、致病性

弓形虫的致病性与虫株毒力和宿主的免疫状态有关。速殖子是弓形虫急性感染的主要致病阶段，它在宿主细胞内寄生并迅速增殖，破坏细胞，虫体逸出后又重新侵入新的

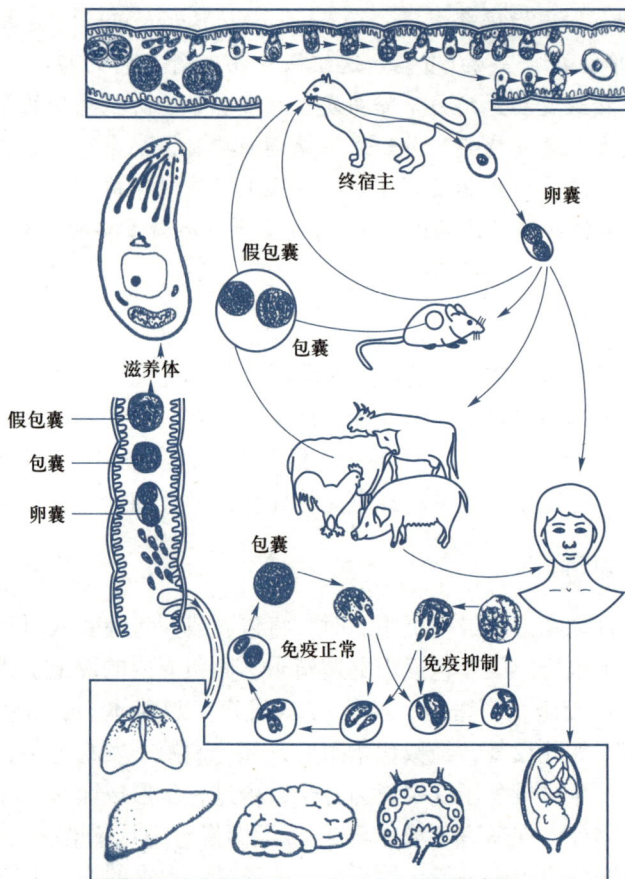

图 9-4　刚地弓形虫生活史

细胞。如此反复，最终引起组织的急性炎症和坏死。慢性感染时，包囊因缓殖子增殖而体积增大，挤压器官，可致功能障碍。增大的包囊可因多种因素破裂，多数缓殖子被宿主免疫系统所清除，一部分又重新侵入新的细胞形成假包囊或包囊。缓殖子可诱导机体产生迟发型超敏反应，形成肉芽肿、纤维钙化灶等，这些病变多见于脑、眼部等部位。

　　人体感染弓形虫后，绝大多数没有明显的症状和体征，属于隐性感染。根据弓形虫的感染途径分为先天性和获得性弓形虫病两种。

### （一）先天性弓形虫病

　　先天性弓形虫病是孕妇在孕期初次感染弓形虫，经胎盘垂直传播给胎儿。在妊娠期前 3 个月内感染，可造成流产、早产、畸胎或死胎，若孕妇于妊娠后期受染，受染胎儿多数表现为隐性感染，有的出生后数月甚至数年才出现症状。弓形虫是致畸综合征（TORCH 综合征）的病因之一。

### （二）获得性弓形虫病

　　获得性弓形体病主要经口感染。免疫力正常者多隐性感染，仅为血清抗体增高。淋巴结肿大是获得性弓形虫病的常见表现，多见于颌下和颈后淋巴结，并伴有长时间的低热、疲倦、肌肉不适、肝脾大或全身中毒症状。弓形虫可引起多器官出现病损，常累及脑和眼部，如脑炎、脑膜脑炎、癫痫和精神异常等，弓形虫眼病以视网膜脉络膜炎为多见。隐性感染者若患有恶性肿瘤，曾做过器官移植，长期使用免疫抑制剂，或艾滋病患者感染弓形虫等，都可使隐性感染转变为急性重症，其中多因并发弓形虫脑炎而死亡。

## 四、实验诊断

### （一）病原学检查

1. 涂片染色法　取急性期患者的胸腔积液、腹水、羊水、脑脊液、血液、骨髓等标本，经离心取沉淀物涂片，或活组织穿刺物涂片，经吉姆萨染色，镜检弓形虫滋养体。该法简便，但阳性率不高，易漏检。

2. 动物接种分离法或细胞培养法　样本接种于敏感动物小白鼠腹腔内，1 周后取腹水镜检查找滋养体，阴性需盲传至少 3 代，样本亦可接种于离体培养的单层有核细胞。动物接种和细胞培养均是目前常用的病原学检查方法。

### （二）血清学试验

由于弓形虫病原学检查较困难且阳性率不高，所以血清学试验已成目前重要的辅助诊断手段。常用的方法有弓形虫染色试验、间接免疫荧光抗体试验、间接血凝试验、ELISA。近年来，聚合酶链反应（PCR）及 DNA 探针技术也开始试用于临床。

## 五、流行与防治

### （一）流行

弓形虫病呈世界性分布。弓形虫感染常与食肉习惯、肉类烹调、卫生条件和接触流浪猫等因素有关，国内人群多属隐性感染。动物是本病的传染源，弓形虫感染的家养动物有猪、猫、牛、羊、犬、马、兔、鸡等，而猫及猫科动物为重要传染源。

先天性弓形虫病由母体经胎盘传播给胎儿。获得性弓形虫病主要经口感染，可因食入未煮熟的含弓形虫的肉制品、蛋品、奶类而感染；经损伤的皮肤和黏膜感染以及接触被卵囊污染的土壤、水源感染；输血、器官移植也可引起感染；节肢动物（蝇、蟑螂）携带卵囊也具有一定的传播意义。人类对弓形虫普遍易感，尤其是胎儿、婴幼儿、肿瘤和艾滋病患者等。长期应用免疫抑制剂及免疫缺陷者可使隐性感染复燃而出现症状。职业、生活方式、饮食习惯与弓形虫感染率有密切关系。

### （二）防治原则

加强对家畜、家禽和可疑动物的监测与隔离；加强肉类检疫及饮食卫生的管理；教育群众不吃生或半生的肉、奶制品；卵囊对外环境抵抗力较强，对酸、碱、消毒剂均有相当强的抵抗力，在室温下可生存 3～18 个月，在猫粪内可存活 1 年，但对干燥和高热的抵抗力较差，80℃ 1 分钟即可杀死，因此加热是防止卵囊传播最有效的方法。定期对孕妇做弓形虫常规检查，以预防先天性弓形虫病的发生。乙胺嘧啶、磺胺嘧啶对增殖期弓形虫有抑制生长的作用。孕妇可采用毒性较小的螺旋霉素治疗。

# 第三节　其他皮肤与组织寄生虫

## 一、斯氏并殖吸虫

**案例导入**

患者，男性，39 岁，因咳嗽、胸闷半年，腹部包块 4 个月就诊。半年前感觉胸闷、咳嗽，自服感冒消炎药，略见好转。4 个月前在腹部皮下触及一玉米粒大小的包块，随后在背部又发现 2 个小包块，自感包块逐渐增大并能移动。胸闷症状加重，伴胸痛、乏力、食欲缺乏，来院就诊。患者自述几年来喜食醉蟹并多次食用。痰检虫卵（－），粪检虫卵（－），卫氏并殖吸虫相关检查：皮试（＋），ELISA（－），皮肤包块活组织检查，发现可疑虫体，经鉴定为斯氏并殖吸虫童虫。诊断斯氏并殖吸虫病。

请思考：

1. 本病与卫氏并殖吸虫病的主要鉴别点有哪些？

2. 此病例用卫氏并殖吸虫抗原皮试，为什么会呈现阳性反应？

斯氏并殖吸虫（*Paragonimus skrjabini*）成虫主要寄生于狸、猫、犬的肺部。人并非终宿主，虫体侵入人体后多数保持童虫状态，在皮下或内脏移行，引起皮下或内脏幼虫移行症。该虫在 1959 年由陈心陶教授首次报道，在国外还没有报道，仅分布于我国。

### （一）形态

1. 成虫　成虫虫体狭长，前宽后窄，两端较尖，长 11.0～18.5 mm，宽 3.5～6.0 mm，长宽比（2.4～3.2）：1，虫体最宽处在腹吸盘稍后处水平。口吸盘位于虫体顶端，腹吸盘位于虫体前约 1/3 处，较口吸盘略大。雌雄同体，卵巢呈珊瑚状，位于腹吸盘后侧，分支大小及数量受虫龄影响，虫龄越高，分支越多。子宫与卵巢紧邻腹吸盘。睾丸 2 个，位于虫体中、后部约 1/3 处，长条分支状，左右并列（图 9-5）。

2. 虫卵　虫卵大小及内部结构与卫氏并殖吸虫相似。

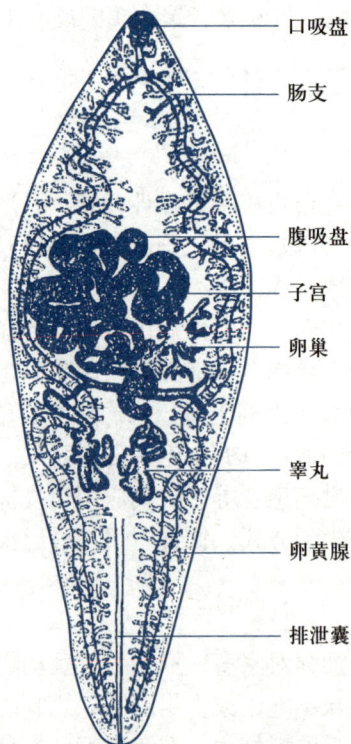

口吸盘
肠支
腹吸盘
子宫
卵巢
睾丸
卵黄腺
排泄囊

图 9-5　斯氏并殖吸虫成虫

## （二）生活史

该虫生活史与卫氏并殖吸虫相似。第一中间宿主为拟钉螺和小豆螺，第二中间宿主是溪蟹，终宿主主要为果子狸、猫和犬等动物。多种动物如蛙、鼠、鸟、鸡、鸭等可作为本虫的转续宿主。人因误食含囊蚴的溪蟹或生食、半生食转续宿主的肉而感染。人非本虫适宜的宿主，侵入人体的虫体不能发育为成虫，感染人体后检获的虫体多为童虫阶段，也有少数在肺中发育成熟并产卵的报道。

## （三）致病性

本虫是人兽共患以兽为主的寄生虫。侵入人体的虫体不能发育为成虫，多处于童虫状态，并到处移行窜扰，引起皮肤或内脏幼虫移行症。

皮肤型可出现游走性包块或结节，常见于胸背部和腹部，亦可见于头颈、四肢、腹股沟、阴囊等处。包块边界不清，无明显红肿。手术摘除包块后可见隧道状虫穴，有时可见童虫，镜下可见嗜酸性粒细胞肉芽肿、坏死渗出物、夏科－雷登结晶等。

内脏幼虫移行症是因虫体侵入多个器官，如侵犯肺、肝，偶有脑部、眼部、脊髓、肾、膀胱、阴囊等受累，但很少见。因部分患者临床表现复杂，可同时出现两个或两个以上临床类型，故误诊率较高。

## （四）实验诊断

人为非适宜宿主，故痰、胸腔积液、腹水、粪便中一般均无虫卵。皮下包块活检发现童虫即可确诊。免疫学检查为最常用的辅助诊断方法，具有重要的参考价值。

## （五）流行与防治

斯氏并殖吸虫为我国独有虫种，主要分布在甘肃、山西、陕西、云南、广西、贵州、四川、山东、河南、浙江、江西、湖南、湖北、福建、广东、重庆等16个省（自治区、直辖市）。本虫因不能在人体内发育成熟，故人不能成为传染源。该虫转续宿主种类多、数量大，常为重要的传染源。治疗首选药物吡喹酮。

## 二、曼氏迭宫绦虫

**案例导入**

患者，男性，63 岁，因肩部包块 2 年就诊。行外科手术切开，发现一约 5 cm 长白色细小虫体，蠕动明显。追问病史得知患者 2 年前肩部发现约一元硬币大小包块，期间没有就医治疗，近期有增大迹象，且伴红肿、疼痛，听信民间偏方活青蛙或蟾蜍肉敷贴可治疗，遂抓捕一活蟾蜍去除内脏后用肉敷贴，未见好转，反而使瘙痒、红肿等症状加重，遂就医。

请思考：

1. 该患者可能感染了哪种寄生虫？如何进行实验诊断？

2. 该寄生虫的感染途径有哪些？

曼氏迭宫绦虫（*Spirometra mansoni*）成虫主要寄生在猫科动物，偶然寄生于人体，但幼虫裂头蚴可在人体寄生，导致曼氏裂头蚴病，其危害性远较成虫为大。

（一）形态

1. 成虫　外形和结构均与阔节裂头绦虫相似，但较短小。外形呈带状，乳白色，（60～100）cm×（0.5～0.6）cm。头节细小，呈指状，（1～1.5）mm×（0.4～0.8）mm，其背、腹面各有一条纵行的吸槽。颈部细长，链体有节片约1 000个，节片一般宽度均大于长度，但后端的节片长宽几近相等。成节和孕节的结构基本相似，均具有发育成熟的雌、雄性生殖器官各一套。肉眼即可见到每个节片中部凸起的子宫（图9-6）。

睾丸呈小圆球形，有320～540个，散布在整个节片的深层实质组织中，由睾丸发出的输出管在节片中央汇合成输精管，然后弯曲向前并膨大成储精囊和阴茎，再通入节片前部中央腹面的圆形雄性生殖孔。卵巢分两叶，位于节片后部，自卵巢中央发出短的输卵管，其末端膨大为卵膜后连接子宫，卵膜外有梅氏腺包绕。阴道为纵行的小管，其月牙形的外口位于雄性生殖孔之后，另一端膨大为受精囊，再连接输卵管。卵黄腺小滤泡状，散布在节片实质组织的表层，包绕着其他器官，子宫位于节片中部，呈3～4个或7～8个螺旋状盘曲，紧密重叠，基部宽而顶端窄小，略呈发髻状，子宫孔开口于阴道口下方，因此在节片腹面正中线上依次有3个开口。

2. 虫卵　椭圆形，浅灰褐色，两端稍尖，（52～76）μm×（31～44）μm。卵壳较薄，一端有卵盖，内含一个卵细胞和若干个卵黄细胞（图9-6）。

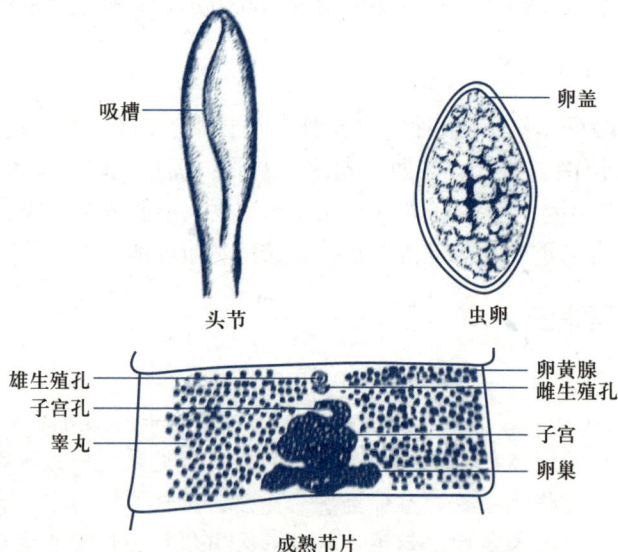

图9-6　曼氏迭宫绦虫头节、成节、虫卵的形态

3. 裂头蚴　是感染人体和致病的主要阶段。为长带形，白色，大小（0.5～30）cm×（0.3～1.0）cm。头端膨大，中央有一明显凹陷，与成虫的头节相似。体不分节，但具不规则横皱褶，后端多呈钝圆形，活动时伸缩能力很强。

## （二）生活史

曼氏迭宫绦虫完成生活史需要3~4个宿主。终宿主主要是猫和犬，还有虎、豹、狐和豹猫等食肉动物。第一中间宿主是剑水蚤，第二中间宿主主要是蛙。蛇、鸟类和猪等多种脊椎动物可作其转续宿主。人可作为第二中间宿主、转续宿主或终宿主。

成虫寄生于终宿主的小肠内，虫卵随宿主粪便排出体外。在水中经过2~5周发育，孵出钩球蚴。钩球蚴被第一中间宿主剑水蚤吞食后，在其血腔发育成原尾蚴。带有原尾蚴的剑水蚤可被蝌蚪吞食，在蝌蚪发育成蛙的过程中，原尾蚴发育成为裂头蚴。裂头蚴多寄生在蛙的肌肉中。当受感染的蛙被蛇、鸟类或猪等兽类非适宜宿主吞食后，裂头蚴不能在其肠中发育为成虫，而是穿过肠壁，移居到腹腔、肌肉或皮下等部位继续生存，蛇、鸟或猪等兽类即成为其转续宿主。当猫、犬等终宿主吞食了带有裂头蚴的第二中间宿主蛙或转续宿主后，裂头蚴逐渐在其肠内发育为成虫。一般在感染终宿主3周后，终宿主粪便中可查见虫卵。成虫在猫体内可存活3年半。人可作为本虫的第二中间宿主、转续宿主和终宿主（图9-7）。

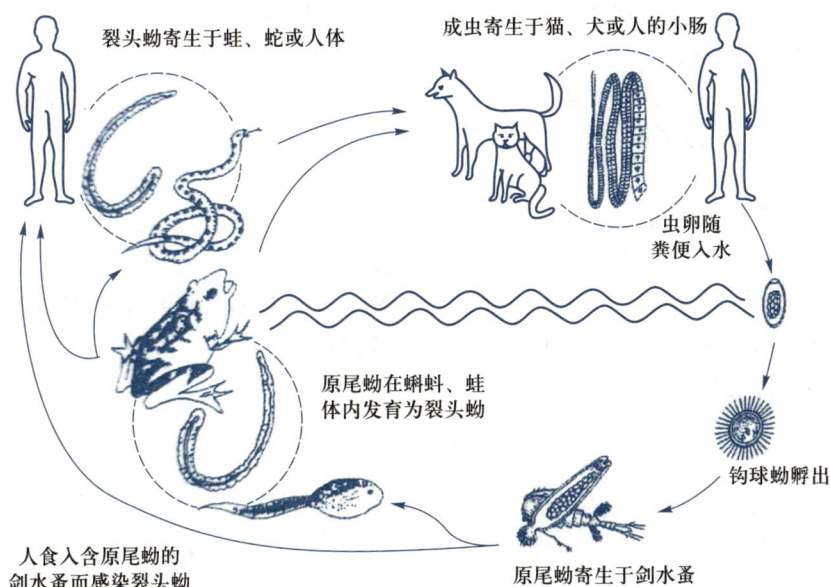

图9-7 曼氏迭宫绦虫生活史

## （三）致病性

成虫较少寄生在人体，对人的致病力也不强，虫体机械和化学刺激引起中上腹不适、隐痛、恶心、呕吐等轻微症状。

裂头蚴寄生人体引起的曼氏裂头蚴病危害远大于成虫，其严重程度因裂头蚴移行和寄居部位不同而异。常见寄生于人体的部位依次是眼部、四肢和躯体的皮下、口腔颌面部、脑部和内脏。在这些部位可形成嗜酸性肉芽肿囊包，使局部肿胀，甚至发生脓肿。囊包直径1~6 cm，具囊腔，腔内盘曲的裂头蚴，数量有一条至十余条。曼氏裂头蚴病主要有眼裂头蚴病、皮下裂头蚴病、口腔颌面部裂头蚴病、脑裂头蚴病、内脏裂头蚴病等。

（四）实验诊断

询问病史有助于诊断。成虫感染可通过粪检虫卵确诊。裂头蚴病可通过手术或病理组织活检取出虫体而确诊。部分患者感染深部脏器，尤其脑部等部位，手术风险大，病灶难以发现，漏检率高，可通过免疫学检测辅助诊断，CT、MRI、超声检查等可提高脑裂头蚴病确诊率。

（五）流行与防治

曼氏迭宫绦虫成虫在人体感染并不多见，而裂头蚴病分布较广，在中国已有1 000多例报道，分布于27个省（自治区、直辖市）。

人体可能通过两种途径感染裂头蚴，即当人不慎误食带有原尾蚴或裂头蚴的剑水蚤、蝌蚪或蛙，或者原尾蚴或裂头蚴偶然通过皮肤或黏膜侵入人体时，裂头蚴可在各器官和组织内寄生引起裂头蚴病。感染裂头蚴的方式可归纳为三种。

1. 局部敷贴生蛙肉　为主要的感染方式，用生蛙肉敷贴伤口或脓肿，包括眼、口颊、外阴等部位。若蛙肉中有裂头蚴，即可经伤口或正常皮肤、黏膜侵入人体。

2. 吞食生的或未煮熟的蛙、蛇、鸡或猪肉　裂头蚴即穿过肠壁入腹腔，然后移行到其他部位。

3. 误食感染的剑水蚤　饮用生水，或游泳时使受感染的剑水蚤有机会进入人体。据报道，原尾蚴有可能直接经皮肤或经眼结膜侵入人体。

加强健康教育，不用蛙肉敷贴，不食生的或未煮熟的肉类，不饮生水以防感染。裂头蚴主要靠手术摘除，也可用吡喹酮、阿苯达唑治疗。

### 三、蠕形螨

**案例导入**

患者，女性，23岁，因面部皮肤红色痤疮状丘疹、脓疱、瘙痒来医院就诊。检查发现鼻尖、鼻翼两侧、颊、须眉间等处血管扩张，皮肤弥漫性潮红、充血，继发性红斑湿疹。初步怀疑为蠕形螨合并细菌感染，采用痤疮压迫器刮取皮脂分泌物镜检，发现大量蠕形螨而确诊。

请思考：

1. 蠕形螨可引起哪些皮肤疾病？

2. 如何诊断和治疗蠕形螨病？

蠕形螨（*demodicid mite*）俗称毛囊虫（*hair follicle mite*），寄生于人和哺乳动物的毛囊和皮脂腺内。寄生于人的有毛囊蠕形螨（*D. folliculorum*）和皮脂蠕形螨（*D. brevis*）两种，引起蠕形螨病。

（一）形态

毛囊蠕形螨与皮脂蠕形螨的形态基本相似。成虫体细长呈蠕虫状，乳白色，半透明，体长为 0.15～0.40 mm，雌虫略大于雄虫。体分为颚体、足体和末体三部分。颚体宽短呈梯形，位于躯体前端，螯肢、须肢各 1 对。虫体腹面有足 4 对，粗短呈芽突状。末体细长如指状，体表有环形皮纹。皮脂蠕形螨虫体粗短，末体占虫体全长的 1/2，末端略尖呈锥状。毛囊蠕形螨较长，末体占虫体全长的 2/3 以上，末端较钝圆（图 9-8）。

虫卵无色，半透明，壳薄，卵内隐约可见发育中的幼胚，毛囊蠕形螨卵呈蘑菇状或蝌蚪状，大小约 104 μm×41.8 μm；皮脂腺蠕形螨卵呈椭圆形，大小约 60 μm×30 μm（图 9-8）。

（二）生活史

毛囊蠕形螨和皮脂腺蠕形螨生活史基本相同，分为卵、幼虫、前若虫、若虫和成虫 5 个时期。雌虫于毛囊或皮脂腺内产卵，幼虫经 2～3 天从卵内孵出，经 1～2 天蜕皮后为前若虫。幼虫和前若虫细长，足 3 对，各跗节具 1 对爪，爪呈三叉状，3 天后再次蜕皮为若虫。若虫与成虫形态类似，足 4 对，末体横纹不清晰，较细长，生殖器官未发育完全，不食不动，2～3 天蜕皮发育为成虫，再经 4～5 天发育成熟。完成一代生活史约需 16 天，雌、雄成虫于毛囊口处交配，雄螨交配后即死亡，雌螨即进入毛囊或皮脂腺内产卵。雌虫寿命约 4 个月。

蠕形螨于人体毛囊和皮脂腺较发达的部位寄生，主要为额、鼻、鼻沟、脸颊、下颌、眼睑周围、睫毛、外耳道、颈部、肩背、胸部、乳头、阴部和肛门等处。毛囊蠕形螨多群居于一个毛囊中，一般为 3～6 个。皮脂腺蠕形螨则单个寄生于皮脂腺内。蠕形螨多以毛囊上皮细胞、皮脂腺分泌物、角质蛋白和细胞代谢物为食。

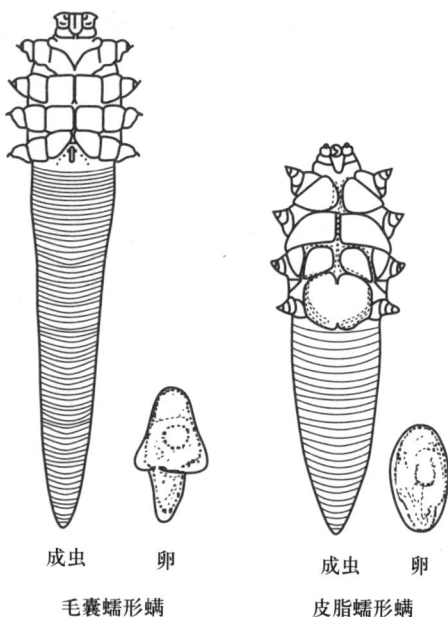

成虫　　卵　　　　成虫　　卵

毛囊蠕形螨　　　　皮脂蠕形螨

图 9-8　蠕形螨

（三）致病性

蠕形螨为条件致病性寄生虫，感染者多无自觉症状，有时觉轻度痒感或皮肤轻度潮红。感染严重者，出现弥漫性潮红和充血，继发性红斑湿疹或散在的大小不等的红色痤疮状丘疹、脓疱、结痂及脱屑等。此外，蠕形螨还可引起睑缘炎、脱发症、外耳道瘙痒和酒渣鼻等。

（四）实验诊断

局部取材，检出蠕形螨即可确诊。常用方法主要有两种。

1. 挤压涂片法　用痤疮压迫器、手指或用其他硬物从受检部位挤压出分泌物至载玻片上，滴加甘油加盖玻片镜检。

2. 透明胶纸法　嘱被检者睡前清洁面部，用透明胶带粘贴于前额、鼻、颊部等处，次晨取下，贴在载玻片上镜检。

### （五）流行与防治

人体蠕形螨呈世界性分布，毛囊蠕形螨感染率比皮脂腺蠕形螨高，部分患者存在混合感染。几乎各个年龄段均可感染。

本病通过直接接触或间接接触传播。注意个人卫生，不接触患者，不用公用盥洗器具、毛巾、被褥、枕巾等。治疗本病可外用 2% 甲硝唑霜、20% 苯甲酸苄酯乳剂等，也可口服甲硝唑、维生素 $B_6$ 等，有一定的疗效。

## 四、疥螨

**案例导入**

患者，男性，18 岁，一周前到亲戚家居住，回家后渐觉全身瘙痒、起疹，夜间加剧，检查可见全身散在粟粒样丘疹、小水疱及少许溃烂，部分周围红肿，有少许结痂，指缝与指侧、前臂屈侧、脐周及大腿内侧、外生殖器等处多见，采用刮片法，在皮损处检出疥螨足等疥螨碎片，诊断为疥疮。

请思考：

1. 什么是疥疮？

2. 诊断疥螨感染有哪些检查方法？

疥螨（scab mite）寄生于人和哺乳动物的皮肤表皮层内，其种类很多。寄生于人体的为人疥螨（Sarcoptes scabiei），俗称疥虫，引起疥疮。

### （一）形态

疥螨成虫呈乳白或淡黄色，圆形或椭圆形，背面隆起。雌螨大小（0.3～0.5）mm ×（0.25～0.4）mm，雄螨大小（0.2～0.3）mm ×（0.15～0.2）mm。颚体短小，位于前端，基部内嵌于躯体中。螯肢呈钳状，尖端具小齿，须肢分 3 节。虫体背面具波状横纹和成列排列的鳞片状皮棘。背部前端有盾板，后部有几对杆状刚毛和长鬃。足 4 对，粗短呈圆锥形，前 2 对足具爪突和吸垫，雌螨后两对足末端具 1 根长刚毛，雄螨仅第 3 对足末端具 1 根长刚毛，第 4 对足末端具柄状吸垫。雌螨后 2 对足基中央有一横裂缝状生殖孔，一纵列的阴道位于躯体末端。雄螨生殖孔位于第 4 对足基间略后处，肛门为圆孔状，位于躯体后部正中。雌螨肛门位于阴道背侧（图 9-9）。

虫卵呈圆形或椭圆形，淡黄色，卵壳薄，大小 80 μm × 180 μm。

### （二）生活史

疥螨生活史分为卵、幼虫、前若虫、若虫和成虫 5 个时期。疥螨寄生在人体皮肤表

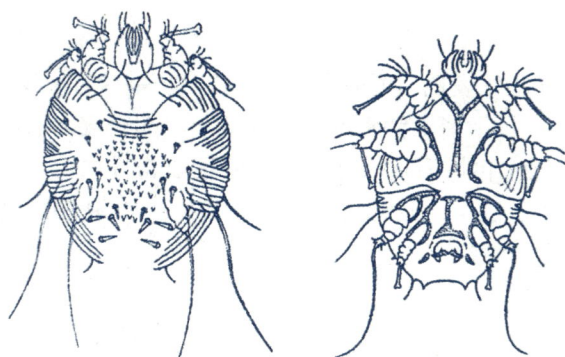

雌虫背面      雄虫腹面

图 9-9 疥螨成虫

皮角质层内,以螯肢和足跗节末端的爪挖掘"隧道",隧道迂曲且与体表平行,一般长2～16 mm,最长可达 10～15 mm。雌螨于"隧道"内产卵。

虫卵经 3～7 天孵化为幼虫,于原"隧道"或新挖的"隧道"内活动。3～4 天蜕皮为前若虫,前若虫经 2～4 天蜕皮为后若虫,经蜕皮为成虫。疥螨完成生活史一般需 10～14 天。疥螨交配发生在雄螨与雌螨后若虫之间,一般于夜晚在宿主皮肤表面进行,雄螨在交配后多死亡。雌螨后若虫则在交配后重新钻入宿主皮内,蜕皮变为雌性成虫,2～3 天后,雌螨在隧道内产卵。雌螨产卵 2～4 枚 / 次,一生可产 40～50 枚卵(图 9-10)。雌螨寿命为 6～8 周。

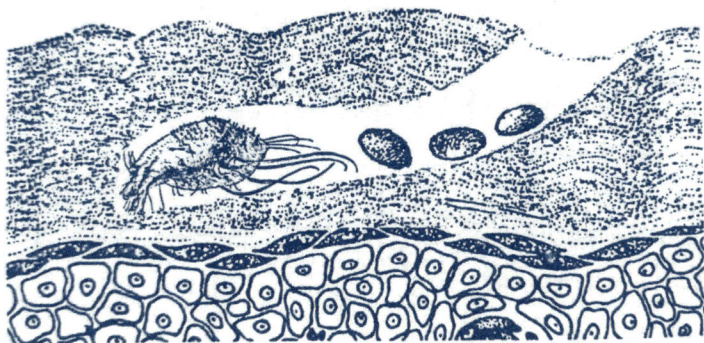

图 9-10 疥螨挖掘隧道产卵

## (三)致病性

疥螨在皮肤寄生引起疥疮,疥螨主要寄生于皮肤柔嫩皱褶处,如指间、手腕屈侧、肘窝、腋窝、脐周、乳房下、乳头周围、腹股沟、阴囊、臀部等处,婴幼儿皮肤柔嫩,常累及全身。早期在局部皮肤可见呈针尖大小的小丘疹、水疱及隧道,隧道的盲端常有虫体隐藏,患者常感剧烈瘙痒,夜晚加剧,并常因剧痒搔抓,引起脓疮、毛囊炎等继发性感染等,同时致使疥螨继续移动,破坏加重。

## （四）实验诊断

根据患者接触史和临床表现，可初步诊断，检获疥螨后可确诊。

常见检查方法有：① 用消毒针头挑破"隧道"尽端表皮，取出疥螨镜检。② 将医用矿物油滴于患处皮肤，再用刀片平刮局部，将刮取物置载玻片上镜检。③ 用解剖镜于皮损处观察，能发现"隧道"及疥螨轮廓，用手术刀尖端挑出疥螨。

## （五）流行与防治

疥螨呈世界性分布，多见于卫生条件较差的集体住宿人群中，秋冬季高发。传播途径为直接接触或间接接触，如同患者握手或同床睡眠、共用衣服、被褥、手套、毛巾和鞋袜等。公共浴室的更衣间为重要的传播场所。寄生于多种哺乳动物的疥螨，偶然可与人交叉感染，但症状较轻。

加强卫生宣传教育，注意个人卫生，勤洗澡、更衣，避免与患者直接或间接接触。患者的被服、手套等可用煮沸、蒸汽等方法消毒。常用治疗药物有 5%～10% 硫黄软膏、10% 苯甲酸苄酯乳剂、复方甲硝唑软膏和伊维菌素等。用药前应先用温水清洗患处，待干后涂搽药物。同一家庭中患者需同时治疗。

# 五、蝇蛆

**案例导入**

患者，男性，78 岁，后背部多发皮损伴破溃 1 个月就诊。体格检查：部分皮损表面破溃，局部伴脓性分泌物。对表面脓性渗出给予清创治疗，可见一白色虫爬出。经鉴定是蛆虫，为蚊皮蝇幼虫，诊断为压疮合并蝇蛆病。

请思考：

1. 蝇蛆与结膜吸吮线虫在形态上有什么区别？
2. 如何预防蝇蛆感染？

蝇蛆（*maggot*）即蝇幼虫的俗称，可于人或其他脊椎动物的组织、器官中直接寄生，引起蝇蛆病。

## （一）形态

蝇蛆是蝇的幼虫，圆柱形，前尖后钝，无足无眼，乳白色。幼虫分为三龄，1 龄幼虫长 1～3 mm，2 龄幼虫长 3～5 mm，3 龄幼虫长 5～13 mm。腹部第 8 节后侧有后气门 1 对，由气门环、气门裂和气门钮组成（图 9-11）。后气门形状是蝇幼虫分类的重要依据。

## （二）生活史

蝇为完全变态发育，生活史包括卵、幼虫、蛹和成虫 4 个时期。成蝇交配后，雌蝇于孳生地产卵，一年可完成 7～8 代，甚至十多代。蝇卵常堆积成团，乳白色，椭圆

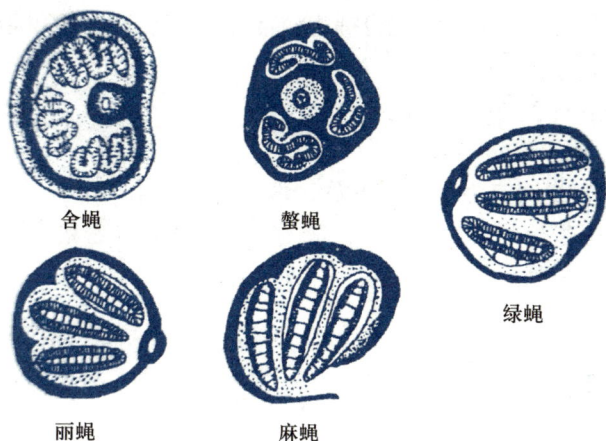

图 9-11 常见蝇蛆后气门

形或香蕉形，长约 1 mm，1 天左右即可孵化出 1 龄幼虫，长约 2 mm。1 龄幼虫在孳生地取食，约 20 小时后蜕皮为 2 龄幼虫，2 龄幼虫 24 小时后蜕皮发育为 3 龄幼虫，长 8~10 mm。3 龄幼虫爬至孳生地周围疏松土层内化蛹（图 9-12）。各蝇种幼虫的发育所需时间有所不同。

### （三）致病性

蝇幼虫分为自生生活和寄生生活两类。营寄生生活的蝇幼虫，可在人或动物的组织或腔道中寄生，引起蝇蛆病。该病主要因蝇蛆寄生过程中所引起机械性损伤所致，如去除蝇蛆后，即可痊愈，一般无后遗症。

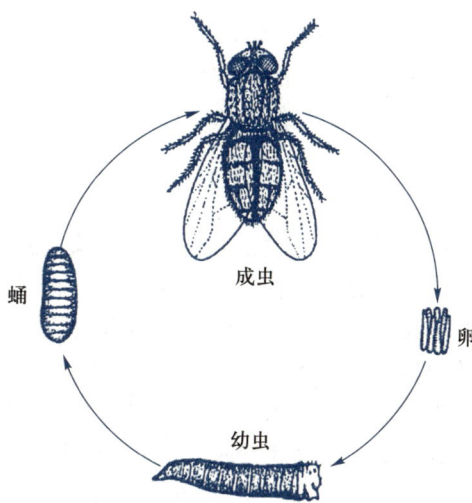

图 9-12 蝇生活史

根据临床表现不同，蝇蛆病可分为不同类型，如眼蝇蛆病、皮肤蝇蛆病、胃肠蝇蛆病、口腔蝇蛆病、创伤蝇蛆病等。临床上以眼蝇蛆病较为多见，其次为皮肤蝇蛆病等。

### （四）实验诊断

从患处取出蝇幼虫即可确诊。蝇种的鉴定可通过 3 龄幼虫前后气门的形状、构造以及两个后气门之间的距离作为依据。

### （五）流行与防治

蝇蛆病为人兽共患寄生虫病，分布广泛，牧区较多见。该病的流行与卫生习惯密切相关，也与蝇类生态习性相关，故每年夏秋季节多发。

开展卫生宣传教育，做好环境卫生，清除蝇的孳生地及灭杀成蝇。眼蝇蛆病或皮肤蝇蛆病可通过手术取出蝇幼虫。消化道蝇蛆病常用甲苯咪唑、噻嘧啶或中药等治疗。

## 六、虱

**案例导入**

患者，女性，29 岁，自诉上眼皮瘙痒、疼痛数天。体格检查：上眼睑红肿、炎症，有抓痕，上眼睑睫毛根处可见有小虫体，睫毛上也可见有白色点状物。虫体肉眼可见为虱，经鉴定为阴虱，白色点状物为虱卵。

请思考：

1. 虱是如何分类的？怎样鉴别？

2. 虱生活史生态属于哪种变态，形态有哪些特征？

虱是一种体外寄生虫，寄生于人体的虱有两种，即人虱（*Pediculus humanus*）和耻阴虱（*Pthirus pubis*）。人虱又分为两个亚种，即人头虱（*P. h. capitis*）和人体虱（*P. h. corporis*）。人头虱主要寄生在人头发间，人体虱主要生活在贴身衣裤缝隙中，耻阴虱主要寄生在阴部及肛门周围的毛上，也可寄生于睫毛等。虱寄生引起虱病，虱也是斑疹伤寒、战壕热、回归热的传播媒介。

（一）形态

1. 成虫　虫体背腹扁平，分为头、胸、腹三部分，胸部 3 节融合，足 3 对。

（1）人虱：灰白色，虫体狭长，雌虫长可达 4.4 mm，雄虫较小，长 2.0～3.5 mm。头略呈菱形，有触角 1 对，其后有眼睛 1 对，明显地向外突出；具刺吸式口器，藏在咽下的口针囊内，吸血时伸出。中胸有 1 对气门，无翅，3 对足。各足跗节仅有 1 节，末端有爪，胫节末端内侧有一指状胫突，与爪相对构成强有力的攫握器，用以紧握宿主的毛发或衣着上的丝织纤维。腹部长椭圆形，分节，有 8 节明显可见。雄虱末端钝圆，近似 V 形，有交合刺伸出。雌虱末端呈 W 形。人头虱和人体虱形态区别甚微，人头虱体略小、体色稍深、触角较粗短（图 9-13）。

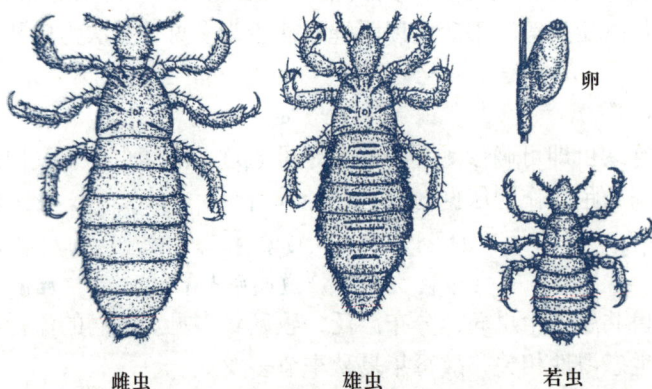

雌虫　　　　　雄虫　　　　　若虫

图 9-13　人体虱雌雄成虫、若虫、卵

（2）耻阴虱：虫体灰白色，短而宽，呈蟹状。雌虱长 1.5～2.0 mm，雄虱长 0.8～1.2 mm。胸部较宽，前足及爪均细小，中、后足强大，爪较粗；腹部宽短，由于前4节融合故前3对气门斜列成排，第5～8节侧缘具椎状突起，上有刚毛（图 9-14）。

2. 虫卵　俗称虮子，白色或淡黄色，稍透明，椭圆形，大小约 0.8 mm×0.3 mm，一端有小盖，卵表面有胶性，黏附于衣服的纤维或毛发上，并形成胶纸套，不易脱落（见图 9-13）。

3. 若虫　若虫形似成虫，但虫体小，生殖器官尚未发育成熟。若虫经3次蜕皮发育为成虫（见图 9-13）。

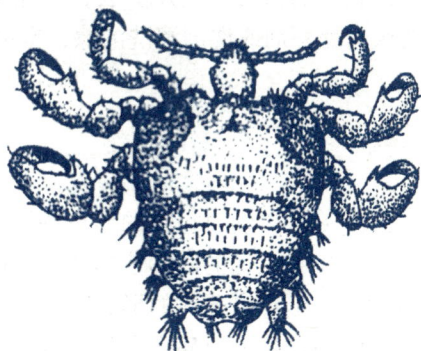

图 9-14　耻阴虱成虫

## （二）生活史

虱的发育为不完全变态，生活史中有卵、若虫和成虫3期。卵黏附在毛发或纤维上，经5～9天孵出若虫，再经3次蜕皮发育为成虫。人虱产卵量较多，一生产卵可达230枚，耻阴虱产卵量较少，一生产卵仅约30枚。在适宜的温度（30℃左右）和相对湿度（76%）下，人虱完成一代发育需23～30天，耻阴虱则需34～41天。雌性人虱寿命为1～2个月，耻阴虱不足1个月；雄虱寿命均较短，约为半个月。若虫及雌雄成虫均嗜吸人血，不耐饥饿，常边吸血边排粪，每天吸血数次。虱对湿度、温度极为敏感，当人体温升高、发汗或病死后尸体变冷时，虱则另寻宿主，此习性与传播疾病关系密切。

## （三）致病性

人虱的散播是由于人与人间的直接和间接接触引起。虱吸血后，在叮刺部位可出现丘疹和瘀斑，产生剧痒，由于抓破皮肤可继发感染。耻阴虱的传播主要通过性交传播，初发症状常为阴部皮肤瘙痒，有虫爬感，遇热更甚。寄生在睫毛上的耻阴虱多见于婴幼儿，引起眼睑奇痒、睑缘充血等。

人虱特别是人体虱，能传播流行性斑疹伤寒、战壕热和虱传回归热。此外，地方性斑疹伤寒由人蚤传到人后，也能由人虱传播。由于人虱终身寄生于人体，故不传播人兽共患疾病。

## （四）实验诊断

可从感染者头发、衬衣、衬裤及阴毛等处寄生，查到虱卵、若虫或成虫，根据镜下形态特征确诊并确定虫种。对于含有血食的虱，可待血消化后再处死、制作标本，以便于鉴定和保存。

## （五）流行与防治

注意个人卫生，保持身体、衣被清洁是预防生虱的重要措施。对衣物加热，不耐高温的衣物可用冷冻法。药物灭虱可用敌敌畏乳剂、倍硫磷粉剂或水剂喷洒、浸泡。对人头虱和耻阴虱可将毛发剪去，再加用药物，如使用灭虱灵、2‰ 二氯苯醚菊酯或 0.01% 的氯菊酯醇剂或洗剂清洗涂擦，也可用 50% 百部酊涂擦以杀灭耻阴虱。

## 执考直击

1. 旋毛虫幼虫包囊的形态特征。
2. 旋毛虫病的确诊依据、主要检查方法。
3. 弓形虫滋养体的形态特征。
4. 弓形虫的致病虫期及所致疾病。
5. 弓形虫病的确诊依据、主要检查方法。
6. 斯氏并殖吸虫形态及主要检查方法。
7. 曼氏迭宫绦虫的形态及主要检查方法。
8. 蠕形螨、疥螨、虱的形态及主要检查方法。

执考真题

练一练

（孟德娣　雷志华　姚　尧）

# 第十章　泌尿生殖系统与眼部寄生虫

第十章
思维导图

## 学习目标

1. 掌握阴道毛滴虫的形态、感染阶段、感染方式与感染途径及实验诊断方法。

2. 熟悉阴道毛滴虫的生活史过程、致病机制及所致疾病；熟悉结膜吸吮线虫的形态、感染方式与感染途径、致病性及实验诊断方法。

3. 了解阴道毛滴虫与结膜吸吮线虫的流行与防治。

4. 能正确地选择阴道毛滴虫、结膜吸吮线虫的实验诊断方法并实施。

泌尿生殖系统寄生虫主要是指寄生于宿主泌尿生殖系统从而引起疾病的寄生虫，主要有阴道毛滴虫、肾膨结线虫等。此外，异位寄生或偶尔寄生的还有日本血吸虫、细粒棘球绦虫棘球蚴、曼氏迭宫绦虫裂头蚴、蛲虫、异尖线虫等；能寄生于人的眼部并引起疾病的寄生虫有结膜吸吮线虫、盘尾丝虫等。另外，曼氏迭宫绦虫裂头蚴、弓形虫、猪囊尾蚴等也可寄生于眼部引起眼部疾病。本章仅介绍阴道毛滴虫与结膜吸吮线虫。

# 第一节　阴道毛滴虫

## 案例导入

患者，女性，30岁，已婚，自诉白带增多一年余，黄色，有臭味。伴局部瘙痒，灼热疼痛。取阴道后穹窿分泌物涂片，镜检，发现水滴样做旋转式运动的原虫，经瑞氏染色鉴定为阴道毛滴虫，确诊为滴虫性阴道炎。

请思考：

1. 阴道毛滴虫是如何导致阴道炎的？什么是"阴道自净作用"？

2. 如何实验诊断阴道毛滴虫病？

阴道毛滴虫（*Trichomonas vaginalis*）简称阴道滴虫，寄生于女性阴道、尿道及男性尿道、前列腺内，引起滴虫性阴道炎、尿道炎或前列腺炎。

## 一、形态

阴道毛滴虫生活史中仅有滋养体期。活体无色透明，呈梨形或椭圆形，具折光性，体态多变，活动力强，借其前端4根前鞭毛及体侧波动膜的波动做旋转式运动。经铁苏木素或吉姆萨染色后，呈梨形或椭圆形，大小为（7~32）μm×（5~15）μm。虫体前1/3处有一个椭圆形泡状核。在核的上缘有5颗排列成环状的毛基体（基体），由毛基体向外发出4根前鞭毛和1根后鞭毛。后鞭毛向后伸展与虫体波动膜外缘相连，波动膜位于虫体前1/2处。基染色杆亦由毛基体发出。轴柱1根，纤细透明，纵贯虫体并从后端伸出体外（图10-1）。

前鞭毛
毛基体
核
轴柱
副基纤维

后鞭毛
波动膜
基染色杆

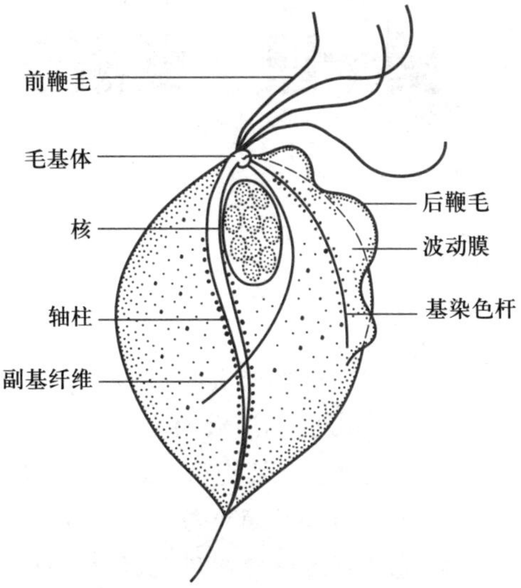

阴道毛滴虫
图10-1　阴道毛滴虫滋养体

视频：阴道毛滴虫的形态

## 二、生活史

阴道毛滴虫生活史简单。滋养体主要寄生于女性阴道，尤以后穹隆多见，偶可侵入尿道或子宫等部位。男性感染一般寄生于尿道、前列腺，也可在睾丸、附睾及包皮下组织寄生。虫体以纵二分裂法繁殖。滋养体既是活动和繁殖阶段，也是感染和致病阶段。人群感染主要是通过直接或间接接触方式而传播。

视频：阴道毛滴虫的生活史

## 三、致病性

阴道毛滴虫的致病力与宿主生理状态变化、阴道内菌群生态及虫株毒力等因素有密切关系。正常情况下，健康妇女阴道内寄居有大量的乳酸杆菌，其酵解阴道上皮细胞内的糖原产生大量乳酸，使阴道 pH 维持在3.8~4.4，这种酸性环境可以抑制滴虫及其他细菌的生长繁殖，称为"阴道的自净作用"。而当阴道内有滴虫寄生时，滴虫与乳酸杆菌竞争消耗糖原，妨碍乳酸杆菌的酵解作用，降低乳酸浓度，使得阴道内酸碱环境由原来的酸性转为中性或碱性，破坏阴道的自净作用，阴道毛滴虫得以大量繁殖，并促进继发性细菌感染，引起滴虫性阴道炎。

多数感染者无临床表现或症状不明显。有的可引起明显的阴道炎症，典型滴虫性阴道炎患者临床症状为阴部瘙痒或烧灼感，白带增多，白带呈白色、黄色、赤色、脓状，以黄色泡沫状为典型，伴有臭味。当滴虫侵犯尿道时，患者可表现为尿频、尿急、尿痛。男性感染者一般呈带虫状态，可使配偶重复感染，严重者表现为尿痛、夜尿、前列腺肿大及触痛等。有的学者认为该虫体可导致男性不育症。

视频：阴道毛滴虫的致病性

## 四、实验诊断

从阴道分泌物、尿液或前列腺分泌物中查到滋养体为确诊依据。

（一）生理盐水直接涂片法

取标本做生理盐水涂片镜检，可查到活动滋养体。温度低时应注意保温，并迅速检查。此法简便快速，是医院门诊和普查的常规检查方法。

（二）涂片染色法

标本涂片做瑞氏或吉姆萨染色镜检。此法可观察虫体内部结构，同时可根据阴道内白细胞、上皮细胞的数量判定阴道清洁度。

（三）培养法

将标本接种于肝浸液培养基37℃孵育48小时后镜检滋养体。此法检出率高，但操作复杂，消耗时间长，适用于疑难病例的确诊及疗效考核。

### 五、流行与防治

阴道毛滴虫呈全球性分布，在我国流行广泛。各地区及不同人群感染率不一，以女性20～40岁年龄组感染率最高。

滴虫性阴道炎患者和无症状带虫者是本病的主要传染源，其次是男性感染者。传播方式为直接接触和间接接触传播，前者以性生活传播为主，后者主要通过使用公共浴池、浴具、坐便器等传播。阴道毛滴虫在外界环境中可较长时间保持活力和感染性，在半干燥环境下存活14～20小时，潮湿的毛巾、衣裤中存活23小时，40℃水中存活102小时，普通肥皂水中存活45～105分钟。

加强卫生宣传教育工作，注意个人卫生、经期卫生以及公共环境卫生，不使用公共浴具。及时治疗患者和带虫者，对性伴侣同时治疗方可根治。常用口服药物有甲硝唑、替硝唑，局部用药可用乙酰胂胺（滴维净）或1∶5 000高锰酸钾溶液冲洗阴道，也可用甲硝唑和扁桃酸栓，后者效果较好并且安全。

视频：阴道毛滴虫的流行与防治

# 第二节　结膜吸吮线虫

**案例导入**

患者，男性，8岁，家住农村。因右眼不适，红、痒、分泌物多并伴虫爬感1周到当地医院就诊，门诊初诊"右眼结膜炎"，给予抗生素眼药水治疗，症状未见好转。就诊后第2天，患者眼部虫爬感更明显，家长翻开眼睑，见白色线样小虫蠕动。患者家养宠物犬、猫。

请思考：

1. 该患者确诊感染需做哪些检查？

2. 分析患者感染该病的可能原因，如何预防？

结膜吸吮线虫（*Thelazia callipaeda*）是一种动物源性寄生虫，主要寄生于犬、猫、兔等动物眼部的线虫，偶尔可寄生于人的眼部，引起结膜吸吮线虫病。因本病多发生于亚洲，故又称东方眼虫病。

## 一、形态

成虫细长，圆柱形，在眼结膜囊内寄居时为淡红色，离开人体后呈乳白色，半透明。头端钝圆，头端中央有圆形或椭圆形口囊，口囊外周具两圈乳突。除头尾两端光滑外，其余体表均有边缘锐利呈锯齿形微细横纹。雄虫大小为（4.5～15.0）mm×（0.25～0.75）mm，尾端向腹面弯曲，有 2 根长短不一、形状各异的交合刺（图 10-2）；雌虫大小为（6.2～20.0）mm×（0.3～0.9）mm，尾端尖直。雌虫子宫内充满虫卵，虫卵呈椭圆形。近阴道处子宫内虫卵逐渐变为细长呈盘曲状幼虫，外被由卵壳演变成的鞘膜，多余鞘膜在虫体尾端形成鞘膜囊。初产幼虫被称为初产蚴，大小为（350～414）μm×（13～19）μm。该虫属卵胎生。

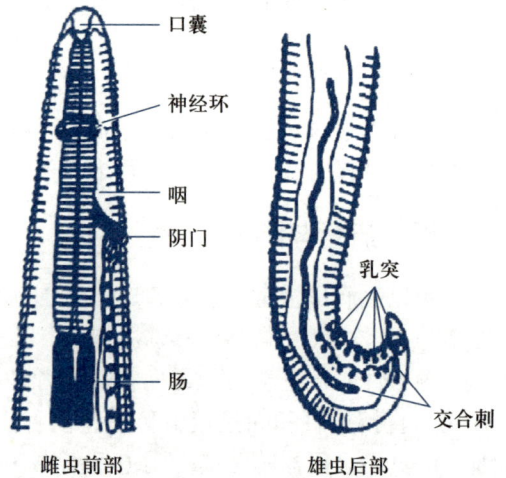

图 10-2　结膜吸吮线虫

## 二、生活史

成虫主要寄生于终宿主（犬、猫等哺乳动物）眼结膜囊及泪管内，偶尔寄生于人的眼部。雌虫直接产幼虫于结膜囊内，当中间宿主冈田绕眼果蝇舐吸终宿主眼部分泌物时，幼虫被吸入蝇体内，经 2 次蜕皮发育为感染期幼虫，进入蝇的头部口器。当蝇再次舐吸人或其他动物眼部时，感染期幼虫自蝇口器逸出并进入终宿主眼部，经 15～20 天发育为成虫。成虫寿命可达 2 年以上。

## 三、致病性

主要致病阶段是成虫，虫体寄生于上下眼睑穹窿内，也可寄生于泪腺、结膜下、结膜囊内、泪小管等处。多侵犯单侧眼，少数病例可见双眼感染。由于虫体体表锐利环纹的摩擦，头部坚硬口囊的吸附，虫体分泌物、排泄物的刺激作用，以及继发细菌感染等，可导致眼结膜炎症反应或形成肉芽肿。轻者可无明显症状或有眼部异物感、痒感、畏光、流泪、分泌物增多等。婴幼儿有不敢睁眼和手抓眼的动作，常因家长发现患儿结膜有白色细小虫体爬行而就诊。严重感染者可出现结膜充血形成小溃疡面或角膜混浊、眼睑外翻等病变。

## 四、实验诊断

用镊子或棉签自患者眼部取出虫体，置于有生理盐水的平皿中，可见虫体蠕动，显微镜下观察虫体特征即可确诊。

## 五、流行与防治

本虫主要分布于亚洲，我国报道的病例有数百例。已证实冈田绕眼果蝇是我国结膜吸吮线虫的中间宿主和传播媒介，保虫宿主有犬、猫、猴、鼠、兔等，其中犬的感染最为普遍。因此，搞好环境卫生，加强犬、猫等动物的卫生管理，注意个人卫生，尤其是保持幼儿的眼部卫生是预防感染的关键措施。治疗可用 1%～2% 的可卡因或丁卡因溶液滴眼，当虫体受刺激从眼角爬出时，用镊子或棉签取出即可。由于本虫常可多条寄生，一次不易取尽，故须加强随访。

## 执考直击

1. 阴道毛滴虫滋养体的形态特征。
2. 阴道毛滴虫的寄生部位、感染方式及主要症状。
3. 阴道毛滴虫的主要检查方法。
4. 结膜吸吮线虫成虫、虫卵的形态特征。
5. 结膜吸吮线虫的主要检查方法。

执考真题　　　　　　　　　　　　练一练

（雷志华）

# 第十一章　寄生虫病实验诊断技术

**学习目标**

1. 掌握粪便检查、血液检查、痰液检查、尿液检查等常用的技术操作及适用范围；寄生虫免疫学检测技术常见方法及适用范围；寄生虫标本采集及保存方法。

2. 熟悉肛周检查、其他分泌物检查等常规操作技术；显微镜测微尺的使用方法；免疫层析技术的方法及适用范围；常见 PCR 技术及芯片技术的适用范围。

3. 了解活组织检查、原虫的人工培养和动物接种检查寄生虫的常用方法；了解寄生虫分子生物学检测技术常用的方法及适用范围。

4. 能够对常见寄生虫病做出正确的诊断；熟悉临床实验室的生物安全要求。

5. 具有安全防护、环境保护、遵纪守法的意识。

6. 具有团队协作精神、创新能力以及工匠精神。

第十一章
思维导图

寄生虫感染的实验诊断技术主要包括病原学检查、免疫学检测和分子生物学检测等。

## 第一节　寄生虫病原学检查

病原学检查是诊断寄生虫病的可靠依据，阳性结果具有确定诊断价值。根据寄生虫不同发育阶段在人体的寄生部位、移行途径以及排出途径的不同，可采集相应的标本。进行病原学检查时，要以尽可能地减少患者痛苦并相对便利地获取检验标本为前提。但在轻度感染时，有时病原学检查检出率低，需要反复检查以免漏诊。根据标本性质不同，病原学检查可分为以下几种类型。

### 一、粪便检查

虚拟仿真：
寄生虫镜
检（粪检）

粪便检查是寄生虫病原学检查的常用方法，目的是检获经粪便排出的寄生虫某发育阶段（如蛲虫的虫卵、幼虫、成虫或节片，原虫的滋养体、包囊或卵囊，某些节肢动物的幼虫或成虫等）而做出寄生虫病的诊断。一般要求粪便标本要新鲜，送检时间一般不超过 24 小时；盛放粪便的容器应清洁、干燥，能密闭，要防止水、尿、药物等污染；

容器外要贴有标签，注明受检者姓名等；严格遵照粪检程序进行操作，以免漏检；检查完毕，注意生物安全，用具要彻底清洗消毒，对剩余粪便进行卫生处理。

（一）直接涂片法

此法用于检查蠕虫虫卵、幼虫以及原虫滋养体和包囊等。但是由于所用的粪便量少，对轻度感染很容易漏诊。为了提高检出率，一般需连续检查 3 张涂片。此法的优点是操作简便、迅速。

1. 蠕虫卵检查　在洁净的载玻片中央滴 1 滴生理盐水。用竹签挑取不同部位、约绿豆粒大小的粪便，置生理盐水中涂抹均匀，并剔除粗大的颗粒和纤维。粪膜厚薄以载玻片置于报纸上，能透过粪膜隐约辨认玻片下的字迹为宜，加盖玻片，并注意避免出现气泡和液体溢出。镜检时光线要适当，过强的光线会影响观察效果。一般先在低倍镜检查，如发现可疑虫卵，再转换高倍镜仔细观察虫卵形态。应注意与粪便中混有的异物相鉴别。

2. 原虫检查

（1）滋养体检查：操作方法同蠕虫卵检查，但是涂片要薄而均匀。检查活滋养体粪便要新鲜并及时涂片。若检查溶组织内阿米巴，应取黏液、脓血部分。气温较低时用保温台保温观察，否则影响滋养体的运动。

（2）包囊碘液染色法：用碘液代替生理盐水，适用于肠道原虫包囊的检查。操作方法基本同生理盐水直接涂片法，在洁净的载玻片上滴 1 滴碘液，然后取少许粪便，于碘液中涂抹均匀，加盖玻片检查；或者在生理盐水直接涂片上加盖玻片，然后从盖玻片的一侧滴碘液 1 滴待渗入后观察。

如果同时需要检查滋养体和包囊，亦可在用生理盐水涂匀的粪膜附近滴 1 滴碘液，取少许粪便在碘液中混匀，勿使两块粪膜相混合，盖上盖玻片观察。这样的涂片一半碘染色，可以检查包囊，另一半不染色，可以检查活滋养体。注意碘液不宜太多、太浓，否则会影响检查结果。

附：

碘液配制：碘化钾 4 g，碘 2 g，蒸馏水 100 mL。方法：先将碘化钾 4 g 溶于 100 mL 蒸馏水中，再加 2 g 碘，溶解后贮存于棕色玻璃瓶中使用。

（3）铁苏木素染色法：主要用于各种阿米巴、蓝氏贾第鞭毛虫滋养体和包囊的鉴定，但操作较烦琐，用时较长。

操作方法：用竹签挑取粪便少许，按一个方向在洁净的载玻片上涂成薄粪膜，立即放入 60℃的肖氏固定液固定 2 分钟。依次将标本放入 70% 碘乙醇、70% 乙醇及 50% 乙醇中各 2 分钟，用自来水和蒸馏水各洗涤一次。置于 40℃ 2% 铁明矾溶液 2 分钟，流水冲洗 2 分钟，放入 40℃ 0.5% 苏木素溶液中染色 5～10 分钟，再流水冲洗 2 分钟，放入冷 2% 铁明矾溶液中褪色 2 分钟。将载玻片置显微镜下检查褪色情况（观察时勿使玻片干燥），如颜色偏深，应继续褪色，直至核膜、核仁均清晰可见为止。然后，流水冲洗 15～30 分钟，至标本呈现蓝色，再用蒸馏水洗涤 1 次。继而，依次在 50%、70%、80%、95% 乙醇（2 次）中逐渐脱水各 2 分钟。在二甲苯中透明 3～5 分钟后用中性树脂胶封片。染色后，原虫胞质呈灰褐色，胞核、包囊内的拟染色体及溶组织内阿米巴滋

视频：粪便直接涂片法

视频：铁苏木素染色

养体吞噬的红细胞均被染成蓝黑色，糖原泡则被溶解成空泡状。

附：

苏木素染液的配置：苏木素粉10 g，溶于95%乙醇100 mL中，装入玻璃瓶内，加塞置于室温中6~8周，使之充分氧化。充分氧化的染液滴于水中呈现鲜艳紫色，未充分氧化的染液则呈淡红或红紫色。此为原液，使用时，按1:19加蒸馏水配成0.5%染液，此染液可保存3~6个月。

70%碘乙醇染液的配置：先用碘化钾10 g溶于100 mL蒸馏水中，再加结晶碘5 g，溶解后储存于棕色瓶中，该液即为卢戈碘液。在70%乙醇中加数滴卢戈碘液即为70%碘乙醇。

2%铁明矾溶液的配置：硫酸铁铵2 g，蒸馏水100 mL，临用前配置。

肖氏固定液的配置：升汞饱和溶液（为7.5%~8%的氯化汞）66 mL，95%乙醇33 mL。用前再加冰醋酸5~10 mL，并加热至40℃。

（4）隐孢子虫卵囊检查：目前最佳的方法为金胺-酚改良抗酸染色法，其次为金胺-酚染色法和改良的抗酸染色法。

1）金胺-酚染色法：此法简单敏感。取新鲜的粪便或经10%福尔马林溶液固定保存（4℃，1个月内）的含卵囊粪便，经自然沉淀后，取沉淀物于载玻片上涂成粪膜，自然干燥。滴加第Ⅰ液于晾干的粪膜上，10~15分钟后水洗；滴加第Ⅱ液，1分钟后水洗；滴加第Ⅲ液，1分钟后水洗，待干，置荧光显微镜下检查。

附：

金胺-酚染色法染液的配制：第Ⅰ液（1 g/L的金胺-酚染色液）：金胺0.1 g，苯酚5.0 g，蒸馏水100 mL。第Ⅱ液（3%盐酸乙醇）：盐酸3 mL，95%乙醇100 mL。第Ⅲ液（高锰酸钾液）：高锰酸钾0.5 g，蒸馏水100 mL。

2）改良的抗酸染色法：此法染色虫体形态结构清晰，易与酵母菌及非特异性颗粒相鉴别，准确性高。操作方法同上制备粪膜。滴加第Ⅰ液，1.5~10分钟后水洗；滴加第Ⅱ液，1~10分钟后水洗；滴加第Ⅲ液，1分钟后水洗，待干；置显微镜下观察。

附：

改良的抗酸染色法染液的配制：第Ⅰ液（苯酚复红染色液）：碱性复红4 g，95%乙醇20 mL，苯酚8 mL，蒸馏水100 mL。第Ⅱ液（10%硫酸溶液）：纯硫酸10 mL，蒸馏水90 mL（边搅拌边将硫酸徐徐加入蒸馏水中）；第Ⅱ液也可以用5%硫酸和3%盐酸乙醇。第Ⅲ液（2 g/L孔雀绿）：20 g/L孔雀绿原液（孔雀绿2 g，溶于100 mL的蒸馏水）1 mL，蒸馏水9 mL。

3）金胺-酚改良抗酸染色法：目前，该方法是检查隐孢子虫卵囊的最佳方法。首先，用金胺-酚染色后，再用改良的抗酸染色法复染，光学显微镜下观察。卵囊同抗酸染色法所见，但非特异性颗粒被染成蓝黑色，两者颜色差别很大，易鉴别，极大地提高了检出率和准确率。

## （二）定量透明厚涂片法（改良加藤法）

本法适用于各种蠕虫卵的定性和定量分析。应用改良的聚苯乙烯定量板（大小

40 mm×30 mm×1.37 mm，膜孔孔径 8 mm×4 mm），定量板中膜孔容纳粪量约为 41.7 mg（图 11-1）。

操作方法：取定量板置于洁净载玻片上，将经 100 目尼龙网或金属筛（约 4 cm×4 cm）置于粪便标本上，用塑料刮片按压，用刮片刮取粪便，将滤去粗渣的粪便刮放至底衬载玻片的定量板膜孔中，填平，刮去多余粪便。取掉定量板，将浸透甘油－

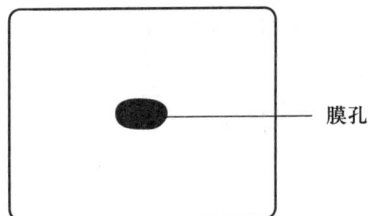

图 11-1　定量板

孔雀绿溶液的玻璃纸（22 mm×30 mm）覆盖在粪样上，展平后用压板加压，粪样即在玻璃纸和玻片之间铺成椭圆形粪膜（20 mm×25 mm）。置于 30～36℃温箱或 20～25℃下 1～2 小时，粪膜透明即可镜检，顺序观察并记录粪样中的全部虫卵数。将所得虫卵数乘以 24，再乘以粪便性状系数（成形便 1，半成形便 1.5，软稀便 2，粥样便 3，水样便 4）即为每克粪便虫卵数（EPG）。保留患者 24 小时内全部粪量并记录重量，可推算出该患者 1 日内排出虫卵的总数，并推算出寄生的成虫。雌虫总数计算公式如下：

$$雌虫总数 = \frac{每克粪便虫卵数 \times 24 小时粪便重量（g）}{已知某种寄生虫每一雌虫日平均产卵数}$$

$$成虫总数 = 雌虫总数 \times 2$$

几种常见蠕虫每日产卵数（表 11-1）。

表 11-1　常见蠕虫每条雌虫每日排卵数

| 虫名 | 产卵数 / 日 / 条（平均数） |
|---|---|
| 华支睾吸虫（肝吸虫） | 1 600～4 000（2 400） |
| 布氏姜片吸虫（姜片虫） | 15 000～48 000（25 000） |
| 卫氏并殖吸虫（肺吸虫） | 10 000～20 000 |
| 日本血吸虫 | 1 000～3 500 |
| 链状带绦虫 | 30 000～50 000/ 孕节 |
| 肥胖带绦虫 | 97 000～124 000/ 孕节 |
| 十二指肠钩虫 | 10 000～30 000（24 000） |
| 美洲钩虫 | 5 000～10 000（9 000） |
| 蛔虫 | 234 000～245 000（240 000） |
| 鞭虫 | 1 000～7 000（2 000） |

附：

玻璃纸的制备：将玻璃纸剪成大小约 22 mm×30 mm 的小片，浸于甘油－孔雀绿溶液（含纯甘油 100 mL，水 100 mL 和 3% 孔雀绿 1 mL 混匀）中，浸泡 24 小时以上，直至玻璃纸呈现绿色。

注意掌握粪膜的厚度和透明时间，粪膜厚薄要均匀，局部过厚，透明时间短，虫体难以发现，计数就不准确。透明时间过长，有些虫卵会变形，也不易辨认，如钩虫卵等。

### （三）浓集法

1. 浮聚法

（1）饱和盐水浮聚法：是利用了某些蠕虫卵的密度小于饱和盐水的密度，虫卵可浮于水面的原理。本法主要适用于检查线虫卵，尤以检查钩虫卵效果最好，也可用于检查带绦虫卵和微小膜壳绦虫卵，不适于吸虫卵和原虫包囊。

操作方法：用竹签取蚕豆粒大小的粪便置于漂浮杯（高 3.5 cm，直径约 2 cm 的圆形直筒瓶，也可用青霉素小瓶替代）中，加入少量饱和盐水充分搅匀，呈糊状，除去漂浮于表面的大块粪渣，继续往杯中加饱和盐水，至液面接近杯口时，然后改用滴管慢慢滴加饱和盐水，使液面略高于瓶口但不溢出为止。取载玻片盖在杯口上，使之与液面完全接触，勿有气泡。静置 15 分钟后，将载玻片提起并迅速翻转，镜检（图 11-2）。注意漂浮时间不宜过久，以防虫卵变形。

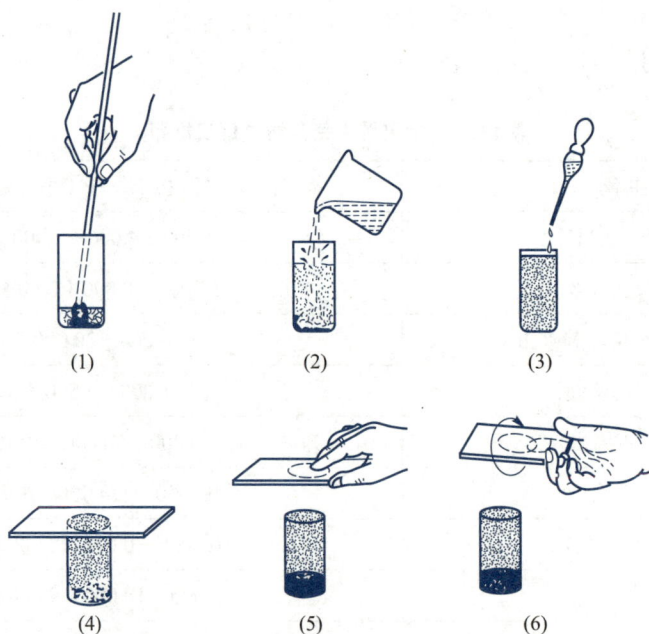

(1)　　　　(2)　　　　(3)

(4)　　　　(5)　　　　(6)

图 11-2　饱和盐水浮聚法

附：

饱和盐水配制：将食盐徐徐加入盛有沸水的容器内，不断搅动，直至食盐不再溶解为止。100 mL 沸水需 38~40 g 食盐，密度为 1.33 g/cm³。

（2）硫酸锌浮聚法：此法多用于检查原虫包囊、球虫卵囊及大多数蠕虫卵，尤其适合粪类圆线虫卵的检查。利用密度较大的 33% 硫酸锌溶液，使密度较小的原虫包囊或蠕虫卵上浮，集聚于液体表面，从而达到浓集虫卵或包囊的目的。

操作方法：用竹签挑取蚕豆粒大小的粪便，加蒸馏水 10～15 mL，充分搅拌，调匀后经金属筛或纱布过滤，滤液倒入离心管内，以 2 500 r/min 离心 1 分钟，倒去上清液，再加清水混匀，离心，如此反复 3～4 次，直至离心管中水清澈为止。最后倒去上清液，在沉渣中加入 33% 的硫酸锌溶液 1～2 mL，调匀后再加此溶液至距管口 1 cm 处，离心 1 分钟，垂直放置离心管，用金属环粘取表面液膜 2～3 次，置载玻片上并覆以盖玻片镜检（如检查原虫包囊，还要加碘液染色）。

附：

硫酸锌的配制：硫酸锌 40 g，加蒸馏水 100 mL，充分溶解，用密度计测量其密度，如果高于 1.18 g/cm³，则加水，如低于 1.18 g/cm³ 则加硫酸锌，务必矫正至密度 1.18 g/cm³。

（3）蔗糖溶液离心浮聚法：此法适用于检查粪便隐孢子虫卵囊。取粪便约 5 g，加水 15～20 mL，以 260 目尼龙袋或者四层纱布过滤。取滤液离心 5～10 分钟，吸弃上清液。加蔗糖溶液（蔗糖 500 g，蒸馏水 320 mL，苯酚 6.5 mL）再离心，然后，同饱和盐水浮聚法，取其表面液镜检（高倍或者油镜）。卵囊透明无色，囊壁光滑，内含一小暗点和呈淡黄色的子孢子。隐孢子虫的卵囊在漂浮液中浮力较大，常紧贴于盖片之下，鉴于 1 小时后卵囊脱水变形不易辨认，故应立即镜检。也可以用饱和硫酸锌溶液和饱和盐水替代蔗糖。

2. 沉淀法

（1）自然沉淀法：又称水洗沉淀法、重力沉淀法或静置沉淀法。本法适用大多数蠕虫卵和原虫包囊的检查，尤其适用于血吸虫卵和有盖虫卵，由于密度大于水，可沉于水底集中。而对于密度小的包囊和钩虫卵等效果差。

操作方法：取 30 g 粪便放入烧杯内，加入 10～20 倍的清水，充分搅拌成粪浆。用 60 目铜筛将粪浆滤入 500 mL 锥形量筒内，用清水冲散粪渣并弃去粗渣，加清水至 500 mL 处，静置 20～30 分钟。将上清液弃去，换加清水。沉淀 20～30 分钟后，再如上法操作，如此重复 2～3 次。如上清液已澄清，倾去上清液取沉渣镜检，如图 11-3。如上清液仍混浊，需再换几次，直到上清液澄清为止。如果检查原虫包囊，则换水间隔时间延长为 6 小时，使包囊充分沉于水底。

（2）离心沉淀法：将上述滤去粗渣的粪液以 1 500～2 000 r/min 离心 2～3 分钟，弃去上清液，再加清水与沉渣混匀。如此反复离心沉淀 3～4 次，直至上清液澄清为止，弃上清液取沉渣涂片镜检。

（3）醛醚沉淀法：本法浓集效果好，不损伤虫卵和包囊形态；对于含有脂肪较多的粪便效果更好，适用于蠕虫卵和包囊的形态观察和鉴定，但对布氏嗜碘阿米巴包囊、蓝氏贾第虫包囊及微小膜壳绦虫卵检查效果较差。本法使用福尔马林固定虫卵，使用乙醚除去粪便中的脂肪，吸附轻的粪渣上浮，使虫卵沉入管底以利于检查。本法可破坏滋养体。

操作方法：取粪便 1～2 g，加水 10～15 mL 调匀，将粪便混悬液经两层纱布（或 100 目金属筛网）过滤，2 000 r/min 离心 2 分钟，倾去上层粪液，沉渣内加水 10 mL 调匀，离心 2 分钟，如此重复 2～3 次，弃上清液。加 10% 甲醛 7 mL，搅匀，静置 5～10 分钟，加乙醚 3 mL，用橡皮塞紧塞瓶口，充分摇匀，取下瓶塞离心 2 分钟，即可见管

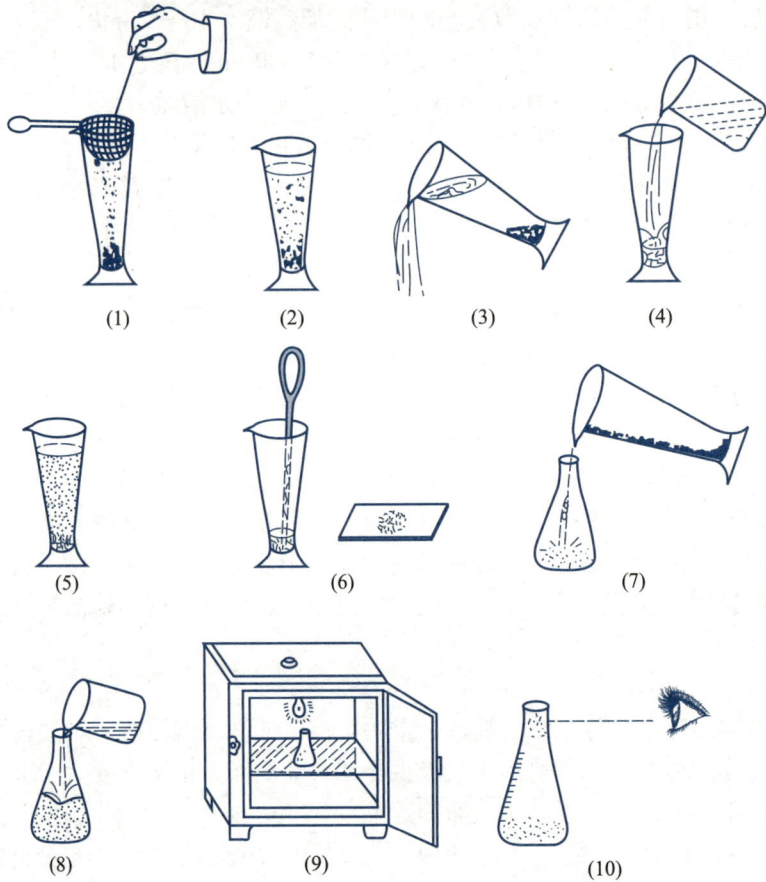

图 11-3　粪便自然沉淀法与毛蚴孵化法

内自上而下分 4 层，乙醚层、黄绿色粪渣层、福尔马林层及微细粪渣层，虫卵和原虫包囊均浓集于最底层，取管底沉渣涂片镜检。

### （四）尼龙绢筛集卵法

尼龙绢筛集卵法主要用于浓集血吸虫卵，可缩短集卵时间，是一种快速简便的浓集法。适用于大范围的普查，操作比自然沉淀法简单，检出率近似或者稍高。

操作方法：取粪便 30 g（鸡蛋大小），置于搪瓷杯内，加少量水将粪便搅匀，经 40～60 目铜丝筛过滤，倒入两个套叠的尼龙筛（120 目在上，260 目在下），在清水桶内缓慢上下提动滤洗袋内粪便，亦可在自来水下边边洗边摇，弃去 120 目袋内粪便，将 260 目袋中粪渣全部洗入锥形瓶内，静置 15 分钟，倾去上层滤液，吸沉渣镜检，或做血吸虫的毛蚴孵化。如镜检发现虫卵，则不必做毛蚴孵化操作。

### （五）幼虫孵化法

1. 钩蚴培养法　常用试管滤纸培养法，适用于钩虫感染诊断及虫种的鉴定。

操作方法：加冷开水约 1 mL 于试管（1 cm×10 cm）内，将滤纸剪成 T 形纸条（T

形纸条竖部比试管稍短，横部略宽于试管口径），取粪便 0.2～0.4 g 均匀涂布于纸条竖部上 2/3 处，再将纸条插入试管，下端浸于水中，但粪便不接触水面。将试管置培养箱内 20～30℃条件下培养，培养过程中每天沿管壁补充冷开水，以保持水面位置。3 天后肉眼或用放大镜检查试管底部。钩蚴在水中常做蛇形运动，虫体透明。如阴性，应继续培养至第 5 天。如鉴定虫种，可吸取试管底部沉淀物滴于载片上置显微镜下检查（图 11-4）。

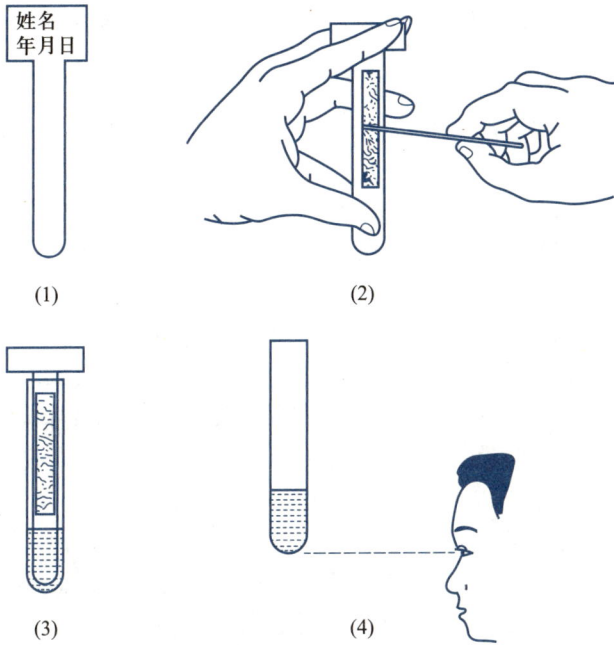

图 11-4 钩蚴培养法

2. 毛蚴孵化法 常与自然沉淀法或尼龙绢筛集卵法联用，用于血吸虫感染的诊断，尤其适用于感染度较轻，直接涂片法不易检出虫卵时。此外，也可作为对血吸虫病进行疗效考核的重要依据。

操作方法：将自然沉淀法或尼龙绢筛集卵法收集的粪便沉渣倒入三角烧瓶内，加调好 pH（7.4～7.8）的清水至瓶口，置 25～30℃室温或孵箱内孵化，经 4～6 小时后用肉眼或放大镜观察结果。如有毛蚴孵出，可在水面下见到白色梭状小点做直线运动来回游动。必要时，可用吸管将毛蚴吸出，置载玻片上，低倍镜下观察。如无毛蚴，每隔4～6 小时观察一次，三次阴性可判为阴性结果（见图 11-3）。

视频：毛蚴孵化法（活毛蚴）

### （六）淘虫检查法

为了考核驱虫效果，需从粪便中淘取驱除的虫体，进行鉴定与计数。取患者服药后24～72 小时的全部粪便，加水搅拌。用 40 目筛网或纱布滤出粪渣，经水反复冲洗后，倒入盛有清水的大型玻璃培养皿内，检查混杂在粪便中的虫体。检查时应在玻璃培养皿下衬以黑纸。

### （七）带绦虫孕节检查法

将检出的孕节用清水洗净后置两张载玻片之间，轻压，玻片两端用线绕紧，然后对光观察子宫分支数目，鉴定虫种。也可采用注射法，用皮试注射器抽取墨汁或卡红染液，从孕节子宫主干后端正中处插入子宫腔内徐徐注入，待侧支充满墨汁或卡红染液后，观察并计数子宫分支情况，确定虫种。干硬节片可先用生理盐水泡软后观察，不够透明的节片可用甘油浸泡透明后观察。注意操作时要防止虫卵污染，所用的器具要严格消毒。

## 二、肛周检查

### （一）肛门拭子法

常用于蛲虫卵、肥胖带绦虫卵的检查，一般在清晨排便前取材。常用透明胶纸法和棉签拭子法。

1. 透明胶纸法　将宽 2 cm 的透明胶纸剪成长约 6 cm 的小段，其中一端向胶面折叠约 0.5 cm（易于揭开），贴在干净的载玻片上。取材时揭下胶纸，将胶面在被检者肛周皱褶处用示指（戴指套）粘压数次，然后将胶纸复位贴于载玻片镜检。如果胶纸和玻片间有很多气泡，可揭起胶纸加少量生理盐水后，将胶纸平铺，再镜检。

2. 棉签拭子法　该法与透明胶纸法检出率近似，但操作烦琐。

操作方法：先将棉签浸入盛有 2 mL 生理盐水的试管中，取出在壁上挤去过多的水分，充分暴露受检者肛门，在肛周皮肤擦拭。将此棉签放入原试管中，充分搅动，取出棉签，经离心沉淀（1 500 r/min，离心 2 分钟）后倒去离心管中的上清液，吸沉渣镜检；也可将擦拭肛周的棉签放入盛有饱和盐水的试管或青霉素小瓶中，充分搅动，使虫卵洗入盐水中，并按饱和盐水浮聚法操作检查。

### （二）肛周虫体的检查

可从肛周检查蛲虫和牛带绦虫的孕节。在儿童睡眠 2 小时左右或肛门瘙痒惊醒时，暴露其肛门，仔细观察肛周皮肤，若发现白色小虫，可用透明胶纸黏附后贴于载玻片上镜检。也可用镊子夹入盛有 75% 乙醇的小瓶内送检。或放入装有生理盐水的小瓶内，36℃温箱过夜，可同时在液体中收集到蛲虫卵。如果在肛周发现节片，可清水洗净，置于两张载玻片之间，轻轻压平，对光观察子宫分支数目，鉴定虫种。

## 三、血液检查

血液检查主要用于检查疟原虫和丝虫微丝蚴。

### （一）血检疟原虫

取被检者外周血制作厚、薄血膜，经吉姆萨或瑞氏染色后镜检。

视频：带绦虫孕节检查法

视频：肛门拭子法

视频：血液涂片染色法

1. 血膜制作 从患者左手中指、无名指或耳垂取血。用75% 乙醇棉球消毒皮肤，待干后，操作者左手拇指和示指固定并绷紧采血部位皮肤，右手将采血针迅速刺破皮肤。蘸取1滴血于载玻片1/3与2/3交界处，用推片向长端推制成薄血膜；另蘸取2～3滴血于同一载玻片的空白部中央，用推片的一角，将血滴由内向外旋转，使之成为直径1～1.5 cm的圆形血膜，为厚血膜（图11-5）。

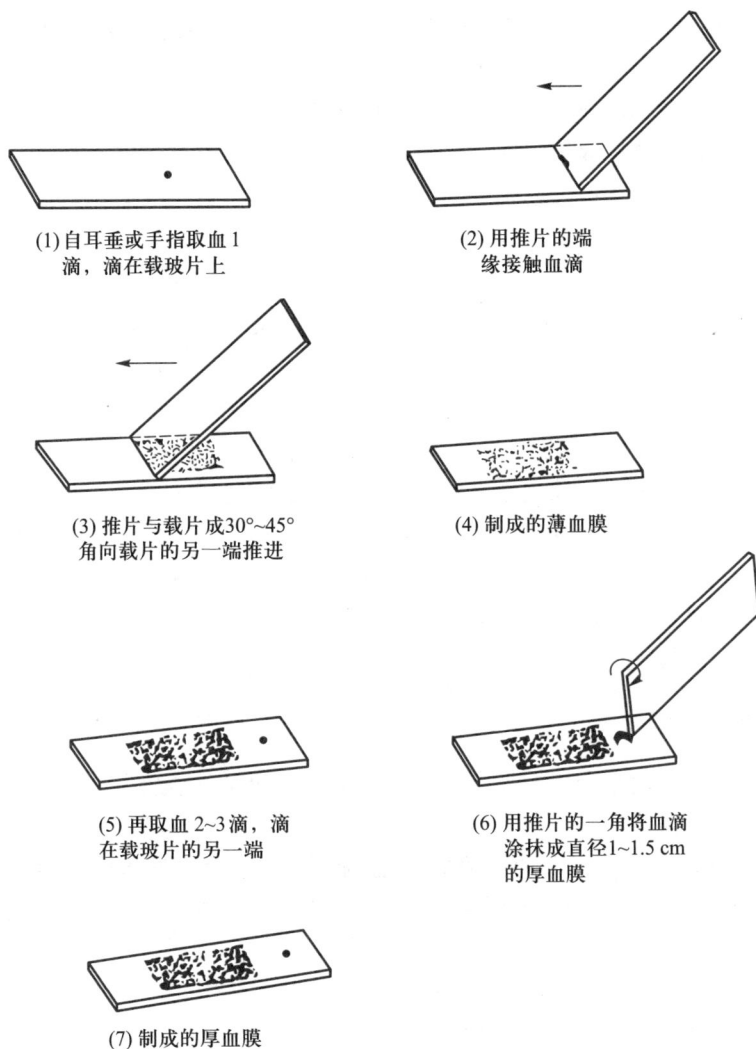

(1) 自耳垂或手指取血1滴，滴在载玻片上

(2) 用推片的端缘接触血滴

(3) 推片与载片成30°~45°角向载片的另一端推进

(4) 制成的薄血膜

(5) 再取血2~3滴，滴在载玻片的另一端

(6) 用推片的一角将血滴涂抹成直径1~1.5 cm的厚血膜

(7) 制成的厚血膜

图11-5 厚、薄血膜制作

2. 固定 血膜充分晾干后，用玻璃棒蘸取甲醇轻抹薄血膜使血细胞固定。厚、薄血膜之间用蜡笔画线分开。向厚血膜滴加蒸馏水进行溶血，血膜呈灰白色时，将水弃去，晾干后可用甲醇固定。

3. 染色

（1）瑞氏染色法：操作简便，多用于临床快捷诊断。瑞氏染液含甲醇，因而血膜无需先固定，血膜晾干后（厚血膜需经溶血），用蜡笔画出染色范围，在范围内滴加染液6~8滴，使之均匀地覆盖血膜，30~60秒后滴加等量缓冲液或蒸馏水，轻轻摇动玻片，使之与染液混匀，3~5分钟后用缓冲液、蒸馏水或者自来水缓慢从玻片一端冲洗（不可先倒去染液后再冲洗），晾干后镜检。

（2）吉姆萨染色法：染色效果好，血膜不易褪色且保存时间长，但染色需时较长。将吉姆萨染液原液用缓冲液1∶20稀释，将稀释的染液滴于已固定的薄、厚血膜上，室温染色20~30分钟后，用上述缓冲液冲洗。血涂片晾干后镜检。注意稀释的染液宜现配现用，否则易产生沉淀，影响染色效果。

4. 镜检　薄血膜中疟原虫形态完整，被感染的红细胞未被破坏，容易识别和鉴别虫种，但原虫密度低时易漏检。厚血膜因原虫集中，检出率高，但在制片过程中红细胞被溶解，原虫皱缩变形，虫种鉴别较困难。应先检查厚血膜上的疟原虫，如鉴定虫种有困难，可再仔细观察薄血膜鉴定虫种。

附：

吉姆萨染液配置：甲醇50 mL，吉姆萨染剂粉1 g，纯甘油50 mL。将吉姆萨染剂粉置于研钵中，先加少量甘油充分研磨，然后边加甘油边磨至甘油加完为止，倒入棕色磨口玻璃瓶中。分数次用甲醇洗去研钵中的甘油染液，直至50 mL甲醇用完。盖紧瓶塞，充分摇匀，置65℃温箱中24小时或室温阴暗处1~2周后，过滤备用即为原液。配制好的原液可长久保存，且放置时间越久，染色性能越好。

瑞氏染液配制：甲醇97 mL，瑞氏染粉0.1~0.5 g，甘油3 mL。将瑞氏染粉置于研钵中，加入甘油充分研磨，然后加入少量甲醇，研磨后倒入瓶内，再分次用甲醇洗研钵中的甘油染液，倒入瓶内，直至用完为止，摇匀，37℃温箱24小时或室温1~2周后过滤待用。

## （二）血检微丝蚴

微丝蚴周期性出现在人体的外周血液中，可在夜间9时至次晨2时进行采血，检查微丝蚴。

1. 新鲜血片法　取1滴耳垂或者指尖血滴于载玻片上，加盖玻片后在低倍镜下观察，可见活动的微丝蚴。此法操作简单，检出率低，且不能鉴定虫种。一般只用于教学或者卫生宣传。

2. 厚血膜法　是检查微丝蚴的首选方法，其制作、溶血、固定和染色同疟原虫。夜间取耳垂血或指尖血3滴（约60 μL），滴于洁净的载玻片中央，用另一张载玻片的一角将血液涂成直径为1.5~2.0 cm圆形或1.5 cm×2.5 cm长椭圆形血膜，要求边缘整齐，厚薄均匀。待血膜完全干透后，取蒸馏水滴于血膜上，15分钟后倒去血水，重复溶血一次，至血膜无红色为止，干后用甲醇或乙醇固定，瑞氏或吉姆萨染色后镜检。该法是诊断丝虫病最常用的方法，不仅可以提高检出率，还可以鉴别虫种和定量计数微丝蚴。

3. 离心浓集法　有的患者外周血中微丝蚴数量太少，可取静脉血2 mL，用肝素抗凝，加9倍的蒸馏水溶血，溶血后经离心沉淀，取沉渣镜检。

4. 乙胺嗪（海群生）白天诱出法 对于夜间取血不方便的患者，可采用该法，白天给患者口服乙胺嗪，30分钟后采血检查。该法对低密度感染患者易漏检。

## 四、痰液及分泌物检查

痰液及分泌物寄生虫检查，主要包括痰液、阴道分泌物、尿液、乳糜尿、鞘膜积液及脑积液检查。

### （一）痰液检查

痰液中可能检获肺吸虫卵、溶组织内阿米巴滋养体、棘球蚴原头节、粪类圆线虫幼虫、蛔蚴、钩蚴、尘螨、粉螨及其虫卵等。

1. 肺吸虫卵检查

（1）直接涂片法：在洁净载玻片上先加1~2滴生理盐水，用竹签挑取痰液少许，最好选带铁锈色的新鲜晨痰，涂成痰膜，加盖片镜检。如未发现肺吸虫卵，但见有夏科-雷登晶体，提示可能是肺吸虫患者，多次涂片检查为阴性者，可改用消化沉淀法。

（2）浓集法：收集24小时痰液，置于玻璃杯中，加入等量10% NaOH溶液，用玻棒搅匀后，放入37℃温箱内，经数小时后痰液消化成稀液状，分装于数个离心管内，以1 500 r/min离心5~10分钟；弃去上清液，取沉渣涂片检查虫卵。

2. 溶组织内阿米巴滋养体检查 采用生理盐水直接涂片法，取材容器应干燥、洁净，痰液要新鲜，注意保温。高倍镜下观察滋养体运动，注意与痰中上皮细胞、白细胞、脓细胞等鉴别。

3. 棘球蚴砂、钩蚴、蛔蚴、粪类圆线虫的幼虫、尘螨、粉螨及螨卵检查 一般用消化沉淀法检查，方法与肺吸虫卵检查法相同。

### （二）尿液及鞘膜积液检查

尿液中的寄生虫主要有阴道毛滴虫、丝虫的微丝蚴，较少见螨类及棘球蚴砂、弓形虫等。乳糜尿及鞘膜积液的检查为诊断丝虫病较好的方法。

1. 尿液离心沉淀法 取尿液3~5 mL，置于离心管以2 000 r/min离心3~5分钟，吸沉渣涂片镜检；从乳糜尿中查微丝蚴时，取乳糜尿5 mL加乙醚5 mL于试管内用力振荡，使脂肪溶于乙醚，吸去上层乙醚液，加水稀释10倍后，2 000 r/min离心3~5分钟，取沉渣镜检，必要时染色镜检。

2. 鞘膜积液的检查 主要检查班氏丝虫微丝蚴。将阴囊皮肤以碘酒或乙醇消毒后，用注射器抽取鞘膜积液，如抽出乳糜液参照乳糜尿检查方法处理，若抽出液呈胶状可加抗凝剂后加水稀释，离心沉淀，取沉渣镜检。要注意彻底消毒，以免发生感染。

### （三）阴道分泌物检查

阴道分泌物检查是诊断阴道毛滴虫病的常用方法。

1. 直接涂片法 用消毒棉签在被检查者阴道后穹隆、子宫颈及阴道壁上取分泌物，涂于有少量（1~2滴）生理盐水的载玻片上，观察活动的阴道毛滴虫。气温低时要注

视频：乳糜尿检查

视频：阴道分泌物的检查

意保温。

2. 涂片染色法检查　将无菌棉拭子取阴道分泌物做生理盐水直接涂片，注意向同一方向涂片，不要来回或重叠涂抹。也可经离心吸沉渣涂片，用瑞氏或吉姆萨染色后镜检。

3. 悬滴法　取材与直接涂片法基本一样，但检出率比直接涂片法稍高。先在一盖玻片周缘涂一薄层凡士林，中间滴1～2滴生理盐水。将阴道分泌物涂于生理盐水中，取一凹孔载玻片，以凹孔覆盖在盖玻片上。小心翻转载玻片，镜检。

（四）十二指肠液和胆汁检查

十二指肠液和胆汁检查主要用于检查蓝氏贾第鞭毛虫滋养体、肝吸虫卵，也可以查到肝片形吸虫卵、布氏姜片吸虫卵等，急性阿米巴肝脓肿患者偶在胆汁中发现大滋养体。该方法的检出率较高，但操作复杂，且受检者多不易接受，故不常用。一般在经多次粪检阴性，而临床症状可疑时采用。

1. 十二指肠和胆汁引流液检查　将十二指肠引流管抽取的十二指肠液及胆汁引流液（甲：胆总管液，乙：胆囊液，丙：肝胆管液，丁：十二指肠液）分别滴于载玻片上，加盖玻片直接镜检。为提高检出率，也可离心浓集，将标本各加生理盐水稀释，充分搅拌后，各分装于离心管内，以2 000 r/min 离心5～10分钟，吸沉渣涂片镜检。如果引流液过于黏稠，可加10% NaOH 溶液消化后离心，但不适合原虫滋养体的检查。检查标本要新鲜，及时送检，同时注意保温。

2. 肠检胶囊法　本法较为简单。嘱患者禁食，吞下装有尼龙线的胶囊，线的游离端留于口外皮肤上，胶囊溶解后，尼龙线散开，含蓝氏贾第鞭毛虫滋养体的肠液黏附于尼龙线上，3～4小时后缓缓拉出尼龙线，用戴胶皮手套的手指将线上的黏液挤在载玻片上，或在盛有生理盐水的离心管中洗下线上的肠液，经离心后取沉淀物做涂片镜检。本法主要用于蓝氏贾第鞭毛虫滋养体的检查。

（五）脑脊液检查

在脑脊液中查见的寄生虫有溶组织内阿米巴、致病性自生生活阿米巴滋养体、肺吸虫卵、棘球蚴砂、血吸虫卵、弓形虫滋养体以及广州管圆线虫和粪类圆线虫的幼虫等，但一般检出率低。可直接涂片或涂片染色镜检，也可将脑脊液2～3 mL，置离心管内，以2 000 r/min 离心5～10分钟，吸沉渣镜检。

## 五、活组织检查

活组织中寄生虫检查主要有骨髓穿刺检查、淋巴结穿刺检查、皮下及肌肉组织检查、肠黏膜检查及肺组织活检等。

（一）骨髓穿刺检查

骨髓检查主要用于检查杜氏利什曼原虫无鞭毛体，一般常做髂骨穿刺。患者侧卧，露出髂骨部位。视年龄大小选用17～20号带有针芯的干燥无菌穿刺针，从髂骨前上棘后约 1 cm 处刺入皮下，当针尖触及骨面时，再慢慢地钻入骨内 0.5～1.0 cm 即可拔出针芯，接上 2 mL 的无菌注射器抽取骨髓液。取少许骨髓液做涂片，甲醇固定，瑞氏或吉姆萨染色后镜检。

（二）淋巴结检查

淋巴结中可检到班氏丝虫、马来丝虫、杜氏利什曼原虫和弓形虫等。

1. 丝虫成虫检查　可用灭菌的 10 mL 注射器刺入可疑的淋巴结深部，抽吸成虫镜检，或将手术摘除的病变淋巴结及淋巴管进行解剖以寻找成虫或做组织切片镜检。

2. 杜氏利什曼原虫和弓形虫检查　可用注射器刺入淋巴结，抽取淋巴组织液做涂片，染色，镜检。也可将手术摘除的淋巴结用刀切开，以切面在干净的载玻片上涂成薄膜染色，镜检，注意涂抹时向一个方向，不要重叠。或将手术摘除的可疑结节做组织切片镜检。

（三）皮肤、皮下组织及肌组织检查

多种蠕虫的幼虫或成虫可在皮肤、皮下组织或肌组织形成结节或包块，活组织检查可直接检出寄生虫，是可靠的诊断方法。主要有旋毛虫幼虫、猪囊尾蚴、裂头蚴、肺吸虫成虫和幼虫、疥螨以及蠕形螨等。

1. 旋毛虫幼虫检查　①压片法：取疼痛部位肌肉内米粒大小肌组织一块，置于载玻片上，加 50% 甘油乙醇 1 滴，盖上另一张载玻片，用橡皮筋固定两端压紧后，低倍镜下观察。该法适合发病 10 天以上肌肉疼痛患者，阳性率不高，仅 50%。②切片法：取肌肉组织直接做组织切片检查。注意取下的肌肉必须立即检查，否则幼虫变得模糊不清，不易观察。③消化法：将待检的肌肉，先除去肌膜后绞碎，加入 5 倍量人工消化液（胃蛋白酶 2.5 g，盐酸 0.4 mL，蒸馏水 100 mL），放入 37℃ 温箱过夜（其间摇晃 4～5 次），次晨取沉渣镜检，此法比压片提高检出率 20%，用于感染较轻、镜检阴性者。

2. 猪囊尾蚴、裂头蚴、肺吸虫等检查　可用外科手术将结节取出，剥去外层纤维被膜，取出内含物，置于两张载玻片之间，轻轻压平，玻片两端用胶布缠牢，根据虫体形态特征鉴定。必要可染色或者切片镜检。

3. 疥螨检查　①针挑法：用消毒针头，沿隧道从外向内挑破皮肤，挑出隧道末端白色的点状虫体，置于载玻片上，滴加 1 滴甘油，加上盖玻片镜检。寻找隧道的方法：用蓝墨水滴在可疑隧道皮损上，再用棉签揉擦 30 秒至 1 分钟，然后用乙醇棉球清除表面的墨迹，可见染成淡蓝色的隧道痕迹，操作后对挑破的皮肤进行消毒，以防感染。②刮片法：蘸少许无菌矿物油滴在血痂或丘疹上，用无菌刀平刮血痂或丘疹数下，至表面有微小血点为度，将几个丘疹的刮取物置于已滴在载玻片的油滴内，涂片镜检。

4. 蠕形螨检查　①挤压涂片法：消毒后采用痤疮压迫器挤压或亦可用手挤压，轻轻刮下溢出物，置载玻片上，加 1 滴甘油使之透明，加盖玻片后轻压，使油脂均匀摊平，镜检。②透明胶纸法：于睡前洗净面部，取长 5～6 cm 的透明胶纸，于睡前贴于患处皮肤（包括额、鼻沟、鼻翼、颏等处），次日清晨一次取下贴于干净的载玻片上，镜检。

### （四）结肠、直肠黏膜检查

结肠、直肠黏膜检查主要用于血吸虫卵或溶组织内阿米巴滋养体检查。

1. 血吸虫卵检查　从病变部位钳取米粒大小的肠黏膜一块，以水洗后置两张载玻片间，做压片检查。肠黏膜内虫卵死活及变性程度的鉴别，可作为粪便检查和体检的辅助诊断，以提高阳性检出率。若有活卵和近期变性卵，表明受检者体内有寄生虫；若有远期变性卵或死卵（钙化卵），则提示受检者曾有血吸虫感染，但现在可能已无成虫寄生。

在新鲜未染色的肠黏膜压片中，不同型的血吸虫卵的鉴别特点：①血吸虫活卵：呈淡黄色，卵壳薄，轮廓清楚，卵内含卵黄细胞、胚团或毛蚴。②近期变性卵：呈灰白或略黄色，壳薄或不均匀，轮廓清楚，内含浅灰色或黑色小点或折光均匀的颗粒或萎缩的毛蚴。③死卵：呈灰褐或黄褐色，壳厚而不均匀，轮廓不清楚，卵内含网状结构或块状物，其两极可有密集的黑点。

2. 溶组织内阿米巴滋养体检查　用乙状结肠镜观察溃疡形状，自溃疡边缘或深层刮取材料，置于载玻片上，滴加少量生理盐水，盖上盖玻片，轻轻压平，立即在低倍镜下检查有无滋养体。因组织细胞与滋养体相似，故查到活的滋养体方可确诊。

## 六、寄生虫体外培养

当患者被疑为某种寄生虫病，常规方法检查阴性时，可考虑做寄生虫体外培养，以提高检出率，减少漏检。培养法常适用于多种寄生原虫，如溶组织内阿米巴、阴道毛滴虫、杜氏利什曼原虫等。

### （一）溶组织内阿米巴培养

常用的培养基包括营养双相培养基和洛克液鸡蛋血清培养基两种。两种培养基的区别主要是固相部分不同，洛克液鸡蛋血清培养基是营养琼脂双相培养基的改良方法，效果更佳。

操作方法：脓血便、肝穿刺物、肠黏膜或其他病变组织均可作为培养材料。材料要新鲜，脓血便最好在15分钟内接种，成形便在1～2天内接种。直接接种于试管内与培养基混匀，置37℃温箱中培养24小时、48小时、72小时后，取培养液中的混浊部分涂片，镜检，查出虫体即可确诊。

附：营养琼脂双相培养基的制备

固相部分：牛肉浸膏3 g，蛋白胨5 g，琼脂15 g，氯化钠8 g，蒸馏水1 000 mL。

液相部分：氯化钠8 g，氯化钾0.2 g，氯化钙0.2 g，氯化镁0.01 g，磷酸氢二钠2 g，磷酸氢二钾0.3 g，蒸馏水1 000 mL。配制液相部分时，氯化钾和氯化钙各加少许蒸馏水分别另装小瓶，高压灭菌冷却后再合并在一起。固相部分的各成分经沸水浴2～3小时完全溶解后（若有残渣，须经4层纱布过滤除渣），趁热分装滤液至试管，每管 5 mL，加棉塞，高压灭菌（121℃，20 分钟）后制成斜面，冷却后置于 4℃备用。接种前每管加液相部分 4.5 mL，灭活小牛血清 0.5 mL，米粉 20 mg（180℃烤箱消毒 3 次），青霉素、链霉素各 1 000 U/mL。

培养基成分：洛克液 70 mL，灭活马血清（每管 0.5 mL），米粉（每管 20 mg），鸡蛋 4 个。

洛克（Locke）液鸡蛋血清培养基制备：先配制洛克液（氯化钠 9.0 g，氯化钙 0.2 g，氯化钾 0.4 g，碳酸氢钠 0.2 g，葡萄糖 2.5 g，蒸馏水 1 000 mL），高压灭菌（110℃，15 分钟）。鸡蛋用肥皂水洗净，再用 70% 乙醇消毒蛋壳后，破壳将蛋清和蛋黄倾入装有 70 mL 洛克液的烧瓶内，加玻璃珠充分振摇，混匀，分装至消毒试管内，每管约 5 mL，斜置并加热至 70℃，1 小时，使之凝固为斜面，次日再灭菌 20 分钟。接种前每管加洛克液 4.5 mL，马血清 0.5 mL，无菌米粉 20 mg，青霉素、链霉素各 1 000 U/mL。

### （二）阴道毛滴虫培养

阴道毛滴虫培养常用肝浸液培养基。

操作方法：以无菌棉拭子从阴道后穹隆处取阴道分泌物，无菌接种至肝浸液培养基中，37℃温箱中培养。24～48 小时后吸取管底沉淀物镜检。

附：肝浸液培养基的制备

① 取牛肝或者兔肝 15 g，先将其剪碎，加蒸馏水 100 mL 混匀，在冰箱中冷浸 48 小时，每天振摇两次。取出后，将冷浸液加热煮沸 30 分钟，4 层纱布过滤，补足蒸发的水分，再过滤，得到清亮的肝浸液，即为 15% 肝浸液。② 在 100 mL15% 肝浸液中加入蛋白胨 2 g，氯化钠 0.5 g，葡萄糖 0.5 g，完全溶解调节 pH 至 5.6～5.8，分装试管，每管 5 mL 高压灭菌 20 分钟，冷却后 4℃冰箱储存备用。接种前每管加灭活的小牛血清 2 mL 及青霉素、链霉素少许。

### （三）杜氏利什曼原虫培养

本法是培养杜氏利什曼原虫前鞭毛体的一种方法。无菌条件下取患者骨髓、淋巴结或皮肤刮取物，与 0.2 mL 洛克液充分混匀，接种于 NNN 培养基中，22～28℃温箱中培育。10～12 天后取试管底部混合液，涂片，镜检前鞭毛体。若为阴性，应转种培养 1 个月在报告结果。前鞭毛体生长与温度密切相关，需控制适宜的培育温度，全程必须严格执行无菌操作。

附：NNN 培养基的制备

琼脂 14 g，氯化钠 6 g，加双蒸馏水 900 mL，煮沸，充分溶解后分装试管，每管 3～5 mL，用棉塞紧塞瓶口，高压灭菌（121.3℃，103.4 kPa，20 分钟），待冷却至 48℃时，每管加入培养基 1/3 量的无菌脱纤维蛋白兔血，混匀后斜置冷却成斜面。每管加洛克液 0.2～0.3 mL，使斜面上有一薄水层。此时以无菌橡皮塞取代原来的棉塞以防止水分蒸发。置 37℃温箱中培育 24 小时，证明无菌后即可使用。

### 七、动物接种

动物接种是用寄生虫感染期接种于实验动物，使虫体在该动物体内生存或繁殖，获得较多病原体以提高检出率。

#### （一）旋毛虫

将疑有旋毛虫幼虫囊包的肌肉剪成米粒大小的颗粒，捣碎喂养正常小鼠或大鼠，经5周左右可在动物肌肉中检查有无旋毛虫幼虫囊包，亦可将疑有旋毛虫幼虫的肌肉捣碎加人工消化酶，37℃温箱消化10~18小时，弃上层液，将沉淀物用生理盐水洗涤2~3次，腹腔注射或喂食健康小鼠，30天后剖杀动物检查。

#### （二）弓形虫

取受检者体液、脑脊液或淋巴结组织0.5~1.0 mL，注入小鼠腹腔内。3周后，将小鼠用乙醚麻醉，消毒皮肤后，向腹腔内注入无菌生理盐水1~2 mL，轻柔其腹壁，在抽取腹腔液涂片，瑞氏或吉姆萨染色后镜检。如为阴性再取肝、脾、脑组织研磨为匀浆，按1∶10量加入无菌生理盐水稀释，进行二次接种。若仍为阴性，可盲传数次，再报告结果。

#### （三）杜氏利什曼原虫

取患者骨髓或淋巴结穿刺物，或皮肤型黑热病患者的皮肤刮取物，加适量无菌生理盐水稀释后，取0.5 mL注入中华仓鼠腹腔内，3~4周后解剖动物，取肝、脾、淋巴结或骨髓做涂片，经瑞氏或吉姆萨染色后，镜检到无鞭毛体即可确诊。

# 第二节　寄生虫免疫学与分子生物学检测

目前，病原学检查方法虽然是确诊寄生虫病的金标准，但是其存在不足，比如在诊断中检出率低、容易漏诊，因此对于轻度感染者需要反复检查。随着免疫学及分子生物学理论和技术的迅猛发展，新技术和新方法不断涌现，免疫学及分子生物学诊断技术已广泛地应用于寄生虫病的临床诊断、疗效考核和流行病学调查等，较好地弥补了病原学检查的不足。本节重点介绍与寄生虫病诊断有关的免疫学与分子生物学检测技术。

### 一、免疫学检测

寄生虫病的免疫学检测主要是应用免疫学方法检测患者血液或体液中针对寄生虫的抗体，或寄生虫本身分泌排泄的抗原。免疫学检测不仅对疑似患者有重要的辅助诊断价值，而且在疫情监测和流行病学调查中更具有实用价值。

### （一）皮内试验

皮内试验（intraderminal test，ID）是利用宿主对再次接触的抗原，能产生速发型超敏反应，故将可溶性抗原注入皮内，根据皮丘的大小及红晕范围来判断有无反应发生，据此判断体内有无相应特异性抗体存在，从而间接判断有无相应寄生虫的感染。该方法操作简单，但交叉反应较多，假阳性率较高，而且所检测的抗体可在寄生虫杀灭后维持多年。因此，皮内试验一般只能作为寄生虫感染检测的辅助诊断，无疗效考核价值。主要是用于流行病学调查的粗筛。若用纯化抗原可在一定程度上提高特异性，减少假阳性。

通常是将适宜浓度的无菌皮试抗原 0.03 mL，注入消毒后的前臂屈面表皮内层形成皮丘。在邻近 10 cm 处或另一手臂同样注射生理盐水，形成皮丘作为对照，15 分钟后观察结果。如皮丘增大，或有红晕、水肿或伪足样扩展，最长径≥1 cm，对照为阴性可判为阳性反应。皮内试验可用于多种蠕虫病的辅助诊断和流行病学调查，如血吸虫病、肺吸虫病、肝吸虫病、囊尾蚴病、棘球蚴病及某些螨类等。

### （二）环卵沉淀试验

血吸虫环卵沉淀试验（circumoval precipitin test，COPT）是血吸虫病特有的免疫学诊断试验，具有较高的特异性和敏感性，结果较可靠。现已成为临床治疗和疗效考核的依据，以及血吸虫病血清流行病学调查及疫情监测的主要方法。

血吸虫虫卵内毛蚴分泌的可溶性抗原物质经卵壳微孔渗出后与待检血清中的特异性抗体结合，结合后在虫卵周围可以形成片状、指状、泡状或卷曲状的免疫复合物沉淀，即阳性反应。产生阳性反应虫卵占全部虫卵的百分率，称为环沉率。

取待检血清 2～3 滴加在洁净的载玻片中央，用细针挑取适量新鲜虫卵或干虫卵（100～150 个）与血清混匀，加盖玻片，然后用石蜡密封，37℃孵育 48 小时（必要时可至 72 小时），低倍镜观察。镜下观察到卵壳周围出现片状、指状、泡状或卷曲状的折光性沉淀物为阳性反应。阴性反应必须观察全片，阳性者共观察 100 个虫卵，计算出环沉率。环沉率≥5% 者为阳性（在血吸虫病传播控制或传播阻断地区环沉率≥3% 者可判为阳性），1%～4% 者为弱阳性。环沉率的动态监测在血吸虫病的治疗上具有重要的价值。

沉淀反应强度判断标准（图 11-6）：

"−"：虫卵周围光滑无沉淀，或出现直径<10 μm 的泡状沉淀物。

"+"：虫卵周围泡状沉淀物>10 μm，累计面积<虫卵面积的 1/2，或指状沉淀物<虫卵长径。

"++"：虫卵周围泡状沉淀物面积>虫卵面积的 1/2，或指状沉淀物≥虫卵长径。

"+++"：虫卵周围泡状沉淀物面积>虫卵面积，或细长卷曲状沉淀物≥虫卵长径的 2 倍。

### （三）染色试验

染色试验（dye test，DT）是目前诊断弓形虫病的经典方法之一，特异性和敏感性

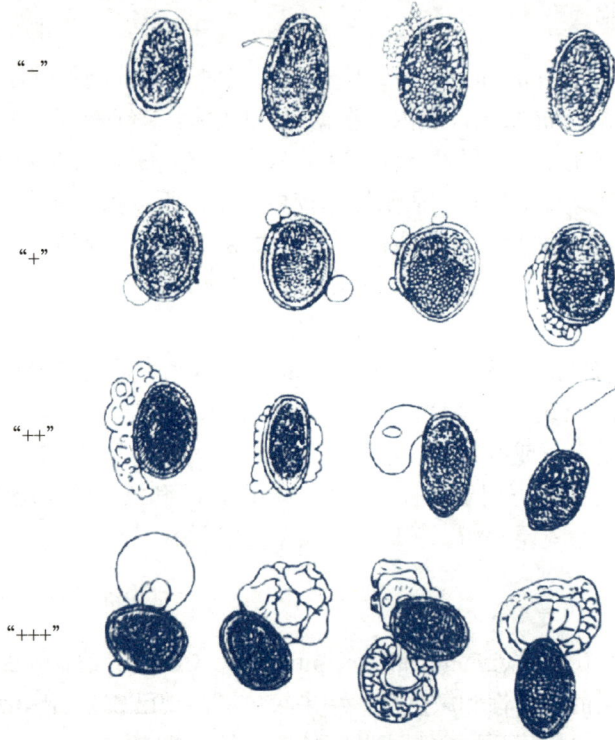

图 11-6  环卵沉淀反应强度的判定

较高，可应用于弓形虫病临床诊断和流行病学调查。

新鲜活的弓形虫滋养体和正常血清混合后，用碱性亚甲蓝染色时着色很深。但新鲜活的弓形虫和免疫血清混合后，用碱性亚甲蓝染色时，着色很浅或不着色。

以弓形虫速殖子为抗原，采用正常人血清为激活因子（也称辅助因子，含正常人血清成分）。碱性亚甲蓝溶液的制备方法：取亚甲蓝 10 g 加入 95% 乙醇 100 mL，制成饱和乙醇溶液，过滤后取 3 mL 加 pH 11.0 碱性缓冲液（pH 11.0）10 mL，要求临用时新鲜配制。待检血清经 56℃ 30 分钟灭活，冰箱保存备用。将待检血清用生理盐水倍比稀释待检血清，每管 0.1 mL，加制备好的抗原液 0.1 mL，置 37℃ 孵育 1 小时，然后加碱性亚甲蓝溶液，每管 0.02 mL，再次水浴 15 分钟，每管取 1 滴悬液镜检。显微镜下计数 100 个弓形虫速殖子，分别统计着色和不着色速殖子数量。以 50% 不着色虫体的血清稀释度为该份待检血清的最高稀释度。隐性感染者待检血清稀释度为 1∶8 阳性，活动性感染者待检血清稀释度 1∶125 阳性；急性感染者待检血清稀释度 1∶1 024 阳性。

### （四）环蚴沉淀试验

环蚴沉淀试验是诊断旋毛虫感染的试验方法，敏感性和特异性较高，阳性率可高达 97% 以上，与常见的线虫（蛔虫、钩虫、丝虫、鞭虫）没有交叉反应。取 50～100 条脱囊的旋毛虫幼虫（活幼虫、冻干幼虫或空气自然干燥幼虫）加入适量的待检血清中，37℃ 孵育 24 小时，如果 1 条以上幼虫体表出现泡状或袋状沉淀物附着，即为阳性反应。

大多数感染后的第 3 周末或症状出现后 10～20 天即可呈阳性反应。环蚴沉淀试验操作简单，无须任何特殊设备，适合基层医疗机构开展。

### （五）凝集试验

凝集试验包括直接凝聚试验和间接凝聚试验。直接凝集试验是应用已固定好的虫体悬液与患者血清直接进行反应，根据其所出现的凝聚现象进行判断，此法目前仅应用于少数原虫感染的诊断，如弓形虫病和黑热病。间接凝集试验是应用红细胞或胶体颗粒（如乳胶颗粒、碳粒等）作为载体与虫体可溶性抗原结合后，然后与患者血清中特异性抗体相结合，从而产生肉眼可见的凝集现象，根据其凝集反应的强度来进行判断。该方法操作简便，敏感性较高，适用于某些寄生虫病的辅助诊断和流行病学调查。如疟疾、阿米巴病、弓形虫病、血吸虫病、囊尾蚴病、旋毛虫病、肺吸虫病和华支睾吸虫病等。

### （六）免疫荧光抗体试验

免疫荧光抗体试验包括直接荧光抗体试验和间接荧光抗体试验两种。直接荧光抗体试验需制备抗具体虫种的抗体，然后标记上荧光素，再与待检虫体进行抗原抗体反应，目前主要用于抗原部位的研究。间接荧光抗体试验（indirect fluorescent antibody test，IFAT）是已知虫体可溶性抗原与患者血清中的特异性抗体结合后，加入标记有荧光素的抗人球蛋白，从而形成抗原抗体和荧光抗体复合物，发出荧光。根据荧光的强弱及范围来确定其阳性反应的程度。该方法具有较高的敏感性、特异性和重复性，但需要应用荧光显微镜来检测，同时检查的结果在一定程度上也受检测者经验的影响。该方法不仅可用于寄生虫病的快速诊断、流行病学调查和疫情监测，还可用于组织切片中抗原定位，在细胞和亚细胞水平上用于观察和鉴定抗原、抗体以及抗原抗体的免疫复合物。常用的荧光素有异硫氰酸荧光素（FITC）、藻红蛋白（PE）和罗丹明等。用荧光素（异硫氰基荧光素）标记第二抗体，利用抗原抗体反应的原理，可用于抗原或抗体的检测。目前，免疫荧光抗体试验已用于疟疾、丝虫病、血吸虫病、肺吸虫病、肝吸虫病、棘球蚴病及弓形虫病的诊断。

### （七）酶联免疫吸附试验

酶联免疫吸附试验（enzyme linked immunosorbent assay，ELISA）是基于抗原和抗体特异性反应为基础的检测技术，把待测标本（含有未知抗体或抗原）和酶标抗原或抗体按不同的顺序与固相抗原或抗体起反应，再洗涤固相载体，随后加入酶的底物，底物受酶催化转变为有色产物，根据颜色的深浅对待测物质定性或定量，结果可用目测或用酶标阅读仪测定 OD 值。

ELISA 已广泛地用于多种寄生虫感染的诊断、血清流行病学调查和疗效考核，检测标本有宿主血清、脑脊液、乳汁、尿液、粪便滤液等，是一类具有高度敏感性和特异性的血清学检查方法。该方法可检查抗体、抗原或免疫复合物，操作易自动化，结果可定量，适用于批量样品的检测。目前，国内外有多种诊断寄生虫感染的酶联试剂盒，包括血吸虫病、丝虫病、旋毛虫病，犬蛔虫病、弓形虫病等。

## 二、分子生物学检测

随着分子生物学技术的快速发展，基于核酸水平的诊断技术在寄生虫病的诊断中具有高度的敏感性和特异性，其检测的靶物质是寄生虫的特异基因片段。每一种寄生虫都有其特异性的基因，应用分子生物学方法检测患者体内寄生虫遗传物质来判断患者的感染状况，在短时间内获得准确的检测结果。分子生物学检测技术主要包括核酸分子探针（DNA probe）技术、聚合酶链反应（polymerase chain reaction，PCR）技术、生物芯片（biochip）技术和组学技术（omits technology）。

### （一）核酸分子探针

核酸分子探针技术又称分子杂交技术，是利用 DNA 分子的变性、复性以及碱基互补原理，对某一特异性 DNA 序列进行探查的技术。核酸分子探针是指一段用放射性核素或其他标记物（如生物素与荧光素等）标记的与目的基因互补的 DNA 片段或单链 DNA 和 RNA。它能和与其互补的核酸序列杂交，形成双链，可用于待测核酸样品中特定基因序列的检测。每种寄生虫都具有独特的核酸片段，通过分离和标记这些片段就可制备出探针。探针是寄生虫的特异核酸序列，可用于检测是否存在某种寄生虫感染，所以获得特异的核酸探针是此技术的关键环节。核酸分子探针可分为基因组 DNA 探针、cDNA 探针、RNA 探针和人工合成的寡核苷酸探针等。目前，核酸分子探针技术已用于疟原虫、隐孢子虫、贾第虫、锥虫、巴贝虫、弓形虫、丝虫、血吸虫、棘球蚴、猪带绦虫、肝片形吸虫和猪囊虫等虫种的鉴定和相应疾病的诊断。

### （二）聚合酶链反应

PCR 是在人工合成的引物介导下特异性扩增 DNA 的一种技术，可以选择性在体外快速扩增目的基因片段。它是变性—退火—延伸三个连续步骤（一个循环）的循环过程。经过 20~30 个循环反应，可使引物特定区段的 DNA 数量至少增加数十万倍，甚至数百万倍。PCR、DNA 测序（DNA sequencing）、荧光原位杂交技术（FISH）、DNA 印迹技术（DNA blotting）、单核苷酸多态性（SNP）和连接酶链反应（LCR）等，这些技术的基础是以 PCR 为核心的核酸扩增技术，这些技术在包括寄生虫病在内的热带传染病检测和诊断研究中已有应用。目前，PCR 技术多用于寄生虫病的基因诊断、分子流行病学研究和种株鉴定及分析等领域，如疟原虫、隐孢子虫、贾第虫、锥虫、巴贝虫、弓形虫、丝虫、阿米巴、旋毛虫、杜氏利什曼原虫、链状带绦虫等虫种的鉴定和相应疾病的诊断。在一些疾病中，有时原虫数量较少，用一般方法无法检测，而经过 PCR 扩增 DNA 模板，可明显提高检出率。

### （三）生物芯片技术

生物芯片技术是近年发展起来的一项新的生物信息分析技术，它是由包括分子生物学、生物信息学、物理化学、微电子学、计算机技术等多门学科交叉形成的一项高新技术，目前已被广泛应用于生命科学。

1. DNA芯片　DNA芯片又称基因芯片（gene chip），是目前技术最成熟、研究最多的生物芯片。DNA芯片技术具有快速、高效、敏感、经济、自动化等特点，它将集成电路、计算机、半导体、激光共聚焦扫描、荧光标记探针等技术融合为一体，使许多特定的寡核苷酸探针有规律地排列在固定于单位面积的支撑物上，然后与带有荧光标记的DNA样品进行杂交，通过计算机对荧光信号获得的待测DNA样品的序列信息进行分析，极大地提高了基因探针的检测效率。在寄生虫学领域，DNA芯片技术主要用于寄生虫领域疾病的诊断、检测和基因分型。目前，关于疟原虫、血吸虫等重要寄生虫的基因芯片研究已有相关报道。

2. 蛋白质芯片（protein chip）　蛋白质芯片技术的本质是利用蛋白质之间的相互作用，对待测标本中存在的特定蛋白质进行检测。将已知位置和序列的大量蛋白、多肽分子、酶、抗原、抗体以预先设计的方式固定在尼龙膜、硝酸纤维素膜、玻璃、聚丙烯酰胺凝胶等载体上，组成密集的分子排列，当标记（荧光、免疫金等）的靶分子与芯片上的探针分子结合后，通过激光共聚焦扫描或光耦合元件对标记信号的强度进行检测，进一步判断标本中靶分子的数量，可以通过一次实验同时检测多种疾病或分析多种生物标本。快速、高效、并行、高通量等是蛋白质芯片研究的显著优势。目前，在疟疾、弓形虫病和血吸虫病的诊断中，蛋白芯片技术已经发挥出重要的作用。

（四）组学技术

随着系统生物学等学科的出现和发展，各种组学技术，如基因组学、蛋白质组学、转录组学和代谢组学等应运而生。组学技术已广泛地运用到如疾病诊断、药物开发等各个领域，为寄生虫种类鉴定、寄生虫病的诊断、药物设计和疫苗研制提供了新的工具。

# 第三节　寄生虫其他检验技术

## 一、显微镜测微尺使用方法

### （一）显微镜测微尺简介

显微镜测微尺属于显微镜常用的附件，是用来测量镜下所见寄生虫大小的工具，包括目镜测微尺和镜台测微尺。

镜台测微尺外形和载玻片相似，是中央部分刻有一条微细标尺的载玻片，标尺全长1mm，分为10大格，每大格又分成10小格，一般将1mm等分为100小格，有的仅第一大格分成10小格，每小格的长度是0.01mm即10μm，是专门用来校正目镜测微尺的。标尺的外围有一黑色的小圆环，以便在显微镜下寻找标尺的位置。镜台测微尺是用来校正目镜测微尺的。目镜测微尺可直接测量物体长度，是一块圆形玻片，在玻片中央把5mm长度刻成50等分，或把10mm长度刻成100等分。测量时，拧开目镜的上透镜，将其放在目镜中的隔板上或中部的环形光圈上，注意有刻度的面朝下（避免标尺数字读起来是反的）。

### （二）显微镜测微尺的校正

校正时，将镜台测微尺放在载物台上，将目镜测微尺放入目镜内，用低倍镜找到镜台测微尺的刻度，适当调焦到能同时看清目镜测微尺和镜台测微尺的刻度，转动目镜使两种标尺的左端刻线互相对齐并重叠。然后观察并记录镜台测微尺的右端两个测微尺完全对齐并重叠的刻度，数一数两者对齐后各自的小格数，计算目镜测微尺每小格所代表的长度（格值）。目镜测微尺格值（μm）=（两重合刻度线间镜台测微尺的格数／两重合刻度线间目镜测微尺的格数）×10。测量标本时，取下镜台测微尺，换上需要观察测量的玻片标本，计算测量标本的实际数值（图11-7）。

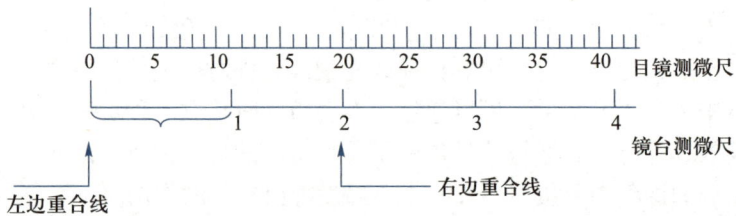

图 11-7　目镜测微尺与镜台侧微尺较准

另外，当需要更换放大倍数时，必须重新校正目镜测微尺每一格所代表的长度。校正完毕后，一般在显微镜手把上标明此镜 ×10、×40 放大倍数的每小格目镜测微尺所代表的长度。如此测定后的目镜测微尺的尺度，仅适用于测定时所用的显微镜的目镜和物镜的放大倍数，若更换物镜、目镜的放大倍数时必须再进行校正标定。

## 二、寄生虫标本的采集和保存

不同寄生虫的生活史、发育过程各不相同，不同发育阶段的形态特征也不一样。因此，在进行寄生虫标本采集之前，首先需了解人体寄生虫的形态、生活史和致病特征以及地域分布等相关知识，才能保证标本采集工作顺利进行。如寄生于肠道、腔道内的原虫滋养体或包囊，以及蠕虫卵或某些成虫可从排泄物或分泌物采取；大部分寄生于肠道内的蠕虫（吸虫、绦虫、线虫）成虫则需借助药物驱出后从粪便中采集；血液与骨髓内的寄生虫可采集血液和进行骨髓穿刺采集；寄生于肝、肺和肌肉等组织内的寄生虫无法以药物驱虫采得标本，需进行尸体解剖或组织活检切片后采集寄生虫标本；部分难以采到的寄生虫则需通过动物接种及人工培养增殖后进行采集；体外寄生虫主要根据寄生虫的生活习性、出现季节，到孳生地和栖息地去采集。标本采集要注意详细记录标本相关信息，包括采集地点、时间、标本来源，宿主种类以及寄居于宿主的部位和采集人姓名等。

### （一）蠕虫标本采集和保存

1. 蠕虫虫体的采集　在给患者服用驱虫药后开始收集 72 小时内的粪便采集虫体。

大型虫体直接从粪便中挑取即可。对于小型的虫体，则需要将收集到的粪便置于较大的容器中，先加少量的水，用玻璃棒搅拌制成悬液，然后加水至满，沉淀 20 分钟，弃去上清液，再加水至满，如此反复数次，直到上清液变清澈为止。然后弃去上清液，取沉渣肉眼或置解剖镜下寻找虫体。也可以将粪便用玻璃棒搅拌成糊状后倒入铜筛（40 目）内用自来水冲洗数分钟，至冲出清水为止，然后取筛内粪便沉渣置平皿中，加生理盐水稀释，分数次（每次取少量沉渣）检查。关于绦虫的收集，多在患者服药后 5～6 小时内温水坐浴让虫体缓慢排出，切勿用力牵拉，以免虫体的头节和前段留在患者肠道内。

2. 蠕虫虫体的保存

（1）线虫：用生理盐水或 2% 盐水清洗虫体。然后把虫子放在容器中，使虫体充分伸展，然后将虫体放入 70～80℃的 70% 乙醇或 5% 甲醛固定，冷却后移至 70% 乙醇或 5% 甲醛中保存。在固定液内加入少许 NaCl 可防止较大型的线虫虫体破裂。一些细小的线虫如旋毛虫等可用 5% 的甘油乙醇加热固定，保存于 80% 乙醇中，也可用冰醋酸固定 30 分钟后再移入 70% 乙醇或甘油乙醇中保存。

（2）吸虫：在固定前用生理盐水冲洗干净（可置瓶中加半瓶生理盐水用力摇荡几分钟），用 5% 甲醛溶液或 70% 乙醇固定 24 小时后换以新的 5% 甲醛溶液或 70% 乙醇保存。肺吸虫不宜用 5% 甲醛溶液固定。如制作染色标本，应根据虫体的大小、厚薄，用两块载玻片将虫体压扁至适当厚度，玻片两端用线扎牢，浸入 10% 福尔马林溶液，以浸没载玻片为宜。固定 2～3 天，在此期间应掀开玻片数次，使固定液浸入虫体，之后保存于 5% 福尔马林溶液中。

（3）绦虫：大型绦虫标本较长，在操作过程中注意不要损坏虫体。小型绦虫，将虫体清洗后，用毛笔将其移到载玻片上，加盖盖玻片，在盖玻片下固定。大型绦虫用清水洗净后将其放入大型方盘中，加清水浸泡数小时，使虫体在水中充分伸展开，自行死亡。然后用 4% 甲醛溶液固定 24 小时后，保存于 2% 甲醛溶液中固定。

3. 蠕虫虫卵采集和保存　用适宜的方法采集到虫卵后，加 3% 甲醛溶液进行固定 24 小时，标本与固定液的比例为 1：3，再更换 5% 甲醛溶液并加甘油数滴，密封保存。含卵细胞虫卵（受精蛔虫卵和钩虫卵）容易发育成胚胎，因此在固定时需将固定液加热到 70℃，防止卵细胞继续发育。

## （二）原虫标本采集和保存

1. 包囊　用沉淀浓集法收集粪便中的包囊，尽量倾去上清液。然后用 10% 甲醛液，至少要与粪便沉淀物等量，加热至即将沸腾时立即倒入粪便沉渣中，摇晃均匀，用石蜡封固瓶口，可长期保存。

2. 滋养体　取 10 mL 新配制的汞碘醛液，加 1 g 含滋养体的稀软黏液便，搅拌均匀后储存于小瓶内。包囊的保存和固定也可采用此方法。含有原虫的新鲜标本也可立即制成涂片标本，用肖氏固定液固定，然后再置于 70% 乙醇内保存，待染色。

## （三）常用的固定液

1. 甲醛　甲醛渗透力强，杀菌效果较好，能使标本长期保存，并且可以硬化标本从而免于腐烂。准备切片的活检组织多用此固定液固定保存。用甲醛固定和保存时，常用的浓度为 5%～10%，固定时间一般不得少于 24 小时。

2. 乙醇　可以固定、保存和硬化标本，渗透力强，其主要缺点是吸收水分使标本收缩，所以不宜固定大块组织。乙醇不仅用于固定和保存虫体，还可在制片过程中用于脱水，一般用 70%～100% 乙醇固定虫体，固定时间为 24 小时，固定完毕保存于 70% 乙醇内。若在 70% 乙醇中加入 5% 甘油保存效果更好，并且可以长期保存标本。

3. 鲍恩氏（Bouin）固定液　适用于小型蠕虫的固定，含苦味酸饱和水溶液 75 mL，甲醛 25 mL，冰醋酸 5 mL。固定数小时或过夜。该固定液随用随配效果较好，不宜久藏，但苦味酸饱和水溶液可预先配置备用。

4. 劳氏（Looss）固定液　适用于小型吸虫的固定。含升汞饱和水溶液 100 mL，冰醋酸 2 mL。固定 4～24 小时，固定后的标本须经脱汞处理后保存于 70% 乙醇溶液中。

5. 肖氏（Schaudinn）固定液　适用于肠道原虫涂片的固定。含升汞饱和水溶液 66 mL，95% 乙醇 33 mL，冰醋酸 5 mL。固定 10～60 分钟，固定后用 50% 或 70% 乙醇换洗，再用碘酒或碘液除去升汞沉淀。该固定液配制后可长期保存备用。

## 三、寄生虫检验的质量控制

质量控制是质量管理的一部分，致力于满足质量要求。实验室质量控制是实验室质量管理重要的组成部分，几乎所有临床实验室都有自己一套比较成熟的管理体系，实验室质量管理非常重要，也非常必要。影响实验室检测结果质量的因素主要包括实验人员、仪器设备、标准物质、实验方法、样品的抽取和处置、环境因素等。针对这些不确定因素进行实验室质量控制才能保证标本检测结果的准确性，临床实验室质量控制主要包括实验室内质量控制和实验室间质量评价，寄生虫检验的质量控制主要包括室间质量评价和室内质量控制两个方面。

### （一）室间质量评价

实验室间质量比对是按照预先规定的条件，由两个或多个参加者对相同或类似的物品进行测量或检测的组织、实施和评价。室间质量评价是利用实验室间比对，按照预先制定的准则评价。目前，国内寄生虫检验的室间质量评价主要有国家卫生健康委员会临床检验中心和各省卫生健康委员会临床检验中心，以及部分地区临床检验质量控制中心组织的寄生虫形态学能力验证。临床检验中心以寄生虫相关形态图片的形式发送到各个参加室间质量评价的实验室，各实验室按照要求进行回报结果，临床检验中心会将回报的结果进行汇总，比对分析，并将各实验室室间质量评价结果反馈给相应实验室，实验室根据反馈结果进行分析，从而进行持续改进，提升寄生虫检验质量。目前，国内寄生虫室间质量评价主要包括形态学内容。

### （二）室内质量控制

室内质量控制是检验人员按照一定的频度连续测定稳定样品中的特定组分，并采用一系列方法进行分析，按照统计学规律推断和评价本批次测量结果的可靠程度，及时发现并排除质量环节中的不利因素。寄生虫检验作为临床检验的一个重要组成部分，应当建立完善的室内质量体系，规范寄生虫检验，提升寄生虫检验质量及诊断的准确性。

1. 每个检测项目及操作应建立本实验室的标准操作规程（standard operation procedure，SOP），并定期组织员工开展相关内容的继续教育及培训工作，保证检测人员的检验过程按照标准化操作规程执行。实验室标准操作规程是否符合国家标准，所采用的操作规程是否满足所检验样本各分析元素的需要，直接决定着检验结果的准确与否，对分析结果的准确性起到了至关重要的决定性作用。标准化操作规程应包含实验原理、可接受的标本及适当的标本采集和处理方法、试剂的准备及储存、所需设备和耗材、质控操作步骤及结果和解释、实验操作步骤、可能的结果、结果报告的正确方法及结果解释、操作注意事项、检验方法的局限性、产品性能指标、附加的表和图解、参考资料等。对于所有方法的质控措施，必须按计划进行质控操作，形成完整的文件，包括对质控允许范围，正常或"可接受范围"的定义，失控结果及问题解决具体计划和方法，确定预期结果、正常结果等。

2. 仪器设备方面特别是检测仪器的准确度是最重要的。仪器的不确定度，仪器的计量性能，仪器设备的测得值、公差、自由度等这些都是影响检测结果的因素，所以仪器的校准和检定必须符合要求。

3. 寄生虫检验申请单应能提供足够的信息，具体内容至少应包括患者姓名、就诊号、住院号、申请医师的姓名、标本来源、检测项目、标本采集时间、实验室接受时间、可疑诊断、旅游史和近期药物治疗史等。标本预处理要规范，记录保存要完整。如果送检标本不是新鲜标本，应及时进行正确固定以备日后检测。

4. 寄生虫检验所查见的致病性或非致病性的寄生虫包括虫卵和幼虫都应报告。实验室对原虫和蠕虫可不予定量，但需指出具体发育时期（如滋养体、包囊、卵囊、孢子、卵或幼虫），检获人芽囊原虫、鞭虫、夏科－雷登结晶应定量报告，在新鲜或新鲜保存的标本中发现出芽酵母细胞应进行描述并定量。需要进行定量的虫体，标准需一致。

5. 实验室应备有相应的参考资料（彩色幻灯片和图谱，相关参考书籍和手册等），以便与未知标本进行对照、复习和培训等。

## 执考直击

1. 粪便检查（直接涂片法、浓集法、定量厚涂片透明法、毛蚴孵化法、钩蚴培养法、带绦虫孕节检查法、常用原虫检查染色法）。
2. 肛门周围蛲虫卵检查。
3. 血液检查（检查微丝蚴及疟原虫）。

4. 免疫学检查（皮内试验、环卵沉淀试验、间接血凝试验、间接荧光抗体试验及 ELISA 的原理及应用）。

执考真题

练一练

（郑文香　卢恩昌）

# 附录1 人体各部位常见寄生虫及实验诊断方法

| 类型 | 类别 | 分类 | 寄生虫种类 | 寄生部位 | 实验诊断方法 | 备注 |
|---|---|---|---|---|---|---|
| 消化道寄生虫 | 医学蠕虫 | 线虫 | 似蚓蛔线虫 | 小肠 | 生理盐水直接涂片法、浮聚法、沉淀法、改良加藤厚涂片法等查虫卵；检获成虫 | |
| | | | 毛首鞭形线虫 | 盲肠、结肠 | 生理盐水直接涂片法、浮聚法、沉淀法、改良加藤厚涂片法等查虫卵；结肠镜检获成虫 | |
| | | | 蠕形住肠线虫 | 盲肠、结肠 | 肛周透明胶纸法、棉签拭子法查虫卵；肛周或粪便检获成虫 | 生理盐水直接涂片偶见虫卵 |
| | | | 十二指肠钩口线虫和美洲板口线虫 | 小肠 | 生理盐水直接涂片法、浮聚法、改良加藤厚涂片法等查虫卵；钩蚴培养法查幼虫 | |
| | | | 粪类圆线虫 | 小肠 | 粪便、痰、尿液或脑脊液中检获杆状蚴或丝状蚴，或粪便浓集查虫卵；免疫学检查 | 幼虫也可见于肺、脑、肝等组织 |
| | | | 东方毛圆线虫 | 小肠 | 浮聚法查虫卵，或培养法查丝状蚴；肝组织活检查病原体 | |
| | | | 异尖线虫 | 胃、小肠 | 纤维内镜或活检从胃肠内检获幼虫 | |

| 类型 | 类别 | 分类 | 寄生虫种类 | 寄生部位 | 实验诊断方法 | 备注 |
|------|------|------|-----------|---------|-------------|------|
| 消化道寄生虫 | 医学蠕虫 | 吸虫 | 布氏姜片吸虫 | 小肠 | 生理盐水直接涂片法、沉淀法、改良加藤厚涂片法等查虫卵；粪便或呕吐物检获成虫 | |
| | | | 异形吸虫 | 小肠 | 直接涂片法或沉淀法查虫卵；粪便检获成虫 | |
| | | | 棘口吸虫 | 小肠 | 直接涂片法或沉淀法查虫卵，但不易确定种类 | 检获成虫有助于定种 |
| | | 绦虫 | 链状带绦虫 | 成虫寄生于小肠，幼虫寄生于肌肉、皮下、脑、心脏等组织 | 驱虫法查头节、成节或孕节；粪便生理盐水直接涂片法查虫卵、孕节；皮下结节活检查囊尾蚴 | 囊尾蚴寄生难以取材的部位可参考影像学或免疫学诊断结果 |
| | | | 肥胖带绦虫 | 成虫寄生于小肠 | 驱虫法查头节、成节或孕节；粪便查孕节；粪便生理盐水直接涂片法、肛门透明胶纸法或棉签拭子法查虫卵 | |
| | | | 亚洲带绦虫 | 成虫寄生于小肠 | 粪便查孕节或生理盐水直接涂片法虫查卵 | |
| | | | 微小膜壳绦虫 | 小肠 | 粪便查孕节或生理盐水直接涂片法查虫卵，水洗沉淀法或饱和盐水浮聚法可提升检出率 | |
| | | | 缩小膜壳绦虫 | 小肠 | 粪便查孕节或生理盐水直接涂片法查虫卵 | |
| | | | 阔节裂头绦虫 | 小肠 | 粪便查孕节或生理盐水直接涂片法查虫卵 | 偶见肺部或腹膜外寄生 |
| | 医学原虫 | 阿米巴原虫 | 溶组织内阿米巴 | 结肠；肝、肺等肠外组织 | 生理盐水直接涂片查滋养体；碘液染色查包囊；铁苏木素染色两者均可用；体外培养法查滋养体；浓集法查包囊；组织活检查或脓肿穿刺查滋养体 | 脑、心脏等难以取材部位可参考影像学或免疫学诊断 |

续表

| 类型 | 类别 | 分类 | 寄生虫种类 | 寄生部位 | 实验诊断方法 | 备注 |
|---|---|---|---|---|---|---|
| 消化道寄生虫 | 医学原虫 | 阿米巴原虫 | 迪斯帕内阿米巴、结肠内阿米巴、哈门氏内阿米巴、微小内蜒阿米巴、布氏嗜碘阿米巴、齿龈内阿米巴 | 肠道、口腔等腔道 | 生理盐水直接涂片查滋养体；碘液染色查包囊；铁苏木素染色两者均可用；体外培养法查滋养体；浓集法查包囊 | |
| | | 鞭毛虫 | 蓝氏贾第鞭毛虫 | 小肠 | 粪便标本检查同阿米巴原虫；十二指肠液或胆汁检查滋养体 | |
| | | | 人毛滴虫 | 盲肠、结肠 | 粪便生理盐水直接涂片（或染色后）或培养法查滋养体 | |
| | | 孢子虫 | 隐孢子虫 | 肠上皮细胞 | 粪便标本金胺-酚或改良抗酸染色查卵囊 | 必要时结合免疫学诊断 |
| | | | 人芽囊原虫 | 回盲部 | 粪便生理盐水涂片法、碘液染色法、瑞吉染色法查虫体 | |
| | | 纤毛虫 | 结肠小袋纤毛虫 | 结肠 | 粪便生理盐水直接涂片法或碘液染色法查滋养体或包囊 | |
| 肝脏与胆管寄生虫 | 医学蠕虫 | 吸虫 | 华支睾吸虫 | 肝胆管 | 粪便或十二指肠液涂片法直接查虫卵；免疫学检查 | 偶尔寄生于胰腺管 |
| | | | 肝片形吸虫 | 肝胆管 | 粪便或十二指肠液涂片法直接查虫卵；免疫学检查 | |
| | | 绦虫 | 细粒棘球绦虫 | 肝、肺等组织脏器 | 囊液检查棘球蚴砂，痰液、胸腔积液、腹水等体液检查棘球蚴碎片或原头节；免疫学检查 | |
| | | | 多房棘球绦虫 | 肝、肺、脑等组织脏器 | 囊液检查棘球蚴砂，痰液、胸腔积液、腹水等体液检查棘球蚴碎片或原头节；免疫学检查 | |

续表

| 类型 | 类别 | 分类 | 寄生虫种类 | 寄生部位 | 实验诊断方法 | 备注 |
|---|---|---|---|---|---|---|
| 脉管系统寄生虫 | 医学蠕虫 | 线虫 | 班氏吴策线虫和马来布鲁线虫 | 淋巴系统 | 夜间采血或体液、尿液查找微丝蚴；免疫学检查；分子生物学检查 | 白天检测可用海群生诱出法 |
| | | 吸虫 | 日本血吸虫 | 肠系膜静脉 | 粪便生理盐水直接涂片或尼龙绢袋集卵法查虫卵；毛蚴孵化法；环卵沉淀试验及其他免疫学检查 | |
| | 医学原虫 | 孢子虫 | 疟原虫 | 红细胞、肝脏 | 血液涂片染色（瑞氏或吉姆萨染色）；免疫学检查；分子生物学检查 | |
| | | 鞭毛虫 | 杜氏利什曼原虫 | 单核-巨噬细胞 | 骨髓或淋巴结或脾脏穿刺涂片查无鞭毛体；NNN培养基培养1周后查前鞭毛体；动物接种查无鞭毛体；皮肤活组织镜检查无鞭毛体 | |
| 呼吸系统寄生虫 | 医学蠕虫 | 吸虫 | 卫氏并殖吸虫 | 肺脏 | 痰液或粪便生理盐水直接涂片法查虫卵；皮下包块查虫体或虫卵 | 肺脏之外亦可见异位寄生 |
| | 医学节肢动物 | 螨 | 粉螨 | 肺部 | 痰液中查找螨虫；粪便饱和盐水浮聚法查螨虫 | 亦可见于肠腔或肠壁 |
| 神经系统寄生虫 | 医学蠕虫 | 线虫 | 广州管圆线虫 | 中枢神经系统 | 脑脊液查幼虫及嗜酸性粒细胞计数；免疫学检查 | |
| 皮肤与组织寄生虫 | 医学蠕虫 | 线虫 | 旋毛形线虫 | 成虫寄生于小肠，幼虫寄生于横纹肌 | 肌组织压片活检或人工消化后查幼虫；环蚴沉淀素试验；分子生物学检查 | |
| | | 吸虫 | 斯氏并殖吸虫 | 皮下或各脏器、组织间 | 组织活检查童虫 | |
| | | 绦虫 | 曼氏迭宫绦虫 | 成虫寄生于小肠，幼虫寄生于眼、皮下、内脏等组织脏器 | 粪便生理盐水直接涂片查虫卵或手术取虫体做鉴定 | |

续表

| 类型 | 类别 | 分类 | 寄生虫种类 | 寄生部位 | 实验诊断方法 | 备注 |
|------|------|------|-----------|---------|-------------|------|
| 皮肤与组织寄生虫 | 医学原虫 | 孢子虫 | 刚地弓形虫 | 广泛分布于有核细胞内 | 体液或组织切片染色查滋养体；动物接种法查滋养体；细胞培养法查滋养体或假包囊；免疫学检查；分子生物学检查 | |
| | 医学节肢动物 | 螨 | 蠕形螨 | 鼻、鼻沟、额、下颌、眼睑周围、外耳道等体表内 | 透明胶纸法或挤压涂片法查螨虫 | |
| | | | 疥螨 | 皮肤表皮角质层 | 皮肤刮拭涂片查疥螨 | |
| | | 蝇 | 蝇蛆 | 幼虫可寄生于组织和器官中 | 寄生部位检获幼虫 | |
| | | 虱 | 人虱、耻阴虱 | 发根、贴身衣物、体毛 | 寄生部位检获虱卵、若虫、成虫 | |
| 泌尿生殖系统寄生虫 | 医学原虫 | 鞭毛虫 | 阴道毛滴虫 | 阴道、泌尿道 | 女性阴道分泌物直接涂片或染色后镜检滋养体；男性前列腺液检查滋养体 | |
| 眼部寄生虫 | 医学蠕虫 | 线虫 | 结膜吸吮线虫 | 眼结膜囊 | 眼部检获成虫或初产蚴 | |

# 附录 2 《寄生虫学检验技术》常用英汉名词对照

| 英文 | 中文 |
|------|------|
| **A** | |
| acanthamoeba keratitis，AK | 棘阿米巴 |
| acanthor | 棘头蚴 |
| accidental parasite | 偶然寄生虫 |
| acetabulum | 腹吸盘 |
| adult | 成虫 |
| aedes | 伊蚊属 |
| aedes albopictus | 白蚊伊蚊 |
| african trypanosomiasis | 非洲锥虫病 |
| albendazole | 阿苯达唑 |
| alternation of generations | 世代交替 |
| amastigote | 无鞭毛体 |
| american trypanosomiasis | 美洲锥虫病 |
| amiota okadai | 冈田绕眼果蝇 |
| amoebae | 阿米巴 |
| amoebiasis | 阿米巴病 |
| amoebic colitis | 阿米巴性结肠炎 |
| amoebic dysentery | 阿米巴痢疾 |
| amoebic liver abscess | 阿米巴肝脓肿 |
| an.anthropophagus | 嗜人按蚊 |
| an.dirus | 大劣按蚊 |
| an.minimus | 微小按蚊 |
| anal swab method | 肛门拭子法 |
| ancylostoma duodenale | 十二指肠钩口线虫 |
| angiostrongylus cantonensis | 广州管圆线虫 |

| | |
|---|---|
| anisakiasis | 异尖线虫病 |
| anisakis | 异尖线虫 |
| anopheles | 按蚊属 |
| anopheles sinensis | 中华按蚊 |
| anoplura | 虱目 |
| apical prominence | 顶突 |
| arachnida | 蛛形纲 |
| arbo-disease | 虫媒病 |
| arthropod | 节肢动物 |
| ascariasis | 蛔虫病 |
| ascaris lumbricoides | 似蚓蛔线虫 |

**B**

| | |
|---|---|
| balantidiasis | 结肠小袋纤毛虫病 |
| balantidium coli | 结肠小袋纤毛虫 |
| blastocystis hominis | 人芽囊原虫 |
| blattaria | 蜚蠊目 |
| bradysporozoite, BS | 迟发型子孢子 |
| bradyzoite | 缓殖子 |
| brine flotation method | 饱和盐水浮聚法 |
| brood capsule | 生发囊 |
| brugia malayi | 马来布鲁线虫 |
| buccal capsule | 口囊 |
| bulb | 咽管球 |

**C**

| | |
|---|---|
| caenorhabditis elegans | 秀丽隐杆线虫 |
| cambaroides spp | 蝲蛄 |
| capsule | 荚膜，被膜，囊胞 |
| carrier | 携带者，带虫者 |
| cercaria | 尾蚴 |
| cercarial dermatitis | 尾蚴性皮炎 |
| cestode | 绦虫 |
| chagas disease | 美洲锥虫病 |
| chigger mites | 恙螨 |
| chromatoid body | 拟染色体 |
| chyluria | 乳糜尿 |
| cilia | 纤毛 |
| circumoval precipitin test | 环卵沉淀实验 |

| | |
|---|---|
| class nematoda | 线虫纲 |
| class trematoda | 吸虫纲 |
| class zoomastigophorea | 动鞭纲 |
| clonorchiasis | 华支睾吸虫病 |
| clonorchis sinensis | 华支睾吸虫 |
| cockroach | 蜚蠊 |
| coleoptera | 鞘翅目 |
| commensalism | 共栖 |
| complete metamorphosis | 完全变态 |
| concomitant immunity | 伴随免疫 |
| crustacea | 甲壳纲 |
| cryptosporidiasis | 隐孢子虫病 |
| cryptosporidium | 隐孢子虫 |
| culex | 库蚊属 |
| culex pipiens pallens | 淡色库蚊 |
| cutaneous larva migrans | 皮肤幼虫移行症 |
| cyclophyllidea | 圆叶目 |
| cyst | 包囊 |
| cysticercosis | 囊尾蚴病 |
| cysticercus | 囊尾蚴 |
| cysticercus bovis | 牛囊尾蚴 |
| cysticercus cellulosae | 猪囊尾蚴 |
| cytostome | 胞口 |

### D

| | |
|---|---|
| daughter cyst | 子囊 |
| D.brevis | 皮脂蠕形螨 |
| D.farinae | 粉尘螨 |
| demodex folliculorum | 毛囊蠕形螨 |
| demodicidmites | 蠕形螨 |
| dientamoeba fragilis | 脆弱双核阿米巴 |
| diphyllobothriasis latum | 阔节裂头绦虫病 |
| diphyllobothrium latum | 阔节裂头绦虫 |
| dipylidiasis caninum | 犬复孔绦虫病 |
| dipylidium caninum | 犬复孔绦虫 |
| direct life cycle | 直接型生活史 |
| direct smear method | 直接涂片法 |
| dust mites | 尘螨 |

## E

| | |
|---|---|
| echinococcosis | 棘球蚴病 |
| echinococcus granulosus | 细粒棘球绦虫 |
| echinococcus multilocularis | 多房棘球绦虫 |
| ectopic parasitism | 异位寄生 |
| egg | 卵 |
| egg count | 虫卵计数法 |
| elephantiasis | 象皮肿 |
| encystation | 成囊 |
| encysted larva | 囊包幼虫 |
| encysted metacercaria | 囊蚴 |
| endolimax nana | 微小内蜒阿米巴 |
| endoparasite | 体内寄生虫 |
| entamoeba coli | 结肠内阿米巴 |
| entamoeba dispar | 迪斯帕内阿米巴 |
| entamoeba gingivalis | 齿龈内阿米巴 |
| entamoeba hartmanni | 哈门氏内阿米巴 |
| entamoeba histolytica | 溶组织内阿米巴 |
| enterobius vermicularis | 蠕形住肠线虫 |
| erythrocytic cycle | 红细胞内期 |
| exo-erythrocytic cycle | 红细胞外期 |
| exoskeleton | 外骨骼 |
| extraintestinal amoebiasis | 肠外阿米巴病 |

## F

| | |
|---|---|
| facultative parasite | 兼性寄生虫 |
| fasciola hepatica | 肝片形吸虫 |
| fascioliasis hepatica | 肝片形吸虫病 |
| fasciolopsiasis | 姜片虫病 |
| fasciolopsis buski | 布氏姜片吸虫 |
| fecal examination | 粪便检查 |
| fertile egg | 受精卵 |
| filaria | 丝虫 |
| filariasis | 丝虫病 |
| filariform larvae | 丝状蚴 |
| final host | 终宿主 |
| flagellated protozoon | 鞭毛虫 |
| flagellum | 鞭毛 |

| | |
|---|---|
| flotation method | 浮聚法 |
| flea | 蚤 |
| fly | 蝇 |
| food-borne parasitosis | 食源性寄生虫病 |
| formalin-ether sedimentation | 醛醚沉淀法 |

### G

| | |
|---|---|
| gamasid mites | 革螨 |
| gametocyte | 配子体 |
| gametogony | 配子生殖 |
| giardia lamblia | 蓝氏贾第鞭毛虫 |
| giardiasis | 贾第虫病 |
| gongylonema pulchrum | 美丽筒线虫 |
| gordius aquaticus | 铁线虫 |
| gravid proglottid | 妊娠节片 |

### H

| | |
|---|---|
| hard ticks | 硬蜱 |
| helminth | 蠕虫 |
| helminthiasis | 蠕虫病 |
| hermaphrodite | 雌雄同体 |
| hemimetabola | 不全变态 |
| heterotropic parasitism | 异位寄生 |
| hexacanth embryo | 六钩蚴 |
| hookworm | 钩虫 |
| hookworm disease | 钩虫病 |
| host | 宿主 |
| human parasitology | 人体寄生虫学 |
| hydatid cyst | 棘球蚴 |
| hydatid disease or hydatidosis | 包虫病 |
| hydatid sand | 棘球蚴砂 |
| hydrocele testis | 睾丸鞘膜积液 |

### I

| | |
|---|---|
| immature proglottid | 未成熟节片 |
| immature schizont | 未成熟裂殖体 |
| immune evasion | 免疫逃避 |
| inapparent infection | 隐性感染 |
| incomplete metamorphosis | 不完全变态 |
| indirect life cycle | 间接型生活史 |

| | |
|---|---|
| infective stage | 感染阶段 |
| infective stage larva | 感染期幼虫 |
| infertile cyst | 不育囊 |
| insecta | 昆虫纲 |
| intermediate host | 中间宿主 |
| isospora belli | 贝氏等孢子球 |
| ivermectin，IVM | 伊维菌素 |

**K**

| | |
|---|---|
| kala-azar | 黑热病 |
| kinetoplast | 动基体 |
| knobs | 结节 |

**L**

| | |
|---|---|
| larva | 幼虫 |
| larva migrans | 幼虫移行症 |
| leech | 水蛭 |
| leishmania donovan | 杜氏利什曼原虫 |
| leishmaniasis | 利什曼病 |
| levamisole | 左旋咪唑 |
| life cycle | 生活史 |
| louse | 虱 |
| lymphatic filariasis | 淋巴丝虫病 |

**M**

| | |
|---|---|
| macrogamete | 雌配子体 |
| malaria | 疟疾 |
| malarial pigment | 疟色素 |
| malayan filariasis | 马来丝虫病 |
| mature proglottid | 成熟节片 |
| mature schizont | 成熟裂殖体 |
| mebendazole | 甲苯达唑 |
| medical arthropodology | 医学节肢动物学 |
| medical parasitology | 医学寄生虫学 |
| merozoite | 裂殖子 |
| metacercaria | 囊蚴 |
| metronidazole | 甲硝唑 |
| microfilaria | 微丝蚴 |
| microgametocyte | 雄配子体 |
| miracidium | 毛蚴 |

| modifield Kato's thick smear technique | 厚涂片透明法，改良加藤法 |
| mosquito | 蚊 |
| multilocular hydatid cyst | 多房棘球蚴 |
| myiasis | 蝇蛆病 |

**N**

| naegleria fowleri | 福氏耐格里阿米巴 |
| natural endemic focus | 自然疫源地 |
| necator americanus | 美洲板口线虫 |
| nematode | 线虫 |
| nocturnal periodicity | 夜现周期性 |
| non-sterilizing immunity | 非消除性免疫 |
| nymph | 若虫 |

**O**

| obligatory parasite | 专性寄生虫 |
| onchosphere | 六钩蚴 |
| oncomelania hupensis | 湖北钉螺 |
| oocyst | 卵囊 |
| ookinete | 动合子 |
| opercular plug | 盖塞 |
| opportunistic parasite | 机会致病寄生虫 |
| oral sucker | 口吸盘 |
| ovum | 卵，卵细胞 |
| ovoviviparity | 卵胎生 |

**P**

| pagumogonimus skrjabini | 斯氏并殖吸虫 |
| paragonimiasis | 肺吸虫病，并殖吸虫病 |
| paragonimus westermani | 卫氏并殖吸虫 |
| parasite | 寄生虫 |
| parasitic zoonosis | 人兽共患寄生虫病 |
| parasitism | 寄生 |
| parasitosis | 寄生虫病 |
| paratenic host（transport host） | 转续宿主 |
| pediculus humanus | 人虱 |
| periplaneta americana | 美洲大蠊 |
| permanent parasite | 长期寄生虫 |
| phylum Arthropoda | 节肢动物门 |
| phylum Ciliophora | 纤毛门 |

| | |
|---|---|
| phylum Nemathelminthes | 线形动物门 |
| phylum Nematoda | 线虫门 |
| phylum Platyhelminthes | 扁形动物门 |
| phylum Sarcomastigophora | 肉足鞭毛门 |
| plasmodium | 疟原虫，疟原虫属 |
| plasmodium falciparum | 恶性疟原虫 |
| plasmodium malaria | 三日疟原虫 |
| plasmodium ovale | 卵形疟原虫 |
| plasmodium vivax | 间日疟原虫 |
| plerocercoid（sparganum） | 裂头蚴 |
| polyparasitism | 多寄生现象 |
| pomacea canaliculata | 福寿螺 |
| pneumocystis carinii | 卡氏肺孢子虫 |
| praziquantel | 吡喹酮 |
| premunition | 带虫免疫 |
| procercoid | 原尾蚴 |
| proglottid | 节片 |
| promastigote | 前鞭毛体 |
| protoscolex | 原头蚴 |
| protozoon（protozoa） | 原生动物，原虫 |
| pseudoanoplocephala crawford | 克氏假裸头绦虫 |
| pseudocyst | 假包囊 |
| pseudophyllidea | 假叶目 |
| pseudopodium | 伪足 |
| pthirus pubis | 耻阴虱 |
| pulex irritans | 人虱 |
| pupa | 蛹 |

**Q**

| | |
|---|---|
| Q fever | Q 热 |
| quinine | 奎宁 |

**R**

| | |
|---|---|
| recrudescence | 再燃 |
| redia | 雷蚴 |
| relapse | 复发 |
| relapsing fever | 回归热 |
| reservoir host | 保虫宿主，储蓄宿主 |
| river blindness | 河盲症 |

| | |
|---|---|
| rostellum | 顶突 |
| **S** | |
| sand fly | 白蛉 |
| sarcoptes mites | 疥螨 |
| sarcoptes scabiei | 人疥螨 |
| scabies | 疥疮 |
| schistosoma haematobium | 埃及血吸虫 |
| schistosoma japonicum | 日本血吸虫 |
| schistosoma mansoni | 曼氏血吸虫 |
| schistosomiasis | 血吸虫病 |
| schistosomule（schistosomula） | 童虫 |
| schizogony | 裂体增殖 |
| schizont | 裂殖体 |
| schuffners dots | 薛氏小点 |
| scolex | 头节 |
| segmentina spp | 扁卷螺 |
| simulium | 蚋属 |
| siphonaptera | 蚤目 |
| soft ticks | 软蜱 |
| somatic antigen | 虫体抗原 |
| sparganosis | 裂头蚴病 |
| spirometra mansoni | 曼氏迭宫绦虫 |
| spore | 孢子 |
| sporocyst | 孢子囊，胞蚴 |
| sporogony | 孢子增殖 |
| sporozoite | 子孢子 |
| sterilizing immunity | 消除性免疫 |
| strongyloides stercoralis | 粪类圆线虫 |
| sucker | 吸盘 |
| surface antigen | 表面抗原 |
| **T** | |
| tachysporozoite | 速发型子孢子 |
| tachyzoite | 速殖子 |
| taeniasis | 带绦虫病 |
| tapeworm | 绦虫 |
| taenia saginata | 肥胖带绦虫，牛带绦虫 |
| taenia solium | 链状带绦虫，猪带绦虫 |

| | |
|---|---|
| temporary parasite | 暂时性寄生虫 |
| thelazia callipaeda | 结膜吸吮线虫 |
| tick paralysis | 蜱瘫痪 |
| tick-born relapsing fever | 蜱媒回归热 |
| ticks | 蜱 |
| toxocara canis | 犬弓首线虫 |
| toxoplasma gondii | 刚地弓形虫 |
| toxoplasmosis | 弓形虫病 |
| trichinella spiralis | 旋毛形线虫 |
| trichinelliasis，trichinosis | 旋毛虫病 |
| trichomonas hominis | 人毛滴虫 |
| trichomonas tenax | 口腔毛滴虫 |
| trichomonas vaginalis | 阴道毛滴虫 |
| trichostrongylus orientalis | 东方毛圆线虫 |
| trichuris trichiura | 毛首鞭形线虫 |
| trophozoite | 滋养体 |
| trypanosoma | 锥虫属 |
| trypanosomiasis | 锥虫病 |
| trypomastigote | 锥鞭毛体 |
| tsutsugamushi disease | 恙虫病 |

**U**

| | |
|---|---|
| undulating | 波动膜 |
| unfertilized egg | 未受精卵 |
| unilocular hydatid | 单房棘球蚴 |
| uterus | 子宫 |

**V**

| | |
|---|---|
| visceral larva migrans | 内脏幼虫移行症 |
| vitellarium | 卵黄腺 |
| vitelline reservoir | 卵黄囊 |

**W**

| | |
|---|---|
| W.bancrofti | 班氏吴策线虫，班氏丝虫 |
| wuchereriasis | 班氏丝虫病 |

# 参 考 文 献

［1］梁绍辉.医学寄生虫学［M］.北京：高等教育出版社,2013.

［2］褚欣平,苏川.人体寄生虫学［M］.9版.北京：人民卫生出版社,2018.

［3］王光西,王红.医学寄生虫学［M］.北京：高等教育出版社,2015.

［4］王光西,王红.医学寄生虫学［M］.2版.北京：高等教育出版社,2019.

［5］汪世平.医学寄生虫学［M］.3版.北京：高等教育出版社,2014.

［6］陆予云,李争鸣.寄生虫检验技术［M］.4版.北京：人民卫生出版社,2015.

［7］陆予云.寄生虫检验技术［M］.北京：科学出版社,2015.

［8］王勇.医学寄生虫学［M］.2版.北京：高等教育出版社,2014.

［9］沈继龙,张进顺.临床寄生虫学检验［M］.4版.北京：人民卫生出版社,2016.

［10］刘佩梅,李泽民.医学寄生虫学［M］.3版.北京：北京大学医学出版社,2017.

［11］曹励民.寄生虫学检验［M］.3版.北京：人民卫生出版社,2013.

［12］许隆祺.图说寄生虫学与寄生虫病［M］.北京：北京科学技术出版社,2016.

［13］吴忠道,汪世平.临床寄生虫学检验［M］.3版.北京：中国医药科技出版社,2017.

［14］詹希美.人体寄生虫学［M］.2版.北京：人民卫生出版社,2013.

［15］许郑林.寄生虫学检验［M］.2版.北京：人民军医出版社,2012.

［16］吴忠道,诸欣平.人体寄生虫学［M］.3版.北京：人民卫生出版社,2015.

［17］夏邦顺,何蕴韶.临床分子诊断学［M］.广州：中山大学出版社,2012.

［18］李艳,李金明.临床分子诊断分析前与分析后［M］.北京：科学出版社,2017.

［19］许正敏,李智山.实用临床寄生虫病实验室诊断［M］.北京：人民军医出版社,
2014.

## 郑重声明

高等教育出版社依法对本书享有专有出版权。任何未经许可的复制、销售行为均违反《中华人民共和国著作权法》，其行为人将承担相应的民事责任和行政责任；构成犯罪的，将被依法追究刑事责任。为了维护市场秩序，保护读者的合法权益，避免读者误用盗版书造成不良后果，我社将配合行政执法部门和司法机关对违法犯罪的单位和个人进行严厉打击。社会各界人士如发现上述侵权行为，希望及时举报，我社将奖励举报有功人员。

反盗版举报电话　（010）58581999　58582371

反盗版举报邮箱　dd@hep.com.cn

通信地址　北京市西城区德外大街4号　高等教育出版社法律事务部

邮政编码　100120

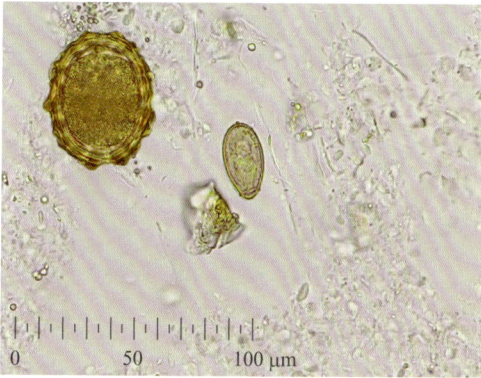

彩图 1　肝吸虫卵和受精蛔虫卵

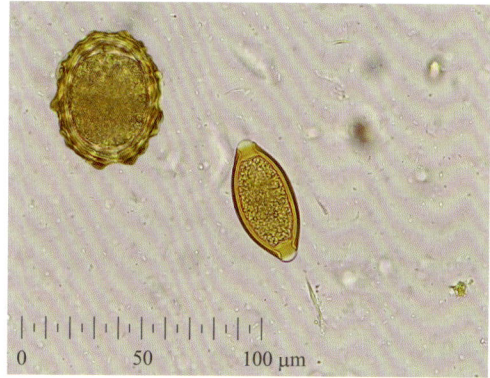

彩图 2　鞭虫卵和受精蛔虫卵

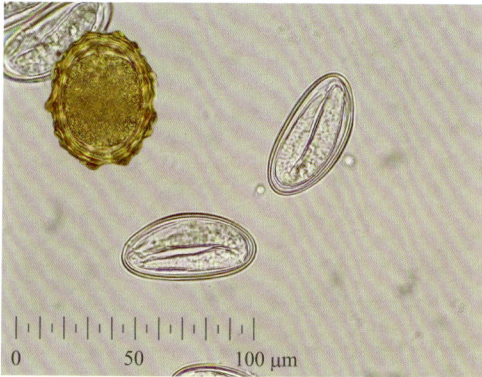

彩图 3　蛲虫卵和受精蛔虫卵

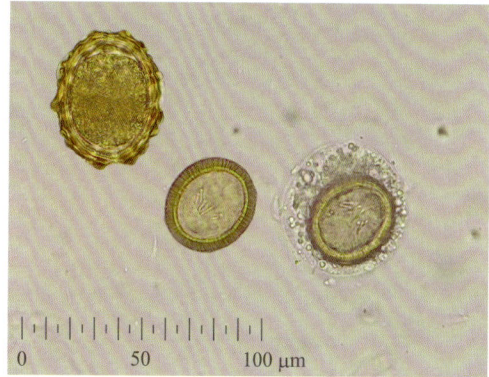

彩图 4　带绦虫卵和受精蛔虫卵

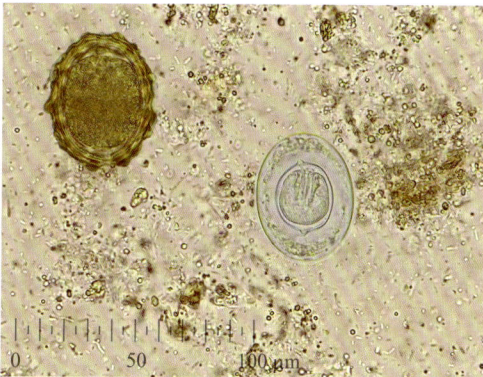

彩图 5　微小膜壳绦虫卵和受精蛔虫卵

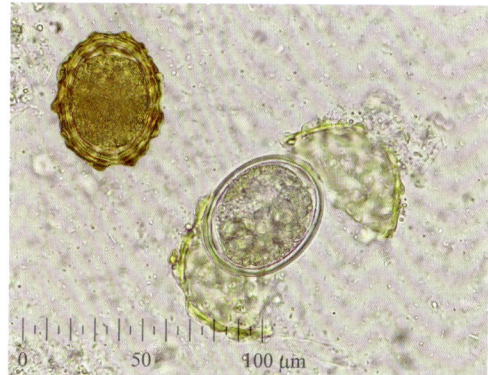

彩图 6　脱蛋白膜受精蛔虫卵和受精蛔虫卵

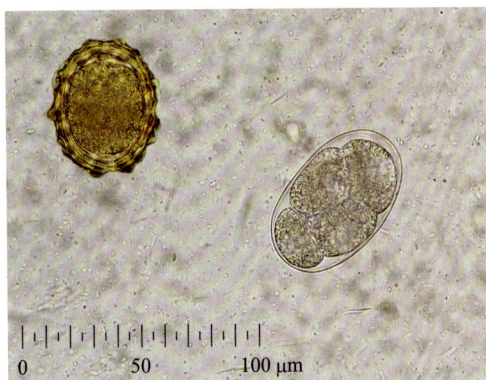

彩图 7　钩虫卵和受精蛔虫卵

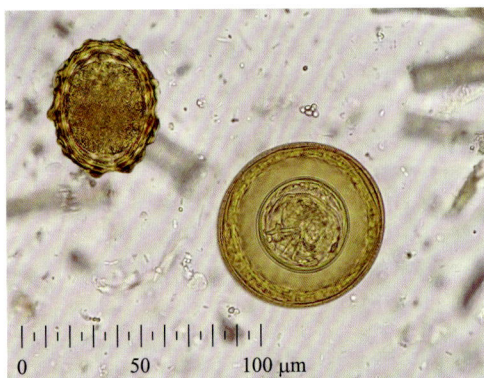

彩图 8　缩小膜壳绦虫卵和受精蛔虫卵

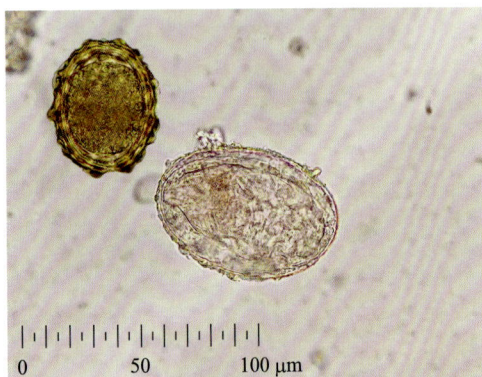

彩图 9　日本血吸虫卵和受精蛔虫卵

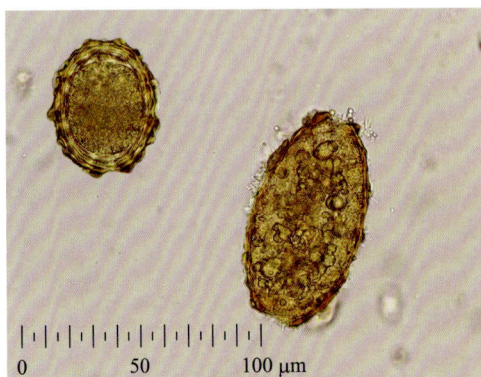

彩图 10　未受精蛔虫卵和受精蛔虫卵

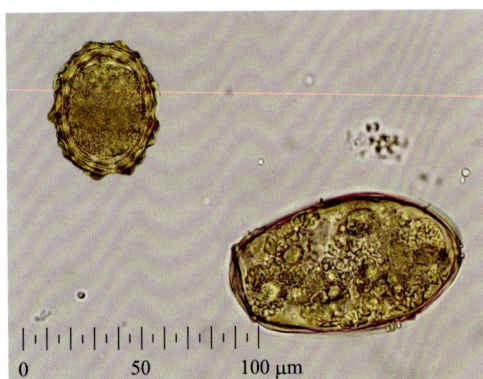

彩图 11　肺吸虫卵和受精蛔虫卵

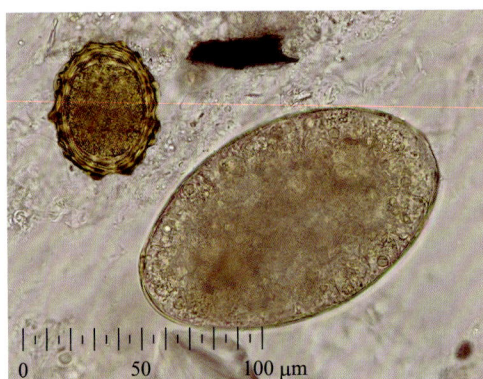

彩图 12　姜片吸虫卵和受精蛔虫卵

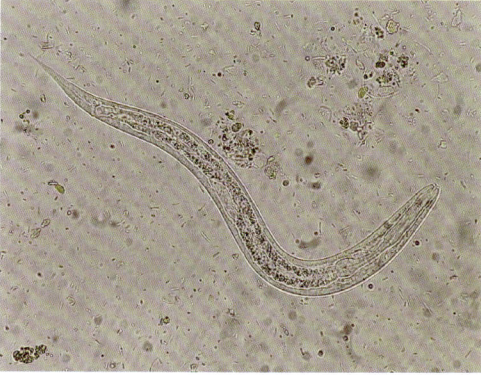
彩图 13　粪类圆线虫杆状蚴（未染色）

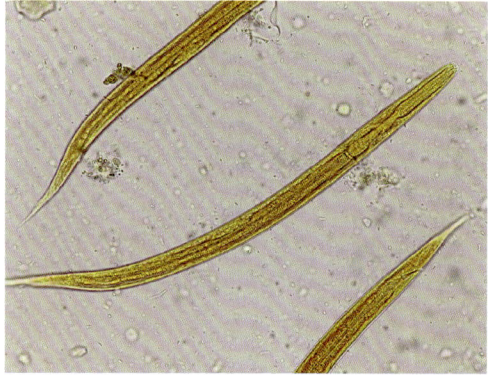
彩图 14　粪类圆线虫杆状蚴（碘染色）

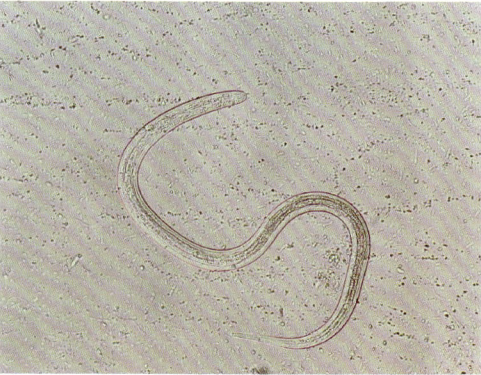
彩图 15　粪类圆线虫丝状蚴（未染色）

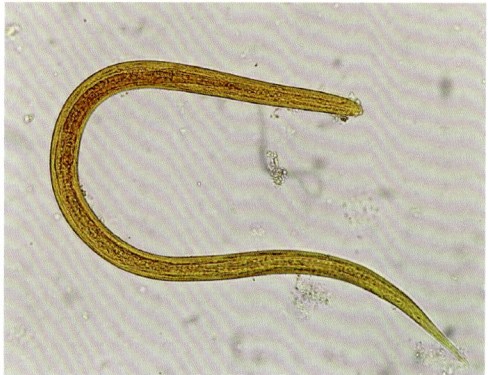
彩图 16　粪类圆线虫丝状蚴（碘染色）

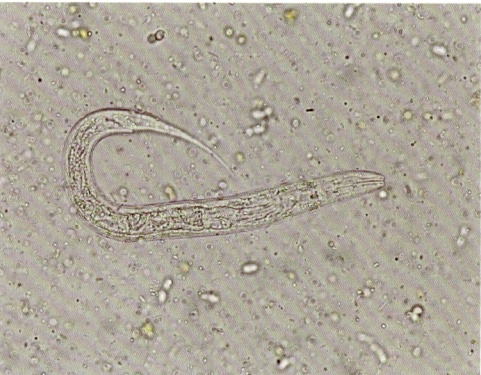
彩图 17　钩虫杆状幼（未染色）

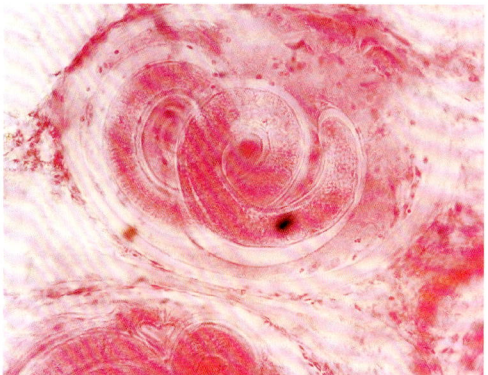
彩图 18　旋毛虫幼虫囊包

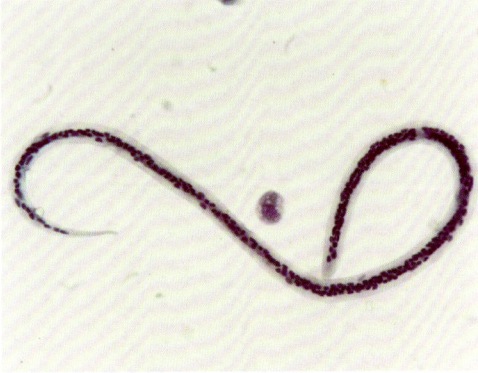
彩图 19　班氏微丝蚴

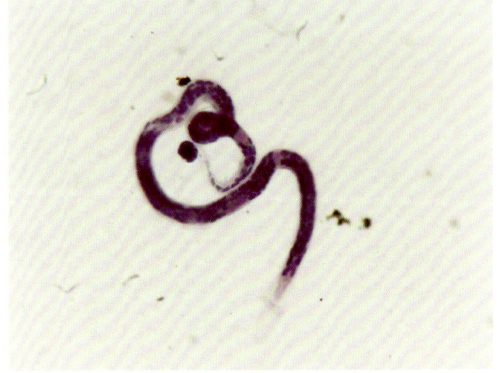
彩图 20　马来微丝蚴

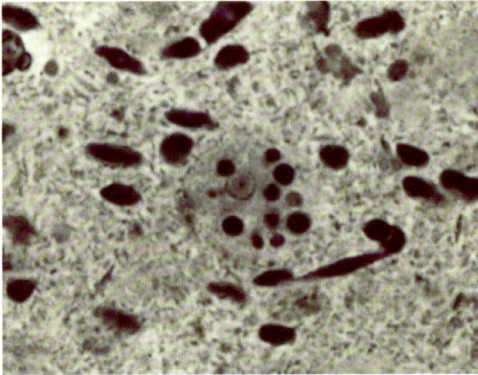
彩图 21　溶组织内阿米巴滋养体
（铁苏木素染色）

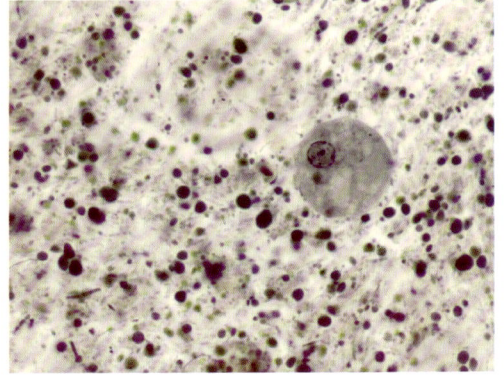
彩图 22　结肠内阿米巴滋养体
（铁苏木素染色）

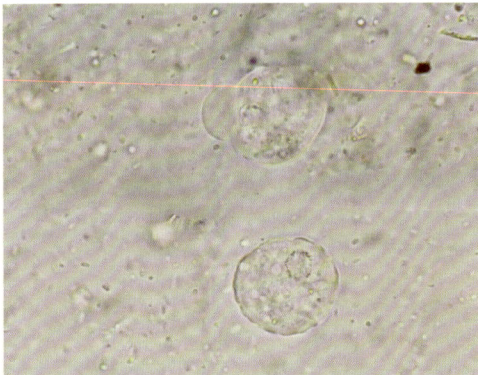
彩图 23　结肠内阿米巴滋养体
（未染色）

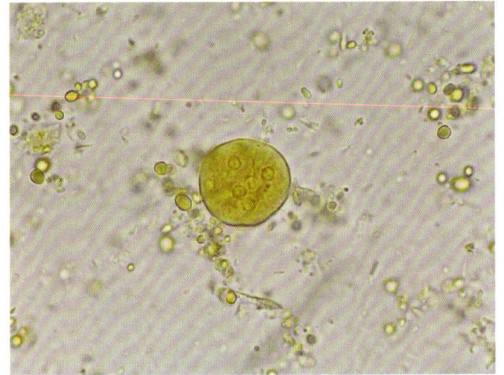
彩图 24　结肠内阿米巴包囊
（碘液染色）

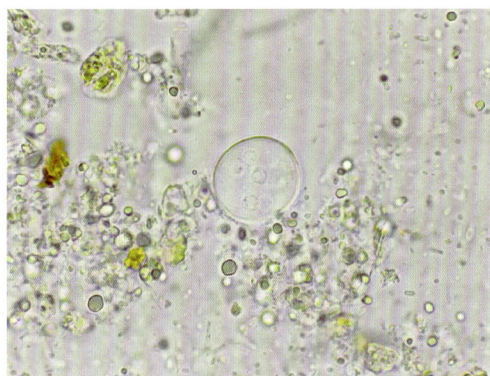
彩图 25　结肠内阿米巴包囊
（未染色）

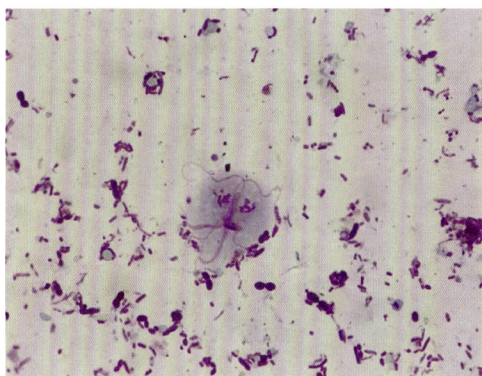
彩图 26　蓝氏贾第鞭毛虫滋养体
（瑞氏染色）

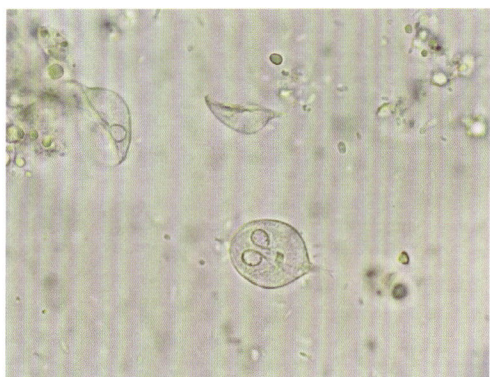
彩图 27　蓝氏贾第鞭毛虫滋养体
（未染色）

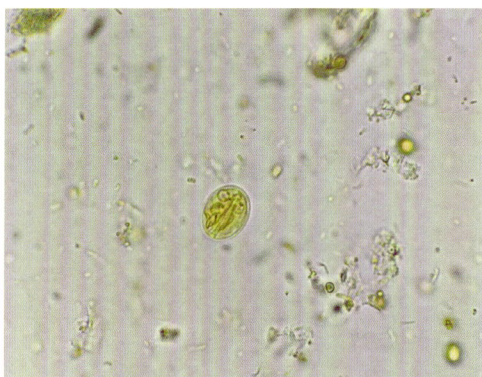
彩图 28　蓝氏贾第鞭毛虫包囊
（碘液染色）

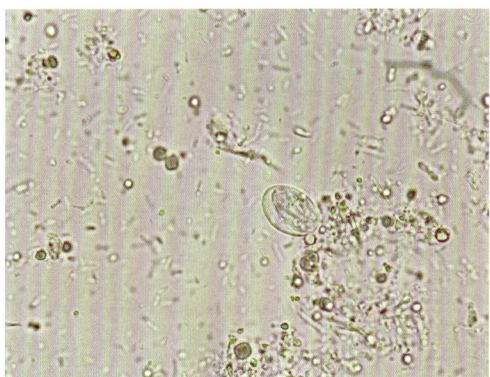
彩图 29　蓝氏贾第鞭毛虫包囊
（未染色）

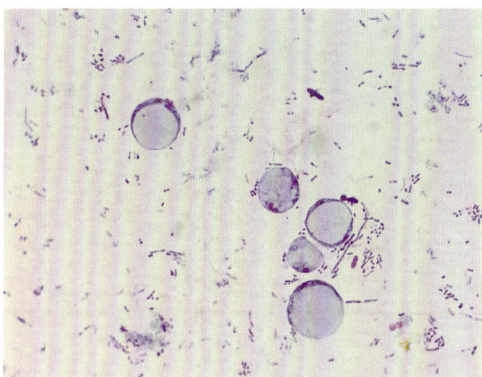
彩图 30　人芽囊原虫空泡型
（瑞氏染色）

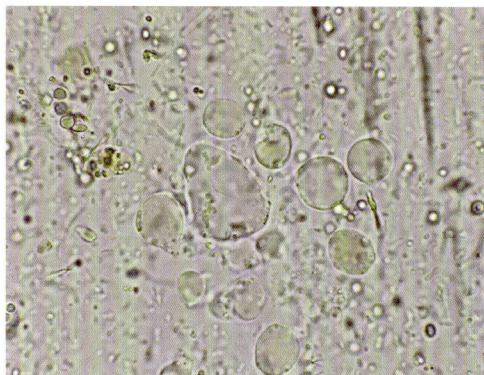

彩图 31　人芽囊原虫空泡型
（未染色）

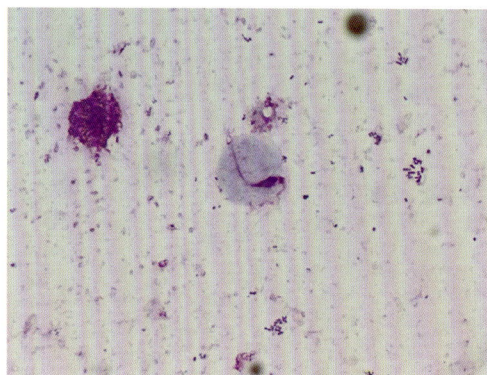

彩图 32　阴道毛滴虫
（瑞氏染色）

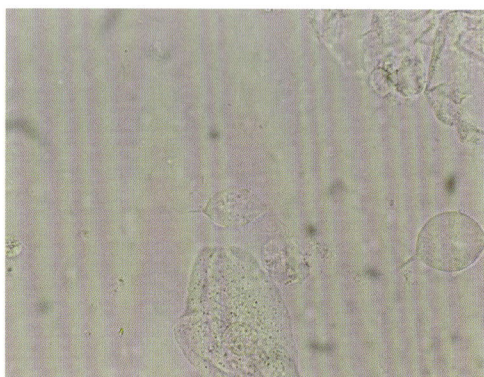

彩图 33　阴道毛滴虫
（未染色）

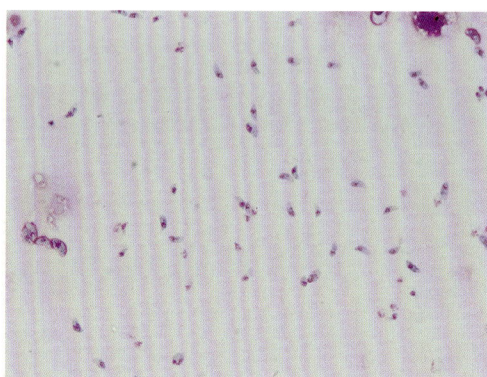

彩图 34　刚地弓形虫速殖子
（瑞氏染色）

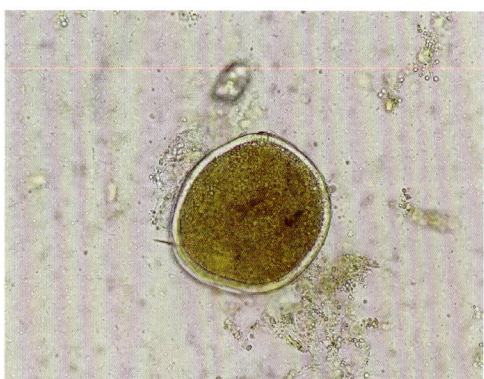

彩图 35　植物细胞

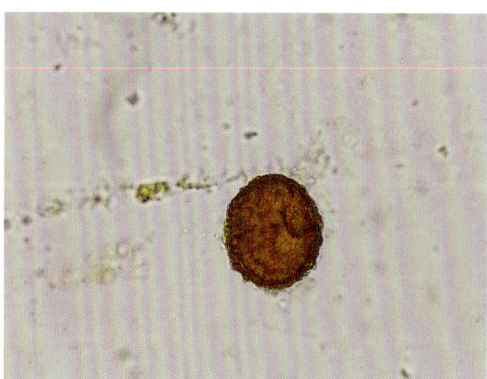

彩图 36　花粉

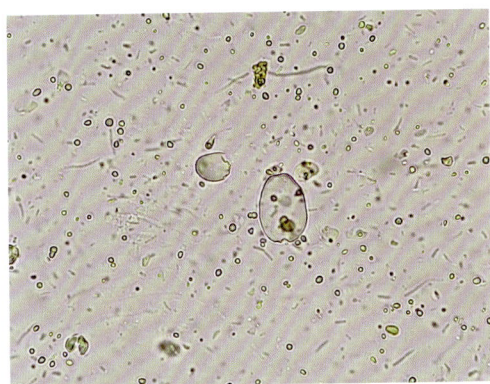
彩图 37　淀粉颗粒

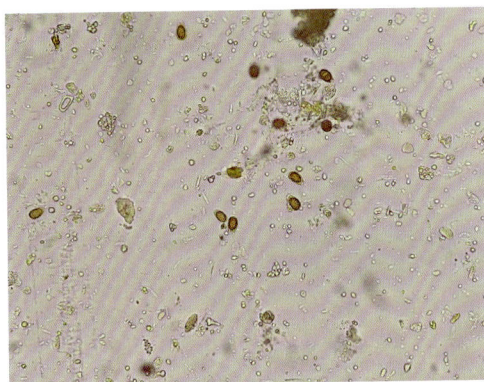
彩图 38　灵芝孢子

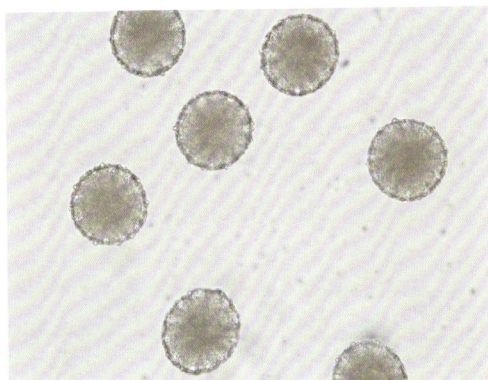
彩图 39　芝麻花粉

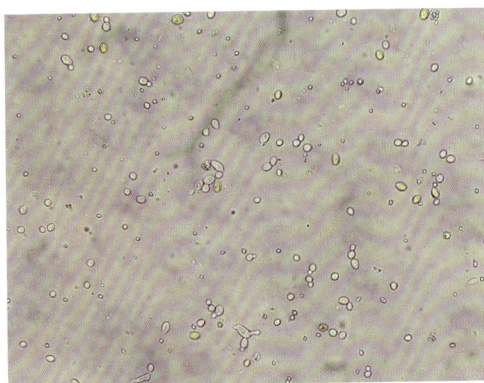
彩图 40　真菌孢子

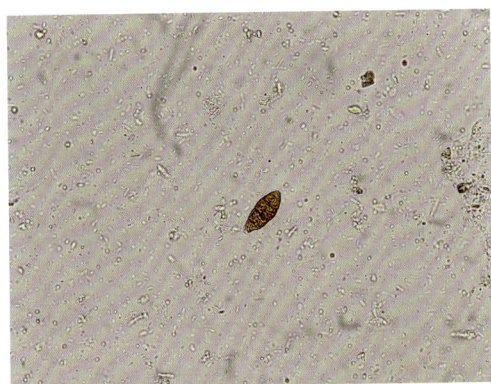
彩图 41　链格孢菌

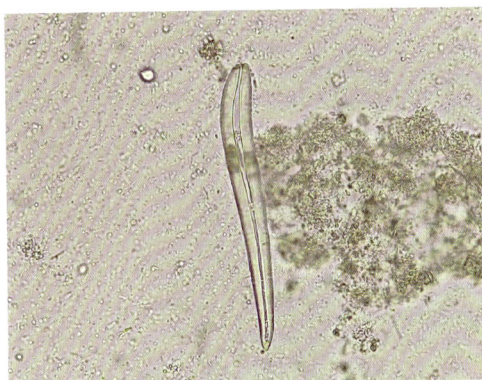
彩图 42　植物根毛

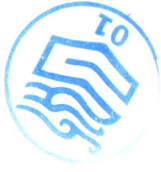

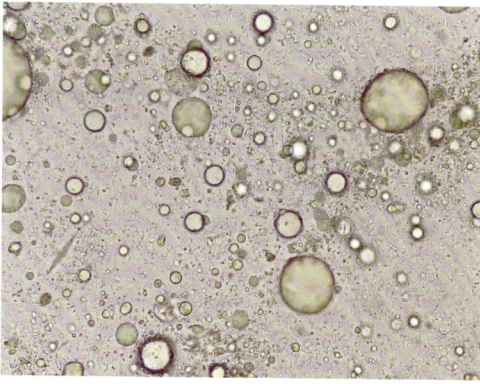

彩图 43　脂肪滴

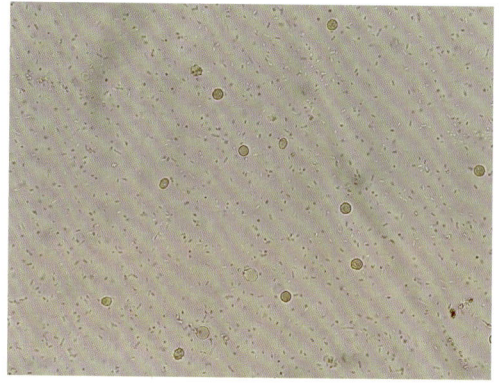

彩图 44　红细胞

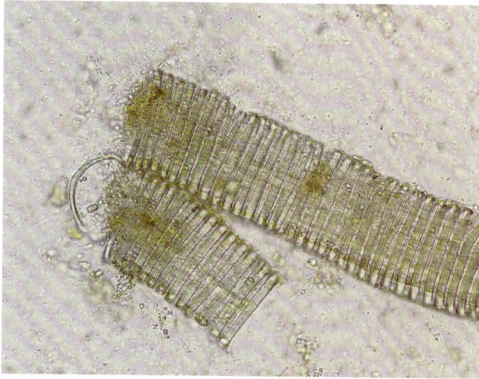

彩图 45　植物纤维

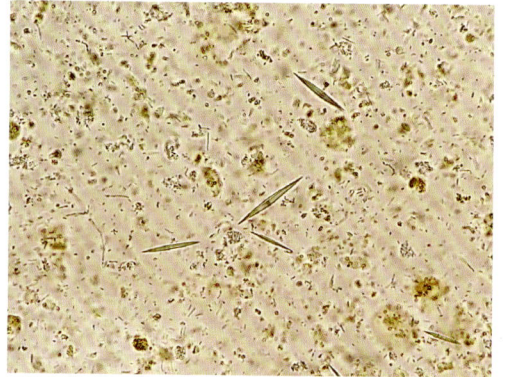

彩图 46　夏科 – 雷登结晶

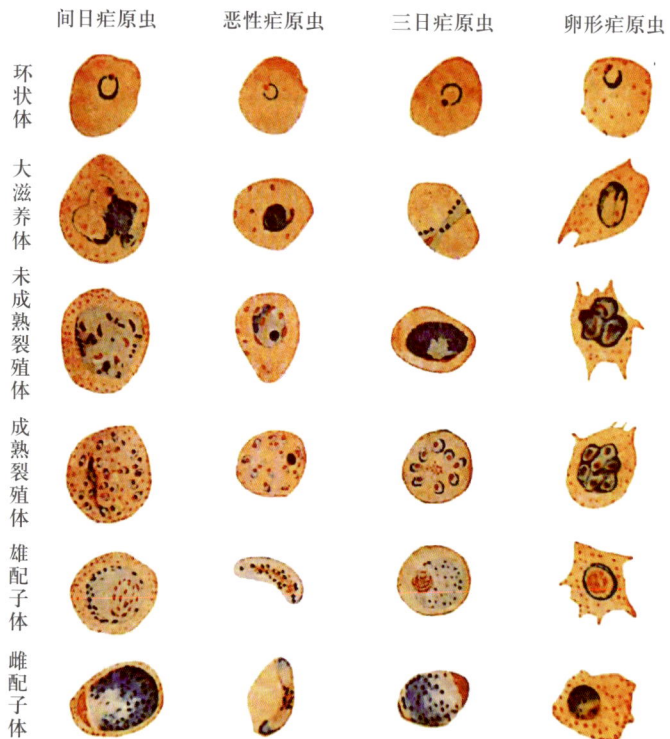

| | 间日疟原虫 | 恶性疟原虫 | 三日疟原虫 | 卵形疟原虫 |
|---|---|---|---|---|
| 环状体 | | | | |
| 大滋养体 | | | | |
| 未成熟裂殖体 | | | | |
| 成熟裂殖体 | | | | |
| 雄配子体 | | | | |
| 雌配子体 | | | | |

彩图 47　疟原虫红内期形态